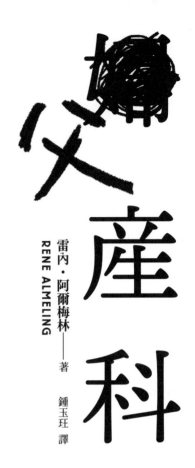

雷內‧阿爾梅林
RENE ALMELING ——著

鍾玉玨 譯

GUYNECOLOGY
THE MISSING SCIENCE OF MEN'S REPRODUCTIVE HEALTH

推薦序　正視男性的生殖醫學

王家瑋博士／王家瑋婦產科院長

　　身為一個研究生殖醫學不孕症的資深婦產科醫師，當我收到這本書稿時，映入眼簾的是「Guynecology」這個字，從一開始以為是婦科學「Gynecology」的誤字，之後才看出 Guynecology 原來是自創的研究男性生殖與健康的一門科學，尤其著重於男性與生殖的關係，也因此類比而稱之為「父產科」。不論東西方文化，自古以來男性在生育方面的角色單純就是精蟲提供者，一旦生育方面有了困難，基本上大多歸咎於就是女性的問題，由女性負起絕大部分的責任，可是實情真的是如此嗎？

夫妻想說什麼，和我們聽到什麼，生殖醫學中的性別議題

　　女性在孕育生命上擁有特有的經歷，讓生育這件事情，不論是在醫師的觀點、訓練以致於醫學研究等，多圍繞在女性的身上，生殖醫學的訓練路徑也多為婦產科的延伸。但當多數醫師把眼光投注在卵巢功能、女性年齡、卵子品質等議題時，男性生育健康卻在療程中逐漸縮小為只是精子提供者，而無法關注在精子數量品質降低的背後，我們還可以提供些什麼照護和關心。

提供一個小故事讓大家理解男性在生殖醫學療程中的處境，這個案例看似荒謬與無奈，卻是現今男性看不育症最常發生的場景：

　　我有精索靜脈曲張，最開始發現時其實是我在走路的時候有一邊的蛋蛋（睪丸）會不時有點抽痛，有時也會在射精前後出現，後來是因為太太堅持要我去做生育檢查，我才走進了一家網路上很有名的泌尿科診所。你知道男生走進泌尿科診所是多尷尬的情境嗎？身邊都是老人家，看著我這個年輕人以為要來做性病檢查，護理師也在大庭廣眾下問我：什麼問題要看醫生？我心裡想：如果我有勃起障礙也要在櫃檯跟妳說嗎？覺得很羞恥。我只說了我要精液檢查，根本不敢說我蛋蛋會痛。泌尿科診所裡沒有一個醫師看起來是真的專攻生育的，告知我有精索靜脈曲張後，又請我來找婦產科醫師看一下怎麼讓太太懷孕。我覺得整個就是浪費我的時間。現在療程需要做睪丸切片，我竟然又要回到泌尿科，拜託真的給我一個可以看生育問題的泌尿科醫師。

　　如本書中所言，醫學這幾百年來的進步，近幾年終於有比較多的人開始正視男性的生殖醫學。男性在生育的過程中絕不只是精子的提供者而已，生育健康也不該跟男性雄風畫上連結，關注自己影響生育健康的因素，改善會影響生育健康的習慣，適時定期執行生殖系統檢查，適時使用冷凍精子保存自己的生殖力都是

重要的觀念。

　　我很高興有這麼一本書，開啟將女性生殖議題轉向探討兩性生殖議題，**翻轉**學術視角，從社會學、心理學、文化研究與醫學各方面開始補足東西方自古以來所欠缺或者忽視的「男性在生育上所扮演的重要角色」，非常值得大家深入去了解與探究。

有感推薦（依姓氏筆畫排序）

　　婦科蓬勃、男科無力，生殖醫學專科的發展為何男女有別？高齡產婦的風險人盡皆知，高齡生父對新生兒的傷害已有證據卻不受重視，性別化的身體觀如何形成？這本性別研究與醫療社會學的開創之作，探索當代男性生殖醫學的知識發展與流通，分析生殖健康的性別傾斜。社會學家阿爾梅林具體示範如何靈活運用調查分析的探照燈，望向邊緣科學，也聚焦常民男性生殖敘事，串起攸關梅毒、有毒環境傷害精子、男性備孕……的「父產科」。在少生晚生的臺灣，仍普遍將生殖與女性單方面連結，本書特別值得一讀。

── 吳嘉苓／臺灣大學社會學系教授

　　為什麼我們對男性的生殖貢獻所知甚少？這不只是一個經驗之謎，也是對「無知」（non-knowledge）如何被系統性產製的理論探問。本書精彩論證了政治、社會與醫學的性別化，何以讓男性在生殖醫學發展中成為「失落的一角」，連帶鞏固了將生殖風險與生殖責任落在女性身體的規範性現實，並呼籲發展一個能納入「所有身體」的生殖健康架構來取代。作者行文深入淺出，

每個關心醫療、性別,以及科學社會學的讀者都能從中享受知識的樂趣與洞見。

—— 曾凡慈／中央研究院社會學研究所副研究員

　　從婦產科到父產科,作者犀利顛覆傳統生殖領域,全書饒富趣味的帶入不少重要原創性觀點。相較傳統現代醫學將婦產科逐漸發展成一門專科,以及女性主義對生殖領域父權宰制批判性的觀點,現代醫學知識與女性主義研究二者共同強化了生殖與女性的關聯性。這本書打破既有性別的二分,帶入性別關聯性的動態分析取徑,深刻反省生殖領域對男性身體缺乏認識的嚴重後果,透過書中男性各種敘事與經驗彌補這塊重要的空白。

—— 蔡友月／中央研究院社會所副研究員、
中央研究院、陽明交大、北醫、國防人文講座師資

目次
Contents

緒論

想像以下場景……

鬧鐘響起，約翰睜開惺忪的睡眼，視線落在昨晚讀的那本書上：書名是《男性如何製造健康精子》。他和老婆珍為了生孩子已努力了幾個月，兩人嘗試一切方式提高受孕機率。約翰醒後，一骨碌地下床，快步到浴室沖澡，謹記水溫不能太熱，以免燙死精子。他刷牙用的是天然牙膏，以免接觸過多化學添加劑。換上襯衫與褲子，衣物可都是用新買的天然洗滌劑洗過，不含任何染劑與香精。然後他和珍分別出門，開始一天的工作。

約翰上班途中，注意到一個廣告看板，警告路人，小心精子老化的惡果。看板上畫著一個沙漏，沙漏持續在滴沙，旁邊的粗體字提醒男人，注意男性的生物時鐘。約翰感到一陣焦慮，因為他直到快四十歲才決定生孩子。他趕著進辦公室上班，過沒多久，到了午飯時間——也是吃藥時間。他笨拙地打開藥瓶上防止小孩誤食的安全蓋，再次注意到無處不在的紅色警語：「提醒男性：若你可能在未來三個月讓另一半懷上孩子，請勿服用此藥。」約翰擔心這藥可能影響下一代，之前曾打電話諮詢醫師，醫師建議他不可斷藥，因為這藥攸關他的健康。

約翰的午餐盡是超級食物，包括夾了酪梨、有機乳酪的三明治與藍莓。他邊吃邊翻著別人留下的一本男性健康雜誌，讀到其中一篇專題報導，講的是男性如何製造健康強壯的精子，原來精子從細胞到成熟需要三個月時間。但是在這三個月期間，男人的所作所為幾乎在在都會損害這些精子細胞：吃不健康的食物、喝酒、服藥、在職場或家裡接觸各式各樣的化學品等等。此外，根據約翰自己之前的涉獵，他知道，受損的精子會導致流產、生出缺陷兒，甚至小孩一出生就有先天疾病。約翰回到辦公桌，下午一下就過了，有個朋友邀他下班後去喝一杯。他和一群同事到了酒吧，但他點了果汁，心想曾多次看到啤酒瓶上制式的政府警語，警告大家飲酒過量會損害精子。約翰不想冒任何風險。

‧　‧　‧　‧　‧

　　上述中，不僅約翰是虛構的，我剛剛描述的現象也不存在。實際上，男性在日常生活中，不會被沒完沒了的強「精」建議轟炸，不會遇到各種書籍、廣告看板、警語，提醒他們自身健康可能會影響到下一代的健康。就算他們認真考慮要為人父時，也不會對吃下的每一口食物或使用的每一樣產品感到焦慮。

　　但未來說不定會。近年來，生物醫學研究員持續累積證據，顯示男性身體健康（以及年紀、行為、接觸有毒物質等因素）會影響精子，進而影響到他們下一代的健康。[1]《紐約時報》曾在頭版大篇幅報導「父親年齡與小孩的自閉症和精神分裂的風險相關」，現今一些醫師主張，男性和女性一樣，也有生物時

鐘。[2] 健康網站紛紛張貼如何製造「健康精子」的基本資訊，鼓勵男性正確飲食、戒菸、少吃藥、少喝含酒精飲料、維持健康體重等等。[3] 這裡堪稱有「新聞」含量的一點是：原來不是只有女性的身體健康會影響生育結果。事實上，女性收到的許多懷孕警告（不外乎年齡、注意飲食、遠離化學品等等）同樣也適用於男性，尤其是精子在男性體內需十週才成熟的這段期間。

如今科學家們已漸漸體認到男性健康對於生兒育女的重要性，但是我們想追問的是，為什麼花了這麼久的時間才走到這一步。畢竟，研究員可是花了一百多年的時間在細究女性生活的每一個小環節，找出哪些環節可能會影響下一代的健康。[4] 婦產科（Gynecology）是十九世紀末第一波醫學分門別科浪潮中最早出現的專科之一，致力研究「婦女病」的專業協會、醫學期刊、診所等很快就跟著出現。[5] 今天，大家鼓勵女性定期健康檢查生殖器官，公衛宣傳活動提醒她們，女性生殖器官的生物時鐘一直在滴答滴答地流逝。[6] 懷孕或計畫懷孕的女性被大量訊息轟炸，教她們應該攝取什麼營養、應該有什麼行為表現。親友也會給她們建議，門診醫師列出一長串能做與不能做的注意事項，藥品與酒精飲料貼上警語標示。[7] 反之，醫界沒有一門專科係完全針對男性的生殖健康，也不會建議男性定期檢查生殖器官，當然也沒有與男性生物時鐘相關的公衛宣傳活動，因此政府也不會規定商品須加註標示，警告酒精與藥物對精子的毒害與影響。

二十世紀醫學研究員主張男性身體才是「標準」身體，但醫界卻忽略男性生殖健康，這點尤其令人驚訝。從一九六〇年代開

始，投身婦女健康運動的活躍人士指出，臨床試驗裡缺乏女性實驗對象，因此主張以白人中年男性為對象的醫學研究結果不能簡單地概括至其他人口，諸如女性以及其他少數族群。美國聯邦機構，包括國家衛生研究院（NIH）、食品暨藥物管理局（FDA）等，針對這些抨擊，在一九九〇年代做出回應，要求將女性以及有色人種有系統地納入生物醫學研究與臨床試驗裡。[8] 總的來說，男性身體長期以來霸占醫學研究的中心地位，但醫學研究卻**不重視**男性健康如何影響其生育力，兩者之間的確存在矛盾。這兒的疑問是：若男性身體是標準的人類身體，為何大家對於男性身體對生育力的貢獻所知甚少？

本書將探討文化裡有關性別的觀念如何造成一門科學缺了一角，亦即男性生殖健康這部分。我藉助的社會科學理論涵蓋了醫學專科化、符合社會性別觀的性別化身體、知識產製理論等等；在這些理論基礎上，分析生物醫學知識中的這一塊空白何以會出現，並研究這空白在社會、臨床、政策等方面造成的後果。在本書的第一篇，我參考了大量的史籍，最早可追溯到十九世紀中葉，以利挖掘對男性生殖身體一片空白、知識缺乏的現象是如何形成的。

長期研究醫學專科化以及知識產製論之間的關係後，本書的第二篇會聚焦在父體效應（paternal effects），這門新興科學分析男性的年齡、行為、暴露的環境會如何影響生育力。我以父體效應為例，分析有關男性生殖健康的知識從無到有的產製過程中會發生什麼，同時我會檢視新聞媒體的報導和衛生官員的聲明，評

估這類新知是否普及到更廣泛的民眾。在本書最後一篇，焦點將轉向一般大眾，根據與個別男性與女性的訪談，揭露歷來漠視男性生殖健康的現象如何根深柢固地影響了當代人對於生育與生殖的想法。總之，本書解釋了開頭所述約翰的世界為何不存在。在結語的部分，我深思了努力將約翰的世界化為現實的意義。

生殖的政治學

字典裡對於生殖的定義不外乎是繁衍後代的生物過程。社會科學領域的學者則有不同的主張，認為生殖究其根本不僅是生物學，也是社會學。人類學家費伊·金斯伯格（Faye Ginsburg）與雷娜·瑞普（Rayna Rapp）在兩人頗具代表性的生殖政治學文章裡指出，生殖的各種面向中，沒有一個「是放諸四海皆準的普遍性經驗，也沒有一個面向能脫離界定他們的社會脈絡而得到理解。」[9] 她們所指的社會脈絡包括了國家、市場、科學、宗教、社會運動、文化常規、社會不平等，小自個人經驗大至國家政策，能從四面八方影響生殖的各個層面。

金斯伯格與瑞普深入分析生殖，讓這領域變得更具體之後，關於懷孕與分娩、避孕與墮胎、不孕以及輔助生殖技術（例如代孕、試管嬰兒、捐精捐卵）等研究大量湧現。儘管在這些過程中，多多少少會涉及男性，但社會科學對於生殖的分析多半限縮在女性身上。在完整的文獻回顧中，我指出，這等於把生殖是發生在女性身體的事不知不覺概念化。[10] 就連金斯伯格與瑞普也明

確指出這是女人的事，寫道：「**女性**生殖的每一個面向，沒有一個是放諸四海皆準的普遍性經驗。」[11] 我用這方式摘錄她們的定義，希望能擴大生殖的定義，藉此強調把男性納入生殖研究的重要性。

本書的核心目標之一是針對有關男性生殖提出一些尚未被問到的問題並試著勾勒答案的雛形，諸如：科學家、臨床醫師、國家、市場如何看待男性生殖？文化常規裡的男子氣概以及大眾對男性身體生殖力的理解，兩者之間有什麼樣的關係？社會上圍繞性別、種族、階級、性等等的不平等現象如何影響男性的生殖體驗？

性別化的身體與醫學知識

本書的主題是男性與生殖，但重點主要放在男性的生殖健康。為了建立分析架構，我彙整了性別化身體的社會科學理論，以及歷來針對有問題知識如何成形的研究及其最新發展。本書的第二個核心目標是利用男性生殖健康的例子，重新架構理論，說明性別與產製醫學知識之間的關係。

性／性別

自二十世紀中葉以來，研究性別的學者苦思如何才能最有效地將身體與社會之間的關係概念化。實際上，身體／社會已是廣泛學術辯論的一部分，除了性／性別、先天／後天、基因／環境

之外，還有什麼可以被涵蓋在這條細斜槓的兩邊？在一九七五年，人類學家蓋兒・魯賓（Gayle Rubin）重新概念化性／性別，主張男女的生物屬性──「性」有別於陽剛與陰柔這個文化過程建構的社會「性別」。利用性／性別的區別，性別學者提供大量證據，顯示文化建構的陰柔與陽剛如何在社群生活的各個領域（諸如家庭、學校、職場、法律等等），產生不平等的現象。[12]同一時間，研究種族的學者提出一個重要見解，稱研究性別不能自外於其他領域，因為性別與圍繞種族、階級、性等其他社會範疇的文化建構過程「相互交織」，無法切割。[13]

實際上，社會科學家將性／性別之間的斜槓視為明顯的界線，把生物學領域（包括染色體與生殖腺）和文化領域（包括對生物性別差異的想法與詮釋，以及對這些差異的看重程度）一分為二。從一九九〇年代開始，研究性別議題的學者開始擔心，認為大家過於關注斜槓一邊的文化層面，也注意到生物學的種種假說陸續回過頭來，「糾纏」性別不平等的理論不放。[14]針對這些疑慮，性別學者採用實證路線，直搗黃龍，研究之前被歸類到禁區的生物過程（biological processes）。其中艾蜜莉・馬丁（Emily Martin）對卵子與精子的突破性研究是典型的例子，她分析女柔與男剛的文化常規如何讓大家習慣了被動卵子與主動精子的想法。[15]她證明這些想法不僅影響生物醫學專家在實驗室的提問方向，也影響了醫學教科書對於生物醫學專家研究的描述。同樣地，歷史學家記錄了文化上的性別常規如何影響了二十世紀發現「男性」、「女性」荷爾蒙以及 X、Y 染色體。[16]在我的第

一本書裡，我也比較了卵子和精子，但重點放在，在二十一世紀的醫療市場裡，性別化常規（gendered norms）如何影響了卵子和精子捐贈者的文化價值與經濟價值。[17]

為了強調生理性別／社會性別、生物／社會的不可化約性（irreducibility），安妮‧佛斯托‧史德林（Anne Fausto-Sterling）建議可用俄羅斯套疊娃娃作隱喻，我將其稍加改編，以利說明生殖是兼具生物與社會的過程。[18]

最內層的小娃代表生理過程，牽涉到與基因、細胞、器官相關的過程；往外一層的娃代表個人層次（身分認同、經驗等等）；再往外一層是互動層次（互動對象包括家人、朋友、教師、雇主、醫師等等）；最外層的娃則代表歷史、結構、文化的過程，例如與國家、經濟、社會運動、科學、媒體有關的過程。值得注意的是，任何一層娃形狀若改變，必然影響到其他所有娃娃的形狀。例如，細胞若改變，會層層往上影響到整體制度的配置，反之亦然。因此，俄羅斯套疊娃娃的隱喻把生物－社會過程視像化，讓大家清楚可見生物－社會過程在分析上或可區隔，但實際上無法分割。

類似上述的研究──包括關於荷爾蒙、染色體、配子（gamete，生殖細胞）的研究，記錄了在特定的科研領域或醫療市場，生物與社會過程的相互交織。不過在大多數情況下，沿襲這個傳統出版著作的學者專注於已存在的科學、已被提出的知識，要不就是已被建立的市場。本書則是另闢蹊徑，分析生物醫學知識的斷層與空白。我分析了為什麼大家不太知道男性對生殖

父產科：孩子的健康不能只靠卵子！男性生殖醫學重磅登場

下一代的貢獻，為什麼這類知識（直到最近）多半還不存在也尚未產出。因此，我轉而擁抱跨領域的科研文獻，這些文獻作者的提問，開始圍繞認識／不認識、知／不知之間的關係。

知識缺乏是如何造成的

性別學者努力闡明身體與社會之間的關係，同樣地，科研學者也參與科學與社會相結合的計畫。許多歷史學家和社會科學家引用希拉・賈薩諾夫（Sheila Jasanoff）名為「共同生產」的概念，稱這有助於思考科學過程與社會過程如何同步互生。[19] 簡言之，自然科學和社會科學兩者不可分割，也不可互相化約。

但是最近數十年，隨著科研學者對於科學知識產製的分析愈來愈精細，顯然需要增加一個新項目到這個知識議程：知識缺乏是怎麼形成的。誠如歷史學家南西・圖阿納（Nancy Tuana）所言，「如果我們要充分了解知識產製牽涉的複雜作業，以及到底有哪些形形色色的特徵可解釋某些事為什麼會被大家所知與熟悉，這時我們也要了解哪些做法與作業可以說明我們的無知與不知——對某些事缺乏知識。」[20] 這種認識論的努力被冠上各種標籤，例如比較無知學（agnotology，刻意導致無知的各種手段）、該做而未做的科學（undone science）、無知研究（ignorance studies）等等。[21]

我免不了對自己開玩笑，笑自己是研究無知的專家之際，也馬不停蹄蒐集大量這類的研究實例。在此僅舉幾例：查爾斯・米爾斯（Charles Mills）分析「白人無知」的現象如何導致民

眾對白人壓迫黑人的問題失知；娜歐蜜‧歐蕾斯柯斯（Naomi Oreskes）與艾瑞克‧康威（Erik Conway）揭露少數幾個科學家如何販賣懷疑，讓大家對氣候變遷以及吸菸之害產生懷疑；喬安娜‧坎普納（Joanna Kempner）與同事分析科學家如何避免產製「禁忌知識」（被視為過於敏感或危險的知識）。[22] 學者發現無知的現象，不管數量或種類都激增，因此對這些無知現象進行分類的類目也不斷增加。其中珍妮佛‧克羅桑（Jennifer Croissant）的框架特別好用，她嚴謹比較了各種無知個案的差異。她仔細分析社會權力的重要性，足以左右知識產製的過程，她也點出無知的五大特質：

1. 知或不知，尤其是碰到不確定的事情或現象。一個已知的不知（a known unknown，知道自己不知道），在掌握更多數據後，是否可以變得更確定？抑或這現象從根本而言就是不確定的？

2. 歲月與時間（chronicity and time），包括分辨知與不知的前瞻性與回顧性因素。是否這事尚未被人所知、還是已被遺忘抹去？

3. 粒度（granularity）。缺少的是特定事實抑或廣泛的知識領域？

4. 刻度（scale），可以確定無知的起源、起因、後果──從個人的認知過程到文化的成形。

5. 意向（Intentionality），無知是直接刻意導致（例如舞弊或檢查制度），還是無意間或無意識造成的？[23]

　　我借用了這個框架，針對生物醫學知識在男性生殖健康領域出現空白，提出具體的實證問題。這是什麼類型的無知與不知？知識是真的不存在？還是原本存在，但隨著歲月與時代久遠，已被遺忘（或抹去）？難道僅是缺少特定幾個事實？抑或構成了一個被大家忽略的廣泛知識領域？對男性生殖健康缺乏知識，到底是出於什麼原因以及造成了什麼後果？

擬議新的理論路線，
用以研究性別與醫學知識的產製

　　結合社會科學裡針對性別化身體與無知的理論，用這些理論研究男性的生殖健康，這給了我們機會，重新思考現有的性別與醫學理論。在這個章節，我描述大家視男性為標準身體、女性為生殖身體的看法，如何影響了生物醫學專家與社會科學家研究計畫裡提問的類型。而這現象導致的知識不對稱開始被學者點出後，他們關注的主要是女性醫學知識，儘管他們的主張與性別議題沾上邊。我認為，關注這種不對稱性以及真正地比較分析男性與女性，才可能為性別的二元觀以及它與醫學知識產製的關係找到新途徑。

標準身體：男性　生殖身體：女性

翻閱任何一本研究性別與醫學的歷史學家或社會科學家撰寫的書籍，你可能會遇到以下一種或兩種說法：一，生物醫學專家與臨床醫師將男性身體視為標準；二，他們主要從生殖角度看待女性的身體。這些分道揚鑣的人體觀，部分歸因於文化上認為性別是二元論，由兩個不重疊的類別組成：男性與女性。不僅不重疊，還被認為彼此對立，這可從「異性」一詞看出端倪。*

一如佛斯托・史德林所指，二元論鮮少保持各自獨立但平等的狀態。[24] 二元論反而往往有階級之別，且經常和不平等掛鉤。此外，身體的階級之別與不平等現象，從來都不僅僅是性別上的；他們同時也是種族的、階級的、性化的（sexualized）不平等。事實上，大量研究顯示，任何身體若脫離白人、男性、異性戀這個「標準」，會被標記為病態。[25] 在生殖領域，這種病態表現在國家與臨床層出不窮地荼毒窮人與有色人種，包括強迫和脅迫性絕育。[26]

---

* 近年來，性與性別的二元論受到了雙性與變性學者以及活躍人士的挑戰，他們提供了從光譜到流動性等一系列思考性別與身體的替代方案。但是到了我在本書裡討論的時期，亦即從十九世紀末到二十一世紀初，醫學研究員以及有些人往往以二元觀看待性，因此我指的是「男性身體」與「男性經驗」。更精準的表述是「社會長期以來將身體定義（窄化）為只有一種特定的身體類型——也就是男性身體。」但是每次都這樣寫很麻煩，所以我懇請讀者在我提及雄性或男性以及雌性或女性時，能記得這篇緒論。在結論裡，我會回到這些問題，並深思改變對性以及性別的態度或可改變產製生殖知識的概念基礎。

關注女性健康的活躍人士也主張，白人男性身體是生物醫學研究員的「標準」。雖然史帝芬‧艾普斯坦（Steven Epstein）認為這種說法在二十世紀的生物醫學領域並非百分之百成立，但它確實反映了某些時期一些研究領域的實況。[27] 一個惡名昭彰的例子是，生物醫學缺乏有關女性心血管疾病的知識。心臟病發作與壓力有關，而壓力與男性氣概以及工作環境有關，於是心臟病症狀及其影響的研究主要以男性身體為對象。直到最近數十年，臨床醫師才發現，心臟病發的症狀男女有別。[28] 在我看來，這是另一個知識落差的例子，原因出在系統性地忽視女性身體。

當生物醫學研究員確實研究女性身體時，他們傾向關注於她們的生殖能力。自十九世紀末現代醫學誕生以來，科學家與醫師試圖想要控制女性的生殖，成立大型與婦科或產科相關的醫學專科，發明無數在懷孕和分娩期間的醫療干預措施，開發新型女性避孕方式，利用政治影響力左右墮胎政策的風向，有時禁止墮胎手術，有時又合法化墮胎手術。[29]

相形之下，男性的生殖身體被廣泛忽視，只能徘徊在泌尿科、生育力、性健康等主流醫學的邊緣，無法成為任何一個領域的主要焦點。[30] 當男性生殖健康的定義終於出爐時，主題不外乎「避孕、避免染上性病、保持生育能力」，一如美國國家衛生研究院網站所言。[31] 然而目前仍只有兩種男性避孕方式：保險套與輸精管結紮術。男性避孕藥經過半個多世紀努力，仍停留在「技術研發中」的階段。[32] 多數生殖（不孕）治療技術仍鎖定女性的身體；少數例外之一是單一精蟲顯微注射（ICSI），找出一隻正

常健康的精蟲，用顯微針注入卵子。不過使用 ICSI 技術，必須搭配試管嬰兒（體外受精），所以女性仍得接受荷爾蒙刺激、進行取卵手術與胚胎植入。此外，這個短版的男體生殖醫學清單上，並未提及男性受孕時的年紀與健康會如何影響生殖結果。簡言之，男性生殖健康在醫學或政治上都不是有分量的話題。

並非只有生物醫學研究員將男體視為標準體，女體視為生殖體，社會科學家亦然。上面提到大量關乎生殖的文獻，這些文獻幾乎清一色圍繞女性經驗打轉，包括避孕、墮胎、懷孕、產檢、分娩等等。[33] 直到最近，學者才注意到社會科學欠缺男性生殖方面的知識。[34] 而今總算有一些研究，關注男性避孕、男性不孕、男性陪產經驗、捐贈精子等。[35]

有大量社科文獻探討男性氣概，但多半關注於性、身分、暴力、運動等議題。事實上，男性與性有關的一切，包括他們的性健康在內，受到的關注遠高於他們參與生殖的程度。[36] 關於男性氣概的入門文本裡，不乏關於男性性行為、性別認同等各方面的討論，但幾乎隻字未提生殖或為人父。《男性氣概研究論文集》（*The Masculinity Studies Reader*）蒐羅的二十二篇投稿以及《探索男性氣概》（*Exploring Masculinities*）彙整的三十二篇論文，沒有一篇探討這些話題，形同強化了男性和生殖沒有關聯的觀念與想法。[37]

在這一點上，有些讀者可能認為，鑽研生殖領域的生物醫學研究員以及社會科學家專注於女性身體也算情有可原，畢竟女性才會懷孕與分娩。但是這類生物學解釋只能走到這個地步。迄今

大家把更多注意力放在女性也許說得過去，但這不代表對男性就該不聞不問。為了說明這一點，請回想一下生物醫學有關心臟病的研究：並非女性的心臟不會生病，而是有關心臟病的知識產製和男性身體與男性氣概的觀念互相交纏。同理，關於生殖的知識產製，也和女性身體以及女性陰柔氣質的想法緊密交織，以至於沒有人提出男性身體可能也舉足輕重之類的質疑。

性別化身體各派主張的關聯性

無庸說，有關男性作為標準體、女性作為生殖體的主張，不管那一派皆存在已久，而且根深柢固。不過他們似乎是各自獨立發展而成，因此排除了看見兩派主張被並陳而出現的微妙緊張關係。舉例而言，倡議婦女健康運動的活躍分子搬出標準體的主張，力陳醫學研究員忽視女性。[38] 但是他們也力辯，女性的生殖體一直受到醫療技術干預，至今沒停過。[39] 女性的身體既無法被完全漠視，也無法被完全醫治。另一種緊張關係（實際上是激勵我撰寫本書的核心謎題）出自於以下這個脫節現象：既然認為男性是標準體，但說到生殖領域，對男性身體卻陌生無知。男性身體沒道理既是醫學研究的標準對象，卻又幾乎被忽視。

與其繼續重複男性身體與女性身體各自分明、互不相關的主張，我建議同時考慮這兩個主張，而且將兩者視為有連帶關係。有關男體與女體的主張，追根究底都關乎需要什麼類型的身體產製什麼類型的知識。男性作為標準體、女性作為生殖體，將兩者並陳，有助於大家看清這兩種對人體的態度合併後，如何在生物

醫學知識上出現相應的匱乏，例如對女性的心臟病發作或男性的生殖貢獻缺乏認識與知識。

回到性二元論的概念，這也是為什麼合併出現了。二元論中，其中一方的內容被另一方的內容所定義。傳統上，在生物醫學以及文化範疇，我們人要嘛被歸類為男性、要嘛是女性；身體要嘛屬於標準體、要嘛屬於生殖體。這樣的觀念可總結如下：

如果男體是標準體，那麼女體就不是。

如果女體是生殖體，那麼男體就不是。

我認為，這是基本的概念化過程，協助合併「非此即彼」的二元性分類概念，進而影響醫學與社會科學的知識產製。這就是何以高度專業化的分門別科只關注女性的生殖力，有關男性生殖健康的知識卻單薄，分散在不同的科別。這就是為什麼歷史學家和社會學家充分研究婦女的生殖經驗，但對男性的生殖經驗幾乎一無所知。

將焦點從女性（或男性）轉移到性別

「男性作為標準」以及「女性作為生殖」這樣的觀念是如何演變成兩個獨立的主張？畢竟兩者明明存在關聯性，甚至以彼為前提。我認為，這是更大模式裡的一個具體例子：社會科學研究員稱自己研究的對象是「性別」，實際上只研究女性，或只研究男性（後者比較少見就是了）。研究女性，卻稱研究的是性別，兩者之間的落差，會造成概念上的重大後果，以及往往導致無法證實的經驗性主張，甚至可能出大錯。[40] 我認為，不如放棄只看

二元論非此即彼的某一面，把分析的視角轉移到性別，探索這樣的二元論如何影響了醫學知識的產製以及個體的生活，以利理論化知識與身體之間的關係時，更加地完整與精準。

有關性別與醫學的眾多文獻中，首先要注意的是，研究內容主要是**女性**與醫學。這種研究對象是女性卻說成是性別的模式，並非醫學與社會科學研究領域所獨有。這現象是一九六〇年代女權運動爭取的諸多遺產之一，特別是催生學術界成立了「女性研究」學程。二十世紀中期，頂尖大學的大學部開始向女性敞開大門，女性紛紛加入教師陣容，教授們呼籲成立專注於女性議題的專科系所。[41]

在新開設的課程、學位課程、演講系列、會議上，女性研究教授關注女性的聲音，分析女性的經歷。歷史學家挖掘被遺忘的女性科學家。英文系教授書寫被忽視女作家的故事。音樂學者介紹鮮為人知的女音樂家。但是隨著時間推移，女性研究有了新的關注點，因此提出了有關男性「未標記類別」的問題，以及社會建構的男性氣概何以會導致性別不平等的現象。[42]影響所及，女性研究的課程與學程開始在名稱中加入**性別**一詞，例如女性與性別研究系，或乾脆改成性別研究。

然而，即便學術課程與社會科學理論家將注意力從女性類目轉移到更具關聯概念的性別類目，但是大多數關於「性別」的實證研究依舊以女性為主。這並非要詆毀女性身體經驗相關研究所做的重大貢獻，也無意抹黑婦產科等醫學專科研究的深遠影響力，但是這些研究對女性的關注，實際上僅概念化了女性與醫學

知識，而非概念化了性別與醫學知識。

　　這現象在僅關注男性的研究裡也成立。例如辛西亞‧丹尼爾斯（Cynthia Daniels）在其著作《揭露男性》（*Exposing Men*）中，讓大家及早注意到生物醫學領域缺乏關於男性生殖健康方面的研究。為了解釋這缺一角的現象，她提出「生殖男性氣概」的概念。根據她的定義，生殖男性氣概指的是一套文化信仰，認為男性無堅不摧、擔任生殖的配角、自己兒女健康若出問題和他們關係甚遠。[43] 但是，進一步分析這個定義的條件時，會發現不一致的地方。例如，男性並非總被視為是生殖的配角，有時後也會被視為是主角，是「造成」懷孕的積極行動人。在其他時候，男性既非主角也非配角，而是與女性平起平坐，例如兩人對後代基因的貢獻占比各占五成。[44] 再者，如果認為男性與孩子的健康問題無關，那麼生物醫學研究員為何開始提出一些疑問，進而揭露男性年紀與身體健康對生殖結果的影響？歸根究底，丹尼爾斯對生殖男性氣概的描述過於靜態，無法說明隨時間與地點而出現的變化。根據該定義，生殖男性氣概僅概念化了男性與醫學知識，未擴及至性別與醫學知識。[45]

　　容我再一次重複，有關女性／醫學以及男性／醫學的研究，已讓身體與生物醫學知識間的關係出現重要的見解，這也是我寫本書所倚賴的基礎。但我採用不同的方法，因為我想把重點從女性或男性轉移到性別，這種轉移強調了關聯性、比較性與過程性。一如拉文‧康奈爾（R. W. Connell）一針見血指出，性別是「一個過程而非一個東西」。[46] 研究女人或男人（雌性或雄性、

　　父產科：孩子的健康不能只靠卵子！男性生殖醫學重磅登場

陰柔或陽剛）代表研究一個東西、一個類目、二元結構中的此或彼（不會明確地考慮另一半）。研究性別代表研究一個動態的過程，過程中女人與男人、雄性與雌性、陽剛與陰柔，隨著時間推移相互建構關係。這不僅點出有關男性生殖健康的知識匱乏；也揭露一個更廣泛的問題，亦即這種知識匱乏如何發生以及是什麼原因使然。關於男性（作為標準體）的醫學知識產製，如何與關於女性（作為生殖體）的醫學知識產製發生關係？這些社會和科學的過程如何彼此結合，進而導致相應的知識差距？

從概念見解到實證方法

研究員不會二選一，只關注女性或男性，而是在研究中納入性別作為關係的理論見解，亦即同時涵蓋了女性與男性（或雌性與雄性身體），進而分析性別作為二元觀的概念如何影響醫學知識產製的過程。奈莉・歐湘（Nelly Oudshoorn）採用這個方法，應用於一九二〇年代的經典研究，揭露雌激素與睪固酮被發現後造成的影響。她仔細挖掘歷史紀錄，從中揭露科學家如何漸漸地將這些身體物質理解為「性荷爾蒙」。其實不論是雌性或雄性，身體內既有雌激素也有睪固酮，但這兩種激素被視為性荷爾蒙後，多半只指涉一種性別，還分別被賦予刻板的陽剛與陰柔特質。[47]史帝芬・艾普斯坦以歷史分析法，分析他所謂的「包容和差異範式」，結果發現，努力把女性和少數族裔融入生物醫學研究，強化了他們的身體在生物學上不同於白人男性身體的想法。[48]莎拉・理查森（Sarah Richardson）在《性本身》（*Sex*

Itself）中分析了染色體 X 和 Y 如何變成「性染色體」，以及被描繪成雌雄二元概念生物學基石的歷史。[49]

　　上述每一個研究都強調一個觀點：關於男性與女性的生物醫學知識不可分割，也不該被分割。這些學者採用性別化取向，比較分析女性與男性（或與雌雄身體有關的身體部位與物質），但前兩者將性別定位在內容。所謂內容，我的意思是歐湘與艾普斯坦分析了在產製知識時，如何調用文化對性別的理解，以及這些特定的文化理解如何影響被產製的知識內容。在這些研究中，性別規範與觀念更像是分析的**對象**，而非催生知識產製的**機制**。相形之下，理查森的目標明確，希望「在科學中建立性別的模型」，她的意思是考慮到「性別概念的**建設性**角色」，包括決定可問什麼問題，可提出什麼理論與模型，使用什麼研究實務，如何用描述性語言說明結果。[50] 結果，她的理論裝置以及實證分析，動力來自於關注性作為一種關係二元論，如何影響與左右有關 X 與 Y 染色體的知識產製。

　　這些研究一致強調，研究性別與醫學知識時（而非只是女性與醫學知識），理論與實證並重。同時把女性和男性納入同一個研究中，才可能對性別如何影響醫學知識產製過程進行關聯性分析。我把這個問題翻轉了一下，延續這一個研究思路：性別的關聯性如何影響哪些知識不被產製？

理論命題：
有關男性與女性身體知識產製的關聯性

性別有關聯性，因此有關男人與女人身體的醫學知識產製也有關聯性。由於性別長期以來被塑造成由兩個對立的類別組成，所以我認為，只關注其中一種性別身體，會導致忽略「另外一種」性別身體。而在決定哪種身體可被用來回答哪種問題時，科學家和臨床醫師深受所處時代的文化規範與制度結構影響。

正如我在第一章更詳細討論所點出的，至少自十九世紀以來，對生殖感興趣的科學家和臨床醫師，開始將女性身體放在顯著位置：設計介入她們身體的干預措施；規劃研究專案，分析她們的年紀與健康如何影響生殖結果；廣泛成立專業基礎設施，催生未來的知識產製與更多臨床干預措施。二元論的性別概念架構下，過於關注女性以及生殖，必然會忽略對男性以及男性生殖的關注。換言之，性別的關聯性導致了廣泛產製有關女性和生殖的知識，連帶有關男性和生殖的知識受到廣泛忽視。

為了說明牽一動二、此消彼長的動態，我借用以下的比喻。想像有個攝影師站在兩個人面前，這兩個人，一個在前景，一個在後景。兩人都站在攝影框裡，但攝影師已習慣聚焦在前景，因此後景的人會顯得模糊不清。現在想像環境出現一些變化，攝影師對後面人的模樣心生好奇，所以調整了光圈，後面的人變得清晰些。還是沒有足夠的細節可吸引攝影師的目光，攝影師遂又把相機焦距對準前景的人。

這個隱喻代表觀看和認識人體的方式。前景是女性的身體，後景是男性的身體。「攝影師」可能是科學家、臨床醫師、記者、政策制訂者、或是一般大眾。隱喻的重要性在於這些人或多或少都「受過訓練」，學會用特定的方式觀看身體，特定的方式聚焦目光。這種訓練是生物過程、文化過程、體制過程長時間層層互動（回想一下俄羅斯套疊娃娃）的結果。當涉及到性別化身體時，其中一部分這類訓練將深植於男女身體是二元論的觀念裡，影響所及，顧此就會失彼。

為了完備這個隱喻，必須考慮攝影師的產出──「照片」，產出的照片可能是醫學知識、臨床指南、新聞報導、政策簡報或個人想法。這些產出可能反過來形塑以及重塑生物過程、文化過程、體制過程，假以時日，可能會影響攝影師未來的態度以及取向。我這裡描述的是一個環環相扣的反饋迴路，結合時間性這個關鍵因素，證明改變是可能的。[51]

應用這個隱喻時除了考慮特定的時間與地點，也必須考慮攝影師個人的特質，諸如性別、種族等等，這些也可能影響產出的影像。例如本書第一篇的歷史敘事強調，知識被產製的種類不僅受到社會背景影響，也受到這些知識產製者的人口學特徵影響。至於被產製知識所涉及的人物，不僅被性別化，也有種族、階級、年齡之別，還會受到性的影響。

這個隱喻裡「觀看」的部分對各學術領域並不陌生，例如它與社會學的框架概念以及藝術史的「男性凝視」有著相似之處。[52] 同樣地，反饋迴路的概念也被生物學、經濟學、心理學、

歷史學的學者廣泛用於描述不同的過程,諸如心跳速率、衝突的插曲等等。[53]更接近本書的主題,伊安‧哈金(Ian Hacking)調用反饋迴路描述人的「組件」,以及社會如何創造新「人種」,諸如酗酒者、虐童人士等等。他寫道:

> 有一種迴路或反饋效應會新增對人類的分類。新增的分類與建立理論誘發了被分類對象改變自我的概念與行為。這些改變反過來要求修改分類以及理論、因果關聯、預期心理。類目被修改、增修的分類漸漸成形、被分類的對象再次改變,不斷循環形成一圈又一圈的迴路。[54]

我們當然可以把這樣的描述應用於女性被歸類為「生殖」種類的過程,但這無法輕易擴及至分析**未被**分類和未被產製的知識。

因此我的論點集中在反饋迴路(在特定的知識和特定的身體之間產生關聯性,例如生殖知識與女性身體之間的關聯性)如何排除了生殖知識與男性身體之間的關聯性。的確,迴路有利分析過程(知識如何被產製以及不被產製)與內容(什麼知識可被產製或不被產製)。事實上,說到理論貢獻,出現於攝影師鏡頭框架裡兩個人物之間的關係,以及這種牽動關係如何影響生物醫學的目光焦點,進而影響哪些人類生殖知識被產製或不被產製。

本書概述

那麼我在本書怎麼做？我調整光圈，讓男性的生殖健康變得更清晰、更突出。我的研究參考大量有關女性與生殖的文獻，利用這些文獻進行個案比較，以及分析的背景。實際上，若不評估（研究）女性生殖貢獻（產製）的知識，就難以確定男性生殖貢獻（產製）的未知。因為這點，本書針對男性與女性身體的知識產製，提供了一個實實在在的關聯性分析。

本書的章節架構圍繞三個相互交織的過程：產製（或不產製）有關男性生殖健康的生物醫學知識；推廣這類知識讓更多民眾認識；這類知識被個別男性與女性所接受。研究文化的社會學家開發了三方框架用於分析各種文化客體，從小說、繪畫乃至各類型知識，他們強調不僅要關注文化的產製，文化的普及與接受也同樣重要。[55] 一個研究裡包含這三個過程，用意是強調廣度勝過深度，這樣之所以比較可取，是基於兩個原因：一，正如芭芭拉·杜登（Barbara Duden）所觀察到的現象，從分析上將醫學知識和個人體驗一分為二，這點是必要的，因為兩者之間不容易畫上等號。必須分析生物醫學知識是否、何時、以及如何影響一個人的觀念與想法，反之亦然。[56] 二，若碰到鮮少被研究的主題，強調廣度甚於深度也是合理的，正如之前所闡述，男性生殖健康的主題當然合乎這條件。大眾對某個主題所知甚少時，初期研究較有利的做法是採取廣泛的視角、繪出研究主題的輪廓。

本書第一篇分析了生殖醫學專科化現象以及生物醫學知識產

製之間的關係。我根據過去兩個世紀以來的歷史文獻，包括專業協會提供的檔案資料、論文研究、期刊文章、回憶錄等等，在前兩章分析有人意圖在醫學領域另闢新的專科，亦即「平行」婦科的男科（andrology）。這樣的嘗試始於一八八〇年代末期，背後推手是美國的醫師，由於當時性病氾濫，他們希望從被他們看不起的「庸醫」手中奪回醫治權。儘管他們的努力剛好碰上醫學領域如火如荼專科化的浪潮，但是男性生殖身體值得醫界另闢專科的想法，著實被他們的同事奚落了一番。我認為這是一個關鍵時刻，導致連結男性身體與生殖的可能性受到了阻礙，進一步強化了未來數十年女性身體與生殖之間的連結。

少了另立專門科別所能提供的基礎設施，導致在整個二十世紀上半葉，有關男性生殖的知識產製遲遲沒有進展。本書第二章分析了一九六〇年代末期第二次建立男科這一門專科嘗試，這次的背後推手來自於國際與跨學科的努力，也的確得一些成果，儘管成就不如主辦人的預期。把這一個結果和十九世紀末的努力做了比較，我認為，一九六〇年代的社會運動（包括女權運動與病患權益運動等），改變了想法上的可能性，開始思考男性對生殖的重要性。由於各國醫學專科化的程度不一，[57] 所以本書後兩篇（關於男性生殖健康知識在社會流通與接受的程度）以美國為主，男科在美國仍然是一門幾乎前所未聞的醫學領域。

到了今日，與男性生殖健康相關的話題依舊屈指可數，例如只有避孕、性傳染病、性健康以及不孕。最近數十年，這個清單又增加了父體效應（paternal effects）。本書的第二篇，以父體效

應為例，分析有關男性生殖身體的知識產製能否以及如何在更廣泛的民眾中流通。第三章提供了詳細的科學文獻回顧，追蹤關於男性的身體健康如何影響精子這類生物醫學知識產製的過程。在二十世紀，有好長一段時間，科學家與臨床醫師都認為，可授精的精子就是健康的精子。[58] 直到研究員開始區分精子的授精以及精子「健康」之別後，他們才開始質疑受損的精子如何影響生殖結果，諸如流產、兒童疾病等問題。因此，研究父體效應的專家儘管研究範圍還是很小，但仍繼續努力，累積相關證據，包括男性年齡、健康、受孕前接觸與暴露的環境等，這些都可能對自己小孩構成風險。

既然關於父體效應的知識逐漸出現，第四章評估了這些新知識與新發現是否被相關單位與組織推廣，讓更多民眾知曉。我比較了新聞媒體的報導，包括《紐約時報》上關於精子的文章，時間軸長達五十年；以及與健康、育兒相關的消費者網站；還有出自聯邦衛生機構與專業醫學協會的官方聲明。新聞媒體的確偶爾會報導男性的生殖健康，但往往限於報導男性的年齡、行為、暴露與接觸的環境如何影響**精子**健康（包括精子數量、形狀、活動力），較少提及這些因素也可能會影響**下一代**的健康。

本書第三篇的重心轉向大眾，聚焦大眾對男性生殖知識的接受度，並透過深度訪談四十位男性與十五位女性，了解他們對男性生殖整體的看法，尤其是對父體效應的看法。由於缺乏對男性生殖的質性研究，第五章專門討論這個基本經驗性問題 —— 大家如何描述男性在生殖的角色。我發現，男女皆然，都把男性的參

與定義為發生性關係、提供精子、供養家庭等等。深入研究他們如何形容生殖細胞，我發現大家對於精子有兩個不同的生物學版本。第一種是較傳統的說法（主動的精子與被動的卵子）；第二種是較平等的說法（常用遺傳學語言表述）。

回到父體效應這個主題，第六章分析了大家對生物醫學研究新發現的反應，這些研究顯示男性的年齡、行為、暴露的環境等，會對他的下一代健康造成風險。我設計了一份名為「健康的精子」的宣傳單，並請對方一步步詳細解釋他們的反應。他們獲悉這些新訊息時感到訝異，其中多數人是第一次聽到這樣的資訊。這只是關於男性生殖健康的生物醫學知識不產製以及不流通的遺害之一。雖然每位受訪的男性都表示願意盡一切努力給他的孩子最棒的人生起點，但他們也指出，周遭存在許多結構性以及環境障礙，橫亙在他們以及追求「健康精子」的目標之間。這些訪談提供的見解與洞察力可以更廣泛地應用於圍繞生殖打轉的公共衛生訊息，尤其是努力避免進一步汙名化已被邊緣化的社群。

在結論的部分，我詳細說明了這個研究對社科界圍繞性別、醫學、產製無知你來我往辯論所做的貢獻，然後引出貫穿全書的一些主題：醫學專科提供的組織性基礎設施如何影響了生物醫學知識的產製與累積；生殖與性身體之間的區別如何隨著時間而改變；從科學研究乃至醫患互動，幽默和尷尬的重要性與影響不容忽視；當代人士呼籲重視生殖責任，背後暗含支持優生學的理念。回到這個研究的意義，我為一般大眾、生物醫學研究員、醫護服務人員、公衛政策制訂者等人，提出了建議。值得一提的

是，我注意到不認識男性生殖健康，衍生的後果不僅限於醫學領域，還蔓延到圍繞避孕與墮胎的白熱化政治辯論。社會上這些觀念（生殖是女性的事，主要發生在女性身體，純粹是女性責任）獲得生物醫學與社會進程力挺，影響所及，持續地將女性定位為生殖體，男性為非生殖體。關注男性生殖健康不僅可改善他們以及他們下一代的生活，也可能更廣泛地影響性別政治。

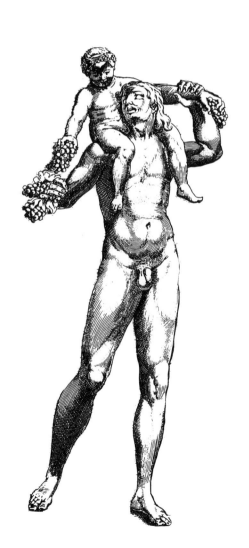

第一篇

醫學專業化和
生物醫學知識的形成

第一章

父產科何去何從？

> 我覺得我們都是鬼魂⋯⋯不但遺傳自父母的東西在我們身體裡「遊走」，各式各樣陳舊過時死掉的思想、信仰這一類的東西也都還保留在我們軀殼裡。他們雖然沒有活力與氣息，但是緊抓著我們不放，我們別想甩掉他們。
>
> ——海倫・阿爾文（Helen Alving），
>
> 亨利克・易卜生《群鬼》

　　一八九一年，挪威劇作家易卜生的劇作《群鬼》（*Ghosts*）在倫敦的皇家劇院舉行英文版首演，該劇十年前以挪威語出版，繼而激怒了丹麥、瑞典、挪威的觀眾。[1]與易卜生另一部著名戲劇《玩偶之家》（*Doll's House*）一樣，《群鬼》也毫不保留地批判了傳統的社會習俗。但是《群鬼》在倫敦演出，對於梅毒赤裸裸的描述引起英國評論家強烈撻伐，稱該劇「下流、齷齪」；「變態、不健康、有害身心」；「在公開場合公然猥褻之舉」；「令人作噁」。[2]用當時的說法，性病在十九世紀末是一種流行

病，[3] 所以儘管該劇從頭到尾未提及梅毒一詞，但劇評家與觀眾都非常清楚，是什麼病毒害了舞台上的人物。此外，媒體的反應也十分明確，將梅毒這種病大大地汙名化，因為它讓人聯想到非法性行為。[4]

同時，由於缺乏明確的診斷與篩檢技術，當時的醫師不易區隔皮疹與病變到底係因梅毒而起，還是其他常見的生殖器疾病。[5] 事實上，在一本著名的生殖泌尿學教科書中，威廉・范・布倫（William H. Van Buren）與愛德華・基斯（Edward L. Keyes）兩位醫師不屑一顧於這麼一句司空見慣的醫學諺語：「如果你不知道該怎麼做，就替病人治療梅毒吧。」[6] 如果連醫師都難以確認男人生病的原因，普通人又怎知道何時以及去哪裡尋求醫治？

在美國，這問題的答案因男人所在的地理位置、種族、階級以及族裔而有很大的差異。例如，一個北方白人城市男，不乏管道接觸到各種訓練有素的專科醫師，他的情況當然不同於住在中西部鄉下的波蘭裔移民男子，由於醫院與醫師遙不可及，他只能等當地有市集時，排隊等候巡迴「醫師」看診五分鐘。[7] 或者如南北戰爭結束後那幾年，生活在南方的黑人佃農，幾乎沒有機會獲得正規醫療照護，擔心淪為醫療的人體試驗對象，一如幾十年後，登記參加美國公共衛生局惡名昭彰的塔斯基吉梅毒研究計畫。[8] 然而這些人卻擺脫不了與這類疾病相關的道德譴責。

與生殖器疾病相關的恥辱與汙名並不限於性病。從生殖器官腫脹、疼痛乃至陽痿與不育，男性面對這些五花八門的性器官毛病以及生殖問題，可能因為會覺得尷尬、擔心有損自己的男子氣

概，而推遲尋求協助，改而向兜售仙丹妙藥的推銷員求助。實際上，這些擔憂出現在維多利亞時期一本關於睪丸[9]的權威教科書，作者是在倫敦醫院擔任外科顧問的湯馬斯・布利澤・柯林（Thomas Blizard Curling），他描述患有遺精症的男性時，提到了這些擔憂。遺精的症狀是精液流失，據信是自慰導致：[10]

> 這些人的狀況足以令人擔憂。他們意識到自己的作為令人嫌惡，因此向正規醫師諮詢時會猶豫不決，轉而向無知卻狡猾的庸醫求助，結果錢財被庸醫榨乾，換來的只有痛苦和失望。這就是人類為了過度耽溺於感官往往得付出的沉重代價：天性開始墮落、身體開始崩壞，在人生的黃金歲月飽受痛苦，有時甚至會精神失常或走上自殺的絕路。[11]

當易卜生聚焦於梅毒的戲劇展開巡迴演出時，泌尿生殖專科醫師基斯帶頭發起了一項行動，倡議在醫學領域另闢一門專科，名為「男科」。他和其他醫師同仁希望能讓男性生殖器官的治療擺脫陰影，進入受人尊重的領域。本章將介紹這些努力，以及解釋他們失敗的原因。

醫學專科化與生殖醫學

現代醫學的特徵之一是分科之細到了令人眼花撩亂的地步，各專科的科學家和臨床醫師只須將受訓焦點放在身體某部位或某

特定族群。例如心臟科醫師專門研究心臟，兒科醫師專精於兒童，兒科心臟病專家專攻兒童的心臟。但以前並非如此。儘管自古至今都有大夫、郎中，但直到十九世紀中葉之後，醫師才開始自成一個自主性專業，憑著所學與服務，和接生婆以及「庸醫」有所區隔。[12]

美國醫學協會成立於一八四七年。在接下來數十年，接受培訓的菁英醫師把旅歐視為成為正式合格醫師的儀式之一。在歐洲，醫學專科化已開始扎根。這些菁英醫師指出，醫學知識激增，他們所受的訓練根本跟不上其速度，加上受到留歐之旅的啟發，因此返美後，開始根據身體的部位與療程，形成新的專業分組：眼睛、耳朵、腦部、分娩等等。[13] 編纂醫學專科化史的學者同樣也指出，醫學知識不斷增加**解釋**了醫學領域為何開始分組與分科。[14] 隨著身體被分割為不同的部位，醫學也跟著專科化，細分為不同的專科領域，但並非每一個部位都被照顧到。

在這一章，我主張，十九世紀末（尤其是一八八〇年代末期）是生殖問題在醫學專科化發展史上一個「關鍵時刻」。[15] 我們當然可以想像在這期間出現以下這個情況：涉及男女雙方的生殖科，在當時成了一元化醫學專科別的基礎，亦即既涵蓋男性也涵蓋女性的身體。可惜實情並非如此。事實上，婦科與產科這兩門只專注於女性生殖體的專科出現得算早，並在十九世紀的最後幾十年，完整且迅速地制度化。[16] 當時，女性的生殖器官和生殖過程被從一般醫科中剝離出來，另立專科，擁有有別於他科的醫學知識與治療方式。那麼有關男性的生殖體發生了什麼變化？他

父產科：孩子的健康不能只靠卵子！男性生殖醫學重磅登場

們真像一些學者所言被忽視了嗎？若否，那麼科學家與臨床醫師從何時開始以及如何關注男性的生殖體與生殖過程？

為了回答這些問題，我彙整了多條不同的歷史線索，時間軸始於醫學專業開始形成今天醫界基本樣貌的時期。這些線索包括對性傳染病的起訴、「男性專科診所」的興起、對性學與優生學出現濃厚且專業級興趣、對於現已成罕見毛病（如遺精症）的研究等等。社會花費大量心力、鍥而不捨地建立以及開發與女性生殖相關的醫學專科科別，相形之下，我發現為男性啟動生殖科別的努力不僅停擺，還被嘲弄。借用我在緒論裡的攝影師隱喻，我認為女性生殖體專科化之所以相對容易以及成功取得進展，究其原因，和難以替男性生殖體建立這類專科有著密不可分的關係。儘管過去百年來，這類努力不是沒有，但迄今仍然沒有純為男性生殖健康建立一個充滿活力又蒸蒸日上的專門科別。

圍繞女性生殖體的醫科走向專科化

這裡我先簡短概述婦科與產科的發展史，說明這兩門較早出現的專門科別提供的組織性基礎設施如何對後來有關荷爾蒙與避孕藥的研究做出貢獻，而這又進一步強化女性身體是生殖體的想法。雖然本書並非一本詳述女體生殖面向的醫療史，但是我的目標是為以下想法提供概念證明：從十九世紀至今，女性身體和生殖剪不斷的關係存在著一種環環相扣的模式（反饋迴路被強化）。然後談到男性時，我描述為男性身體建立專門科別的努力受挫，導致缺乏組織性基礎設施，環環相扣之下，阻礙了關於男

性與生殖的醫學知識產製。這一部分的反饋迴路強化了男性身體**不是**生殖體的觀念與想法。

在十九世紀最後幾十年裡，婦科是最早成形的專門科別之一，組織性基礎設施包括醫院、診所、專業協會、期刊等等，無不關注於「女性的疾病」。歐拿拉‧莫斯庫奇（Ornella Moscucci）認為，在一八〇〇年之前，沒有任何一個醫療從業人員所屬的團體認為婦女疾病是其職責。[17] 這現象到了十九世紀中葉開始出現變化，當時臨床醫師開始認為，女性的生殖功能主導了她們的生理與心理。一位知名醫師力辯，稱「那些在她身上打上不可抹滅女性烙印的生理特徵，指導、控制、限制她發揮能力，這些生理特徵在女性的病理史中，比在男性的病理史中，具有更看不到盡頭的重要性。」[18]

雖然一開始受到關注的器官是子宮，但是過沒多久，卵巢取而代之成為主角。[19] 到了一八七〇年左右，透過手術切除卵巢治療各種生理與情緒問題，包括經痛、精神錯亂等，已成公認的臨床療法。[20] 有兩個連體嬰似的假設：一，男女大不同；二，女性的病理出自於她們獨特的生物構造。這兩個假設既定義了婦科這門專科，也讓婦科的成立被合理化。新成立的婦女醫院裡，大量「類似病例住在同一個屋簷下」方便對婦女的生殖體進行生物醫學研究。[21] 打從醫科走向專科化開始，強大的重女輕男的反饋迴路被實例化，該迴路也在女體的生殖道、生殖力裡定位與發現女人味或女性特質。

這個反饋迴路在整個二十世紀不斷被強化。阿黛爾‧克拉克

（Adele Clarke）記錄到在一九一〇年代出現一門名為生殖科學的領域，該學科橫跨醫學、生物和農業。在醫學領域，重心放在婦女的身體，產科醫師與婦科醫師的人數激增，並在一九三〇年代合併為婦產科。[22] 這些醫師和其他專家對婦女生殖領域進行一個又一個研究，主題包括月經、分娩、更年期、避孕和墮胎。對於不孕的研究（現在認為不孕出現在男女身上的比例不相上下）[23]，也傾向於把重點放在診斷與治療女性的身體，有時甚至連計算精子數這麼簡單的檢查都不做。[24]

當研究人員忙於產製有關女性生殖體的新知時，同時也打造由科學家、臨床醫師、診所構成的綿密網絡，聚焦在女性生殖體。荷蘭學者歐湘分析一九二〇年代和三〇年代荷爾蒙模式興起的現象時，強調了這些網絡等基礎設施的重要性。生物醫學研究員根據女人味的根源在卵巢、男性氣概的根源在睪丸的老舊觀念，主張這些生殖器官會釋放（分泌）女性與男性物質。[25] 科學家為了辨識以及分離他們所言的「性荷爾蒙」，轉而求助現成的大量婦科診所，這些診所讓研究員可以隨時接近女性身體，尤其是她們的尿液和卵巢。歐湘指出，相形之下，由於**缺乏**男科診所以及聚焦男性身體的臨床醫師，導致不易取得男性的生物物質，影響所及，導致發現睪固酮的時間被推遲了數年。[26] 然後，儘管在男性身上發現「雌激素」、在女性身上發現「雄激素」讓人意外，但內分泌學家初期還是繼續把雌激素連結到女性，睪固酮連結到男性，這樣的連結一直持續到今天。[27]

往前快進數十年，由於這樣的荷爾蒙模式加上廣泛研究聚焦

在女性身體（而非男性身體），導致的一個結果是，成功開發了女性避孕藥，但男性避孕藥則交了白卷。[28] 正如歐湘所指，內分泌學的研究對象裡，男性「逐漸消失」。歐湘強調組織性基礎設施的重要性，稱「連結男性與生殖的知識或主張無法成氣候、站穩腳跟，是因為背後不存在**機構（制度）網絡**，阻礙了對男性生殖過程的研究。」[29] 因此，至今仍然沒有男性避孕藥，反觀女性避孕藥卻非常普及，環環相扣下，進一步強化女性身體是生殖體。

婦女身體與生殖之間的連結，被女性自己進一步地強化，因為活躍分子將生殖納入二十世紀女權運動的議程。馬格麗特‧桑格（Margaret Sanger）在二十世紀初，集中心力倡議讓女性能夠「計畫生育」。[30] 在一九六〇與七〇年代，女權健將希望對女性的生殖體有新的知識與認識，並主張墮胎權。[31] 當代的活躍人士倡導「生殖正義」，使用交織研究方法，把重點擴大到墮胎之外，點出國家以及臨床如何虐待被邊緣的人群，力主女性不僅擁有不生孩子的權力，也必須有權利在安全健康的環境裡生兒育女。[32] 這兩個案例裡，學者與活躍人士不約而同強調，在女體裡進行的懷孕過程兼具社會與政治意義。

將這些過往歷史時刻擺在一起，或可看到一個重複的模式：女性身體與生殖相扣在一起的反饋迴路被強化與實例化的現象。十九世紀末，針對女性生殖體的醫科開始走向專科化，讓生物、文化、組織跨界形成了連結，二十世紀許多研究都建立在這種連結上。反過頭來，針對荷爾蒙、生育力、避孕的研究議程（在此

僅舉幾例）莫不強化了以下三者之間的關聯性：女性身體、女性氣質的文化常規、生物醫療基礎設施，以利產製更多有關女性與生殖的知識。相形之下，本章接下來描述的男性情況則剛好相反。十九世紀末的文化土壤讓男科難以成為一個專門科別，影響所及，生物醫療基礎設施遲遲無法建立，不利產製有關男性生殖體的醫學知識。實際上，這種缺口，這種不關注男性生殖體的現象，這種知識不產製的結果與迴路，幾乎不可能被打斷，即便外界公開提出呼籲也還是如此。

男科作為一門專科？

在一八八〇年代，執業醫師看著新闢的專科一個個出現時，一小群醫師聚集在紐約市，成立了以男性身體為導向的協會。過了幾年，他們的努力被刊登在《美國醫學會期刊》（*JAMA*），該期刊在一八九一年刊登一篇未署名的社論，讚揚男科成功誕生成為一門新專科。這篇文章大約只有五百字，夾在一篇關於剖腹產的社論與另一篇名為《嘔吐生理學》的社論之間。

詳細剖析解讀這篇簡短文章後，或可開始描繪這一時期臨床上診療男性生殖體的輪廓（與缺口）。這篇社論的第一句話將男科限定為「泌尿生殖系統疾病」，認為男科應該「另闢成為一門不同的專科」，這才是「朝正確方向邁出一步」。這位匿名作者列舉了前幾年出現的其他數個專科——「婦科、眼科、皮膚科等」，指出「男科和婦科之間的平行關係特別顯著」。作者表示，當婦科獨立於全科診療之外、自成一門專科後，診治「女性

特有疾病」的「外科技能」突飛猛進，所以作者希望「男性特有的病症」也能獲得同樣的待遇，因為當時可用的治療方式「野蠻、粗糙、有詐」。社論直接了當地指出，「毫無疑問」男科疾病相較於女科疾病，「更容易被忽略、更難被充分了解、更常被『裡面長什麼就治療什麼』的方式馬虎對待，不存在保障病人福祉的仁心。」

　　至於這種情況是如何形成的？社論歸咎於「名醫的冷漠和忽視」，因為他們的冷漠，生病男人被迫向「庸醫與江湖術士」求助，這現象是「專業偏見與大眾無知」相結合的「有害」混合體。社論作者強調，治療男性泌尿生殖疾病可牟取暴利，還控訴「這些庸醫」認為「自己有能力治療最複雜的泌尿生殖系統疾病──只要病患還有錢可讓他們壓榨。」社論以悲觀的結論結尾：「身體任何一個部位都不會像男性泌尿生殖器官一樣，那麼痛恨自己喪失功能以及得修修補補。」

　　作為歷史上一個特殊時刻的切入點，《美國醫學會期刊》的社論提出了多個有趣問題。首先，男科一詞的字根意義是「研究男人的學科」。此外，文中短語「男人的疾病」、「男人特有的」反覆出現，顯示催生男科成為一門專科的創始人打算將焦點放在男性身體上。同時，他們還將科目定義為「生殖泌尿系統疾病」。由於男性和女性都有當時慣稱為「生殖泌尿器的臟器」，這難免衍生出一個棘手的問題，亦即這些第一批男科專家（andrologists）如何能在男科與婦科之間劃清界線？難道僅由病患的生理性別決定該找哪個專科醫師診治？

社論除了出現「生殖泌尿疾病」這一個短語，耐人尋味的是，通篇文章完全不明確指出**哪些**疾病是「男性特有」。討論到名氣以及「庸醫」時，這個男性特有疾病清單可能包括梅毒、淋病等性傳染疾病，以及陽痿、遺精等問題。雖然這些疾病得到若干學者的注意力，但這些關注通常來自於性史學家，他們更關注性的實踐而非生殖以及為人父等課題。[33] 我將這些疾病以及專治這些疾病的臨床醫師放在性別化與生殖政治歷史框架內，這種分析上的移轉，可以揭露男性身體與醫學專科化兩者關係上更多的面向。

人、事、地、時、為什麼

我一開始要問的是，誰參與了男科這門新科別，這些人如何界定這科別的診治範圍，以及他們的目標是什麼。雖然一些學者簡單地指出了這篇《美國醫學會期刊》的社論[34]，但我找不到任何歷史研究，深入探討文章提到的組織——美國男科協會（American Andrological Association），也找不到創立該組織的人。因此我地毯式搜索醫學期刊、會議議事錄、個人書信、回憶錄、訃文等，以便回答兩個問題：十九世紀末的男科到底是什麼？以及它為何會消失？

原來社論提及的男科組織是由一群菁英醫師群新成立的團體倡議，一開始這些醫師將組織取名為生殖泌尿外科醫師協會。這群人在愛德華‧勞倫斯‧基斯（Edward Lawrence Keyes, 1843-

1924）的領導與號召下聚集在一起。基斯是一長串名單中的一分子，師承於紐約貝爾維尤醫院醫學院（Bellevue Hospital Medical College）專精於生殖泌尿系統的教授威廉・H・范布倫（William H. Van Buren），是范布倫的明星學生。[35] 基斯從耶魯大學畢業，曾短暫參加過南北戰爭，然後到紐約念醫學系，認識了范布倫教授。[36] 在二十三歲取得醫學學位後，基斯聽從范布倫的建議，在一八六六年搭船前往巴黎，向巴黎一群診治性病的名醫學習，例如菲利普・里科德（Philippe Ricord）[37]。基斯一返國，隨即加入范布倫執業陣營，在一八七四年，兩人合作出版了十九世紀後期生殖泌尿學的重磅教科書之一。除了教科書，基斯成名的原因還包括治療梅毒的方法（一八七六年問世），以及在貝爾維尤醫院成立美國第一個生殖泌尿外科手術病房。[38] 他繼續執教到一八九〇年，他充滿戲劇性的授課風格讓學生印象深刻。基斯開講前，會先讓人用擔架把病患抬進教室。他走近病患，「咻地扯掉床單，露出潰爛滿身的裸體」，並宣布「在座各位請看，這就是梅毒！」[39]

基斯作為知名的生殖泌尿專家，因為這個顯赫地位，他在一八八六年收到一封來信，詢問他是否有興趣成立一個新的專業協會。阿拉巴馬州莫比爾市（Mobile）的克勞迪爾斯・馬斯汀（Claudius Mastin）正在號召成立「美國內外科醫師大會」（Congress of American Physicians and Surgeons），[40] 它與「美國醫學協會」（American Medical Association）是競爭關係，可惜並不長壽。[41] 馬斯汀的目標之一是讓許多專科會議集中在一起，

簡化與會者舟車勞頓之苦，專業會議之所以倍增，係因醫學專門科別愈來愈細也愈來愈多之故。[42] 第一屆美國內外科醫師大會（每三年舉行一次）預計在一八八八年於華盛頓登場，當時尚無生殖泌尿科外科醫師協會，所以馬斯汀去函詢問基斯是否願意成立一個。[43]

基斯在一八八六年五月寫信回覆，該信的信頭寫著寄信人基斯居住與工作的地址（公園大道一號），[44] 他寫道：「我本身不是成立組織的料……我擔心我可能不是接手這個提議的最佳人選。」顯見基斯一開始並未答應。[45] 不過基斯確實熱心建議了幾個協會可用的名稱，並寫信支持這樣的組織。馬斯汀一定是逮到可見縫插針的機會，因為才過了幾個月，基斯回信給他，敲定誰可受邀參加「美國協會第一屆組織性會議，該協會的目標是促進我們進一步認識生殖泌尿系統與梅毒。」為了組成這個協會的「核心」，基斯邀請了二十四名男士：其中十五人被他歸類為「專靠生殖泌尿系統工作聞名的外科醫師」，九人被歸類為「在梅毒臨床執業、教學或研究方面，特別有名的大夫」。他們多半來自東北部，但也有一些醫師來自芝加哥、聖路易、舊金山，以及阿肯色州的溫泉鎮（Hot Springs），當時溫泉鎮被稱為「美國梅毒患者的朝聖地」。[46] 只有一位醫師拒絕受邀，理由是「梅毒屬於皮膚科」。[47] 實際上，這門新闢專科的範圍與規模（包括該涵蓋哪些疾病、哪些身體部位等），以及專科的名稱等基本問題，在成立後的頭幾年，一再地被反覆討論。

辯論新闢專科的範圍與名稱

　　基斯與同事們合作安排第一次會議時，他們所處的背景正好碰上醫界加速專科化的腳步。新成立的專科之間，界線可能有些模糊，但基斯努力把擅長生殖泌尿疾病、性傳染病的醫師齊聚一堂，這絕非偶然。性傳染病可能會導致皮膚病變，因此與皮膚科有所重疊。但基斯希望這門新闢專科的範圍可以更大，而非僅限於性病。

　　在一八八六年十月十六日，十個人聚集在基斯的家中，討論另立一個專業協會。[48]議程包括：名稱、管理結構、會員遴選方式。[49]經過一番討論，與會人士投票決定將協會命名為「生殖泌尿外科醫師協會」（Association of Genito-Urinary Surgeons）。由於結合了生殖與泌尿系統，這一個短語毫不掩飾這門專科有意擴大領域的企圖，也吸引了不只一家醫學期刊報導該協會成立的新聞。實際上，知名梅毒專家艾伯特·莫羅親王（Prince Albert Morrow）也參與了第一次會議，在兩個月後寫了一篇社論，宣布他四年來主編的期刊《皮膚病和性傳染病期刊》（*Journal of Cutaneous and Venereal Diseases*）今後將更名為《皮膚病和生殖泌尿疾病期刊》（*Journal of Cutaneous and Genito-Urinary Diseases*），藉此反映「該期刊擴大報導範圍的用意，以便囊括生殖泌尿疾病這個大類目」。[50]雖然莫羅之後發表的許多文章仍以皮膚病與性傳染病為主，但外界認為「生殖泌尿系統疾病」這麼獨特的用語涵蓋範圍更「廣」。

　　至於生殖泌尿外科醫師協會希望將哪些器官與病症納入其職

權範圍？基斯被選為該協會臨時主席並擔任第一屆會長，他在新澤西州雷克伍德（Lakewood）登場的第一屆年會上，點名以下幾個部位與病灶：腎臟、尿道、膀胱、精索、睪丸、梅毒，他形容梅毒是「一個充滿驚喜、繁花似錦的王國」。[51] 在他和范布倫合著的教科書目次裡，也出現許多同樣的身體部位，雖然有些是男性所特有，例如精索與睪丸。有些則是男女皆有，如腎臟、尿道、膀胱。因此，一開始，大家就對這門新闢專科的確切身體基礎缺乏明確界線。生殖泌尿外科醫師是否有意既治療男性身體也治療女性身體？如果是這樣，他們如何與已經存在且徹底制度化的婦科有所區隔？

與婦科並行？

發表在生殖泌尿協會前幾屆會議上的論文，以及在他們期刊發表的文章顯示，基斯和他的同事確實曾討論到診治對象包括男性、女性、乃至兒童的身體。在《皮膚病和生殖泌尿疾病期刊》中，女性生殖器長滿皮疹的照片與男性生殖器長滿皮疹的照片並列（我就不給讀者轉載這照片了）。然而同一時間，這些生殖泌尿專家顯然努力另闢一門不同於婦科的專門科別。婦科和產科當時已完全支配了女性的「生殖泌尿器官」，因此新成立的生殖泌尿外科醫師協會被理所當然地認為，男性身體歸其管轄。

透過一再重複出現的平行式修辭，兩者之間的動態發展益發明顯。在這種修辭中，男科被稱為與婦科「平行」的科別。例如，美國醫學會期刊的那篇社論藉由提到「男性疾病」，鏡像平

行反映「女性疾病」的語言。此外，社論點出每個專科之間的「平行性」「特別明顯」。對平行性的期望也偶爾出現在十九世紀作者的評論中，這些作者揭露了大家對女性與男性身體的關注力不一，厚此薄彼。[52] 例如，蘇格蘭格拉斯哥醫師唐納・坎伯・布萊克（Donald Campbell Black）在為一本關於「泌尿與生殖器官」的教科書寫序時指出，「男性性功能紊亂」在以前的教材中未得到「充分科學精神」對待，但奇怪的是，相應的女性疾病反而受到「過度關注」之苦。[53]《俄亥俄醫學期刊》評論三本有關「女性疾病」的書籍時，也提出了類似觀點，該評論是最早使用**男科**一詞的文章之一。

> 相較於一般醫科，婦科文獻之多，受重視的程度之高，愈來愈不成比例……（有許多論文以及）不計其數的專論，更別提致力於這門專科的期刊。婦科處於「蓬勃發展」階段，兒科也有相當的代表性，只有男科還在暗處背景；可能是因為男性的特殊疾病對於口若懸河的醫界人士而言沒有那麼大的吸引力吧。[54]

其中最有聲有色的例子之一出現在莫斯庫奇（Moscucci）婦科史一書的開頭。她引述了英國外科醫師湯馬斯・史賓塞・威爾斯（Thomas Spencer Wells）的話，點出醫界對女性生殖器與男性生殖器的關注程度不一。威爾斯力抗摘除女性卵巢的普遍做法時，提出了一個匪夷所思的畫面，畫面裡女性臨床醫師「宣稱

父產科：孩子的健康不能只靠卵子！男性生殖醫學重磅登場

大多數無法挽救的男性疾病都可追溯到男性生殖器出現某些病態性變化，她倡議成立協會讓大家齊聚一堂互相討論，成立醫院替他們治病。其中一位男性病患坐在她的診療間，她的身邊放了個小火爐，上面的熨斗加熱到滾燙，烙印每一個經過她面前的男子。」[55]

在一八八九年，美國生殖泌尿外科醫師協會的第三屆年會期間，基斯本人也加入平行主義行列，他提出動議，把該協會的名稱更名為「美國男科協會」（American Andrological Association），[56]並增加了**梅毒學**一詞。他的動議在隔年的年會上正式獲得批准，成為今日的「美國男科與梅毒學協會」（American Association of Andrology and Syphilology）。[57]我搜索了半天也沒找到基斯修改名稱的理由，但是他使用男科 andrology 一詞，該詞的字根 andro 意思是「男性」，讓人與婦科（gynecology，字根 gyneco 意謂女性）產生了聯想與比較。[58]德國醫師至少從一八三七年開始使用男科一詞，指涉診治男性生殖系統疾病的醫師。他們也經常稱婦科是男科的陪襯。[59]可能是受訓醫師頻繁往返美國、巴黎（基斯深造的城市）與德國之間，把男科這詞帶回了美國東岸。[60]儘管十九世紀的醫師絕不會這麼說，但是將男科與婦料半行相提的修辭法之所以可行，只因為性別是二元建構。但是男科這新詞並未解決平行式語言究竟是什麼意思的問題。男性和女性的身體是否相似到可以由同一門專科治療？還是差異如天壤之別，需要不同的專科？

男性和女性身體的異同

不管他們自稱是「生殖泌尿外科醫師」或是「男科醫師」，他們並不清楚身體哪些部位屬於他們的專科範圍。有關這種不確定性的一個實例出現在《美國刺胳針》（*The American Lancet*）的報導裡，「生殖泌尿外科醫師已經成立了一個全國協會」。我們**推測**這意味男性生殖泌尿器官，而這些外科醫師之於男性，就像婦科醫師之於女性一樣。[61] 的確，基斯與其他人將男科確定為與婦科「平行」的科別，顯示他們將重心放在男性身體而非女性身體。但是同一時間，他們平日也會幫女病患看病，偶爾發表關於女性身體的文章。以下這個問題 ── 哪些身體部位　起放在某個專科範疇內是有意義與合理的？這個問題是醫科專科化過程的核心。但是生殖泌尿外科醫師（或許不知不覺中）還要努力克服另一個相關問題：當這些身體部位有了性別之分，是否需要不同的專科？

這個問題在當時沒有明確的答案，至今答案也依舊模稜兩可，這點我會在結論的部分著墨。之所以充滿不確定性，並非科學家尚未弄清楚性和性別的「真正」真相。不明確係因身體永遠無法在特定的歷史脈絡之外被看見或被了解；亦即不存在「去文化」或去歷史的身體。[62] 由於對身體的看法改變，有關男性身體與女性身體的定義也跟著改變。在十九世紀末這段期間，歐美科學家與臨床醫師，對於男性與女性身體有哪些異同（以及黑人和白人身體的異同，異性戀與同性戀身體的異同）展開了激辯。[63] 占據主導地位的範式框架，係以機械化部位或是器官別對待身體

父產科：孩子的健康不能只靠卵子！男性生殖醫學重磅登場

的異同（當時距離荷爾蒙模式出現還有數十年之久），在這樣的框架下，專家們特別關注他們所謂的「生殖器官」、「性器官」、「生育器官」。這些不同的描述是因為十八世紀修辭開始出現轉變，帶有生物色彩的**生殖**（reproduction）一詞開始出現，取代有宗教色彩的**生育**（generation）一詞。[64] 但是十九世紀的作者繼續交替地使用這些辭彙。[65]

為了回答這些性器官對女性與男性是否有本質上的相似性？或是男女性器官可解讀為「平行」關係但不同？不妨從那個時代的醫學文獻中尋找答案。有許多令人費解的大部頭書，諸如《實用論文：關於梅毒在內的生殖泌尿器官外科疾病》（*A Practical Treatise on the Surgical Diseases of the Genito-Urinary Organs including Syphilis*）、《生殖器官的功能和疾病》（*Functions and Disorders of the Reproductive Organs*）、《生殖泌尿系統疾病、梅毒、皮膚病》（*System of Genito-Urinary Diseases, Syphilology, and Dermatology*）。[66] 這些書籍多半關注於「男性生育器官」或是「女性生育器官」，有時會完全不提另外一個性別，或是以不同章節分別討論男性與女性的身體部位。[67] 這類文本通常會先仔細描述陰莖、尿道、睪丸、陰囊、精索、前列腺等器官，猶如男體解剖學，然後才用整章的篇幅介紹相關的疾病，包括梅毒、淋病、陽痿、遺精、精索靜脈曲張、不孕、煤煙癌（健康年輕男性因為長期接觸煤煙導致陰囊癌變）。[68] 因此雖然男性與女性都有生殖器官，但這些器官並非性別中立；必須指出這些器官是男性或女性，意味不易將這些器官與他們所屬身體的性別一分為二，

分開考慮。當教科書的作者明確地比較了女性與男性的身體，有時強調兩者的相似點，有時則凸顯差異。[69] 例如，在關於睾丸的教科書裡，柯林（Curling）類比了男女器官的結構與功能：

> 正常的人類發育過程中，不論是男是女，健康正常的生殖器官都會發育成兩個不同的部分：一部分形成生殖物質（睾丸、卵巢等），另一部分將生殖物質輸出體外（精液或輸卵管）。[70]

其他人指出男女有哪些完全相同的器官時，同時也強調兩性器官的差異。詹姆士喬治畢尼（James George Beaney）呼應亞里斯多德關於（男性）種子和（女性）土壤的古老比喻，[71] 認為「兩性器官的主要區別在於，男性器官被用於分泌和給予，女性器官則被調整到只能接受。」[72]

有關男女器官異同的辯論也擴及到細胞層面，例如生物學家利用顯微鏡分析精子與卵子。[73] 科學家（包括那些自稱「精源論者」或「卵源論者」）對於男性和女性繁衍下一代的貢獻有不同看法。[74] 佛羅倫斯・維埃納（Florence Vienne）主張，在十九世紀末左右，胚胎學家已開始採用卵子和精子的觀點，認為「這兩種細胞含有**相同分量**的遺傳物質」。[75] 當時關於所謂「不孕」的各種想法也跟著應運而生。回顧歷史，男女婚後無子嗣，責任多半由女方承擔，然而十九世紀末，醫師們開始讓求診的女性患者帶男性伴侶一起來進行檢查，計算他們的精子量，並檢查他們的

外生殖器。[76]

　　然而，即便一些專家注意到男女身體有相似處，但仍有一個根深柢固的差異：男性生殖器從未像女性生殖器一樣，被視為是影響身心健康的主角與核心。的確，莫斯庫奇稱婦科的發展沒有與「互補的『陽剛學』或『男科』並駕齊驅」，著實「令人意外」。她指出，「男人性系統的生理學與病理學根本沒有被用於定義男人的本性。」[77] 雖然性別政治讓基斯在語言和概念上，或可把他新成立的專科稱為男科，但男科最後還是失敗收場。男科主張關注男性的生殖器以及生殖器的病症，但男科醫師飽受同事無情訕笑奚落，導致他們不得不倉皇撤退。

飽受來自四面八方的嘲弄

　　當這個新協會的會員努力界定他們診治的領域並確定專科的名稱時，卻面臨嚴厲抨擊。醫學期刊的社論質疑是否需要這麼一門專科，並對專科的命名提出尖銳質疑。最惹人矚目也最尖刻的抨擊出現在一八八八年的《刺胳針》。這篇簡短的評論指出，美國生殖泌尿外科醫師協會的年會即將登場，出爐的初步計畫有一部分內容反映英國不樂見醫學專科化，[78] 反對該協會的名稱以及成立的目的：「我們認為，『生殖泌尿』外科醫師這種說法並不令人滿意。這個表達方式顯示想要另闢一個專科的傾向，我們相信大家會再重新考慮一番。」評論接著嘲笑初步計畫裡提及的「各式各樣病症」，想知道他們如何能構成一脈相連的專科。評論特別問到「是否應把外陰部梅毒視為獨立與特殊的疾病？」[79]

接下來幾個月，《刺胳針》多次提到這類主題，稱該協會的名稱「讓人反感」，[80] 並在報導第一屆「美國內外科醫師大會」時問到，「女性輸尿管觸診」為何是在「美國婦科協會」而非「生殖泌尿外科醫師協會」上被提出討論？[81]

基斯與同事們並未讓《刺胳針》唱獨角戲。他們在一八八九年一月出版的《皮膚病與生殖泌尿疾病期刊》上發表社論，為自己辯護。這篇社論用「誰笑到最後，誰就笑得最開心」為標題，奚落「倫敦《刺胳針》對（該協會）成立以來沒完沒了的嘲諷」，並批評「受人敬重的期刊墮落了」。該社論指出「美國生殖泌尿外科醫師協會」最近出版的論文，不論是會員的素質還是研究的品質，程度之高，不言自明。

> 如果英國的醫界沒有跟上時代的步伐，無法認清一組特殊器官的一組大大小小疾病構成了特殊且合法的研究領域，那真是讓人遺憾……在這個國家，大家早就認清把生殖泌尿外科和梅毒學歸類到一組的諸多好處。[82]

也許正是《刺胳針》對「生殖泌尿系統」貼上「令人反感」的標籤，基於不滿這樣的羞辱，基斯遂將這門專科更名為男科；就在《刺胳針》這篇評論問世幾個月後，基斯在協會的年會上提出了更名的動議。然而新的命名卻招來更多抨擊。《英國醫學期刊》（*British Medical Journal, BMJ*）援引莎士比亞的話，發表了〈叫什麼大有關係〉的簡短評論，這篇評論報導該協會

「從此以令人驚訝且費解的『美國男科和梅毒協會』（American Andrological and Syphilographical Association）命名，」[83] 只不過《英國醫學期刊》不小心多加了幾個音節。不只英國人對這命名冷嘲熱諷，《美國醫學會期刊》在社論《男科作為一門專科》裡也指出，在一八九一年的「美國內外科醫師大會」上，「美國男科協會」的名稱引起了「諸多負面抨擊以及訕笑」。[84]

實際上，男科協會在華盛頓特區舉行了第五屆年會，與一八九一年的內外科醫師大會舉辦時間撞期，因此成員能夠同時參加這兩個年會。他們一定親身感受到被嘲弄的刺痛感。因此隔年六月的年會上，曾擔任協會第一任祕書的羅伯特・泰勒醫師（Robert W. Taylor）提議將協會名稱改回原名，「理由是目前的名稱讓協會淪為笑柄，『男科』意為『男人的科學』」。

可惜醫學期刊與會議紀錄中有關男科協會更名的簡短敘述，並未如實揭露是什麼因素讓**男科**淪為笑柄。這問題看似與過度專科化（疊床架屋）無關；再者，內外科醫師大會的領導人關注這個問題，也繼續將生殖泌尿外科醫師納入他們的計畫裡。[85] 因此，這可能是生殖泌尿外科醫師使用男科這詞，指涉哪些身體部位歸其管轄時，男科這詞本身特有的屬性所致。當時，男科這詞也用於哲學與人類學，可能因此導致醫師嘲弄，笑稱將這詞擴及到涵蓋男性生殖器官。

總而言之，基斯反對泰勒的提議，因為「協會的會員並非生殖泌尿外科醫師，而是分析生殖泌尿器官或系統的研究員。」[86] 最後，基斯提議被駁回，泰勒針對放棄男科一詞並恢復一開始

命名的「美國生殖泌尿外科醫師協會」的動議最後以九比三通過。[87] 正如我接下來的詳述，因為這個更受限的命名，連帶關注的重點也受限，結果初試啼聲想成立一個專科，致力於廣泛診治「男性疾病」的可能性，就這樣被扼殺，消失於歷史中。

力爭尊嚴，結果失利

被嘲笑的不僅是名稱（生殖泌尿或男科），也包括這門專科打算治療的器官與部位。位於紐約的協會有意為長期以來與性病、不道德、庸醫等聯想在一塊的身體部位力爭尊嚴。這些聯想在那篇《美國醫學會期刊》社論裡顯而易見，文章指出「男性疾病一直是庸醫與江湖郎中荷包豐收的領域。」該文強調「整個這行」必須催生「專門研究男科的協會」，文末得出樂觀的結論，稱「等到另立門戶的專科與命名像今天的婦科一樣廣被看重時，時機就出現了。」[88] 但是事與願違，這個新協會面臨的文化阻力實在太大了。

十九世紀末的男子氣概與種族

在醫學領域之外，大家對於十九世紀末（白人）男子的陽剛氣概式微，普遍感到憂心。[89] 那些曾經在自家農場刻苦勞動的人，現在整天軟趴趴地坐在辦公桌前（如果他們能順利就業的話）：工業化浪潮導致許多人失業，就業前景黯淡。[90] 一些中產階級男子甚至被診斷患有神經衰弱，這是一種神經系統疾病，

因為當代生活型態，導致身心極度疲憊。[91] 為了對抗久坐導致的各種疾病，倡議健康與養生的專家伯納爾・麥克費登（Bernarr MacFadden）在流行雜誌以及暢銷書裡倡議「身體文化」的重要性。他寫道：

> 有數以千計甚至多達數百萬計的男孩、青壯男、乃至老男人，他們的智力、體力與性能力都在迅速下降……每個成年男子的首要職責是成為男子漢，所有其他要求都應該排在這點之後。如果沒有地基，房子是蓋不起來的；男子氣概是地基，教育和文明生活薰陶栽培出來的所有結果必須置於這個基礎之上……如果你不是男子漢，你不過只是輕如鴻毛的存在！[92]

新教領導人倡議「肌肉健碩基督教運動」（muscular Christianity），該運動背後傳達類似的觀點，均強調競技運動與體能教育對男人的重要性，特別是考慮到一波又一波天主教移民湧入美國。[93]

由於「白男」是常規，意味文章裡討論的某類男性身體時，並不會次次都詳述是那種類型，但是陽剛氣概從來都不只是二元的性別觀。[94] 在同一時期，新崛起的性學與當時的「種族學」有諸多重疊的研究方法以及研究學者，他們仰賴科學手法剖析以下兩類男性，這兩類男性與體弱的異性戀白男形成鮮明對比。一、娘娘腔的白人男同志；二、性慾旺盛猶如「野獸」的黑人男性，

據信有性侵白人婦女的傾向，唯有透過去勢或私刑（或兩者皆用）才能控制。[95] 正如梅麗莎・史坦（Melissa Stein）所指，體弱的白人男性讓人擔憂，這種心情與唯恐喪失種族支配地位的心情息息相關。[96] 蓬勃發展的女權運動，主要由白人女性組成，倡議女性有權接受高等教育以及擁有投票權，結果進一步加劇社會對白人男性地位式微的憂慮程度。[97]

就是在這樣更廣泛的背景下，包括艾伯特・莫羅親王在內的醫師對性病傳播提出警告。儘管鮮少衛生部門彙整統計數據，但莫羅等醫師估計，在一九〇一年，紐約市多達百分之八十男性曾得過淋病，以及可能多達百分之十八罹患梅毒。[98] 雖然一般認為，淋病不比普通感冒來得嚴重，但是梅毒這性病可要嚴重得多。此外，性行為傳染疾病被認為會進一步威脅男性身體。[99] 但是這類疾病不僅有害男性，也會禍及無辜。公共衛生報告指責男性犯了道德差池，導致發生婚外性行為，把性病傳染給了「無辜」的妻子與孩子，[100] 這正是易卜生戲劇《群鬼》探討的核心課題。雖然生殖泌尿外科醫師在會議紀錄或日誌裡，鮮少直接提及種族或移民，但疾病與衛生、優生學與先天論（nativism）交織出現在研究裡，等於間接透露，生殖泌尿外科醫師在思考男性身體時，難免與種族、移民產生聯想。[101]

拱手讓「庸醫」治療男性疾病

性病與道德淪喪被畫上連結不僅讓大家以有色眼光看待感染性病的男性，也對治療這類疾病的人打上問號。[102] 事實上，治

療「男性特有」疾病的人，長期以來一直被專業「正規」醫師嘲弄，認為他們不僅業餘，而且眼裡只有錢。[103] 在十九世紀，醫學界努力鞏固其專業權威，為了剷除各種形式的競爭，把「庸醫」這個標籤貼在助產士、順勢療法師（homeopaths）以及擅長醫治男性疾病的人士身上。[104] 因為這貶義的標籤不一定有科學證據作後盾，也無科學證據質疑這類人士的照護品質與療效，所以接下來提及**庸醫**這一詞時，都要加引號。

正規醫師與庸醫的一大區別是，正規醫師不太可能像庸醫一樣，保證醫好病患，有些甚至勉為其難地承認，他們實際上拿不出更有效的療法。[105] 此外，庸醫比較可能大打廣告，這是正規醫師不屑做的。事實上，為了讓協會的正規醫師與庸醫有所區隔，美國生殖泌尿外科醫師協會禁止會員在名片上列出專科別，儘管美國醫學協會允許這麼做。此外，生殖泌尿外科醫師協會標榜自己「成立目的是為了互相促進科學前進」以及「聚集工作人員的**誠實**組織。」[106]

顧及這麼多男性患有性傳染病，以及其他影響其生殖器官的難啟齒疾病，他們向庸醫求助，也是情有可原。雖然很難確認十九世紀男性中，有多大比例會到所謂「男性專科診所」找庸醫求助，但蘇珊娜・費雪（Suzanne Fischer）將這類診所定義「曾經無所不在的醫療機構」。[107] 有些有店面，「限男性進入」，有些是巡迴診所，只要有病人排隊，就會停下車提供服務。他們承諾能治療生殖泌尿專科醫師宣稱歸他們領域的疾病：梅毒、淋病、陽痿、遺精、男性不育症等。[108] 追蹤其中一個這類機構的命運

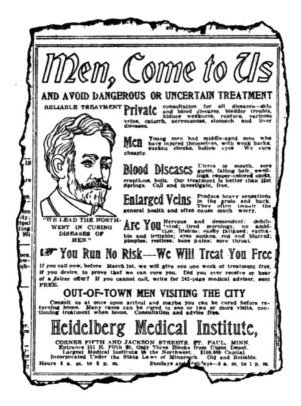

圖一　海德堡醫學機構的廣告

後，費雪發現，海德堡醫學機構（Heidelberg Medical Institute）在一八九〇年代至一九一〇年代期間，在中西部開了三十多家男科診所。[109] 海德堡醫學機構由出自聖保羅的萊因哈特兄弟（Reinhardt brothers）創辦，其中兩位兄弟擁有名校的醫學學位。圖一是海德堡醫學機構的一則廣告。[110]

　　這類醫療事業體面臨正規醫界的嚴厲抨擊。例如，撰寫生殖

泌尿系統教科書的作者，往往一開頭就先致歉，抱歉撰寫這麼不光彩的科別，但隨後強調，正規醫師必須正視這些生殖泌尿系統疾病，以免有人被庸醫所騙。詹姆士‧喬治‧比尼（James George Beaney）在《生殖系統》的序言裡寫道，他對這個「科別的本質」感到「尷尬」，但是大家對「生殖器官」的「知識不足」，促使他寫了這本書。「男女的性系統」因為大家「故作有教養」而被漠視，結果讓「江湖騙子」[111]乘虛而入。法國醫學教授克勞德－佛朗索瓦‧拉曼德（Claude-Francois Lallemand）在其探討遺精症的知名論文裡寫得更直接，稱醫學界對這類疾病一無所知，並且「一致同意」忽視這些「絕對讓有教養人士反感」的科別。影響所及，「病患發現自己被正規醫護人員漠視，因此只要發現哪兒有丁點的機會，就會急於到那兒尋找慰藉；沒有本事又貪婪的庸醫大打廣告，銷售有害的配方（仙丹），快速從中牟利。」[112]不僅是個別的醫師抱怨庸醫，在二十世紀初的數十年裡，美國醫學協會與一些報紙紛紛揭露男性專科診所不實的廣告與說法。[113]

　　為什麼這麼多男子向備受冷嘲熱諷的庸醫求診？那些能夠負擔得起找正規醫師（甚至生殖泌尿專科醫師）治療的病患，可能不願意透露自己感染了難以啟齒的性病。男性器官染病往往被視為道德有汙點，毫無疑問，這讓男性覺得非常丟臉，影響所及，他們可能偏好像萊因哈特兄弟經營的診所，因為能讓他們匿名以及幫他們保密。至於那些經濟條件較差的男性，例如城裡的工人階級男性，男科專科診所提供了可負擔和易於獲得的治療，有時

甚至提供多種語言服務，讓新來乍到的移民也能安心治療。至於在偏遠、醫師嚴重不足的郊區，城裡的診所提供函授遠端診斷，並承諾回函時會謹慎包裝信封，寄件人地址也會刻意變造。[114]

　　但是就算男性的生殖器官出了毛病完全和非法性行為無關，醫師們還是發現，病患仍遲遲不肯就醫。例如，上個世紀中葉，兩位撰寫睪丸教科書的作者納入了幾個實例，稱睪丸病患在上門求診前，往往忍受了數月之久的煎熬，儘管只是半夜不小心撞到抽屜，導致睪丸受傷；或是騎馬時睪丸撞到了馬鞍翹起的鞍頭，這可是「導致睪丸受傷最常見的暴行」。[115] 一如柯林在教科書裡寫道「心智很容易被生殖器外觀上的瑕疵所干擾。」[116] 他和庫伯發現，病患若失去睪丸或睪丸畸形，會嚴重打擊男人的男性氣概，甚至會走上自殺絕路或殺人犯罪。[117]

　　覺得丟臉、見不得光，導致這些男人很容易成為庸醫的獵物，但這也給了基斯、莫羅等人一線希望，亦即寄望男科不久後可獲得和「婦科一樣崇高的地位」。[118] 但是儘管他們努力讓自己有別於庸醫，也努力讓男科得到社會的肯定與尊重，可惜事與願違，終究還是失敗了。[119]

去掉生殖兩字，改稱泌尿科

　　事實上，類似的情況在數年後再次出現，當時「新潮」的泌尿科醫師倡議了一場成功的運動，把生殖泌尿外科的生殖兩字去掉，只關注不那麼被抹黑的尿道疾病。全盤分析這些發展已超出本書的範圍，有待學術進一步關注，畢竟除了在二十世紀初有泌

尿科醫師寫了幾本小冊子之外，似乎找不到完整而全面的泌尿外科史。簡而言之，美國泌尿外科協會（AUA）成立於一九〇二年，當時紐約生殖－泌尿協會表決決定解散組織，並另取一個新名。值得注意的是，泌尿科醫師特別擔心自己被誤認為是「淋病醫師」（clap doctors）而招來「異樣眼光」。[120]

有了新名稱之後，醫師刻意將重點放在非性病以及非生殖系統的問題上。拉蒙・吉特拉斯（Ramon Guiteras）是「美國泌尿外科協會」的創辦人，也是第一任主席，這位哈佛醫學院畢業的醫師在《美國泌尿外科期刊》第一期中解釋，「刪掉了大部分泌尿生殖疾病中有關生殖器官的部分……性病（尿道感染與損傷除外）被排除在外，而生殖器疾病，除了會影響泌尿器官的疾病，也不在考慮之列。」他繼續寫道，有些人想知道新的泌尿外科協會是否會成為美國生殖泌尿外科協會的「對手」，但「其實不會」，因為「診治範圍」「非常不同」。[121] 事實上，只醫治性病的執業醫師不得加入美國泌尿外科協會，而協會的學術會議也不會接受聚焦性病的論文。[122] 儘管生殖泌尿協會與泌尿外科協會都設在紐約，但是兩協會的創始會員中，沒有任何一位重複。[123]

基斯有關生殖泌尿科的教科書也點出輕生殖重泌尿科的趨勢。一九〇六年的版本是他和兒子合寫，他兒子也是泌尿科醫師，在序言中，他們呼籲關注性傳染疾病，因為和之前版本相比，大家對性病的關注力下降。[124] 美國生殖泌尿外科醫師協會至今都還存在，事實上，該協會舉辦基斯獎，頒發獎章給「對泌尿外科有傑出貢獻的人士」。[125]

男子氣概、道德、市場誘因失利

十九世紀末，醫科這行進入積極擴張模式，將更多身體部位納入轄下，以便擴大醫科的科學範疇。但是男性生殖器疾病直到二十世紀仍多半掌握在庸醫手中，主要是因為正規醫師以及男性專科診所雙方推波助瀾所致，誠如一八九一年《美國醫學會期刊》一篇文章所指，「專業醫師的偏見以及民眾個人的無知」，兩者結合而成的「有害」混合體導致男性的生殖器官生病時求助無門。事實上，正規醫師想也沒想便退出這個市場，在當時這些人體部位動不動就出毛病，而且頗有賺頭。換句話說，在醫學初具規模的關鍵時刻，執業醫師忽略了一半人口（即男性）顯而易見的需求。反感與尊嚴戰勝了專業性與逐利動機。

我在本章的論點之所以成形，完全是透過並陳與比較，把習慣被分開處理的科目放在一起。性傳染疾病大多是性史學家的領域，庸醫則屬於醫學專科化歷史的範疇。而生殖史的史學家多半關注婦女的身體、婦女的經歷、婦女病的專科別（例如婦科和產科）。把這三大主題——男性的生殖、性傳染疾病、庸醫，放在同一個分析框架裡，試圖回答為何醫學裡沒有治療男性生殖體的專科別。

實際上，我舉出的事件與實例打破大家對於以下兩者關係的傳統認知：醫學專科化與性別化身體之間的關係，並提供關鍵性校正。研究性別問題與醫學的學者長期以來一再主張，男性身體沒有受到與女性身體同等程度的關注與干預。[126] 許多研究員特別

指出，產科與婦科等專科，早已制度化，卻成了不斷干預女性生殖部位與療程的主因。相應的假設是，男性的身體被忽略，生殖部位未受到關注，也不受干預。不過近年來，歷史學家開始對這存在已久的假設提出質疑。性別學者深入鑽研性病學、性學、心理學、胚胎學的歷史後發現，男性身體在十九世紀末實際上有被仔細檢查、用針戳刺、注射、甚至被電擊。在此僅舉一例，例如克里斯提娜・貝寧豪斯（Christina Benninghaus）寫道，治療男性不育症的醫師「觸摸和擠壓（男性生殖器）；他們戳刺睪丸，用探條擴張尿道。用導尿管治療尿道狹窄，電擊睪丸，讓睪丸泡冷熱水刺激睪丸分泌精子。」[127]

在這一章，我和這些學者一起顛覆了以下這個大家認為顛撲不破的真理：在十九世紀末，男性生殖器官大抵上沒有成為科學和醫學關注的對象。不過我比他們更進一步**解釋**了學者如何形成男性生殖器官被漠視這樣的假設：男性生殖器有狀況多半向庸醫求診。男科無法成為醫界一門專科，以及市場充斥庸醫，顯示男性生殖體受到極大關注，只是沒有出現在專業醫學期刊裡，也沒有出現在專業醫學協會的小組委員會裡。回到反饋迴路的概念，有些關鍵環節——例如專科診所、執業醫師、病患等，的確有涵蓋到男性生殖器官，只是這個身體部位未涵蓋在正規醫學界的範疇。俗諺：「歷史是由勝利者書寫的。」在這個實例上，因為少了可辨識、可持續、後來被人記住的生物醫學基礎設施，也就無法統一有關男性生殖器官以及男性疾病的各種研究與調查。

十九世紀末成立男科的努力以失敗收場，這個敗筆係因社會

對男子氣概的定義以及道德尺度的拿捏，兩者結合成了可燃的混合體，碰觸不得。無法順利成立男科，在醫學走向專科化的歷史上，構成了一個關鍵時刻，至今仍困擾著醫界。在下一章，我把這故事挪移到現在式。我認為無法正式成為一門專科，代表沒有周全、組織化的基礎設施，把那些少數但有興趣產製男性生殖各方面知識的醫師和科學家們聯合起來。影響所及，整個二十世紀，男性生殖體的輪廓依舊模糊不清，彷彿站在暗影裡，儘管有人努力調焦，讓它變得更清晰。

　　　　　父產科：孩子的健康不能只靠卵子！男性生殖醫學重磅登場

第二章

再論男科

　　基斯醫師未能如願保住男科這個用語，又過了近八十年，有篇社論出現在另一本醫學期刊上，標題是〈男科成為醫學的新科別〉（Andrology as a New Specialty of Medicine），[1] 作者是德國皮膚科醫師卡爾・謝倫（Carl Schirren），他的長項是性傳染病以及男性不育症。這篇文章出現在他創辦的期刊《男科》（Andrologie）的第一期，時間是一九六九年十月。文章一開頭就對這門新科別下了定義：「男科是研究男性生育能力和所有相關疾病的一門科別，應該被視為與婦科相對應的科別。」作為德國「懷孕及不育研究協會」的新任主席，謝倫無疑知悉該組織已在一九六七年成立了男科部。[2] 他在定義男科時，把男科和婦科相提並論，一如基斯在一八九〇年代的做法。[3] 不過謝倫並不知道，他並非第一個提議針對男性生殖體另立一門名為「男科」的專科.

　　第一次嘗試建立男科之後，發生了許多事，尤以兩次世界大戰與經濟大蕭條最為矚目。優生學崛起繼而失寵，因為優生學的主張被用於合理化美國的大規模絕育以及德國希特勒大規模屠殺猶太人。[4] 生物醫學經歷另一次範式移轉，把身體的荷爾蒙模型

疊加在之前出現的器官模型之上。[5] 公共衛生也開始受到重視，因為見識到基礎衛生措施有效地預防疾病以及提高預期壽命。[6] 這些政治和醫學趨勢固然重要，但是我花較少時間在這些領域，因為有件事一直未改變：醫學界仍然沒有全面、一致的行動，研究與治療男性的生殖體。

也就是說，直到一九六〇年代之後才有全面、一致的行動。不僅謝倫創辦《男科》期刊，西班牙與阿根廷醫師也攜手，成立了一個國際性男科專家協會，定期舉行專家會議。甚至出現更多的期刊專門討論男科這個領域。這麼一門科別如何在一九六〇年代以前所未見的方式變成可行、可駕馭、可見光的專科？這些努力（不知不覺間）都選擇了相同的標籤 —— 男科，是否預告他們的範疇有類似的目的與用意？

二十世紀初的男性生殖健康：依舊沒有下文

明確地說，在二十世紀上半葉，並非沒有人關注男性生殖健康。[7] 性傳染病持續肆虐，在第一次世界大戰期間，更是讓軍事將領頭疼的挑戰，他們得費勁心力才招募得到健康男性投入戰場。[8] 在專門研究荷爾蒙的實驗室裡，科學家努力找出睪固酮的特點，儘管他們仍更全面地關注女性身體而非男性身體。[9] 治療不孕症的醫師在評估求診夫婦為何難以受孕時，愈來愈可能採用精液檢測，並悄悄地提供「捐贈者人工授精」（AID）療法。[10] 優生學專家雖然多半只關心準媽媽的生殖體是否健康，但偶爾還

是會討論準父親的體質會對下一代造成什麼影響。[11] 一些「庸醫」開設的男性專科診所也未熄燈，一直營業到一九五〇年代。[12]

這段期間更多資料被數位化，甚至可在醫學字典與醫學教科書裡找到一些關於男科的參考資料。例如，一九〇〇年首次出版、隨後又陸續發行新版的《美國圖解醫學辭典》（*American Illustrated Medical Dictionary*），將男科定義為「研究男性陽剛結構以及男性性病的學科」。[13] 但是一八九五年版的《韋氏學術辭典》（*Webster's Academic Dictionary*）以及一八九六年版的《醫學索引》（*Index Medicus*）都沒有**男科**這一個條目，顯示該詞沒有被廣泛使用。

男科一詞直到一九一〇年才再次出現於一本教科書的副標題裡，《基層全科醫學領域裡的男性疾病：男科入門》（*Male Diseases in General Practice: An Introduction to Andrology*），作者是英國一般外科醫師埃德雷德・摩斯・科納（Edred Moss Corner）。他在序言嘆道「男性沒有經歷過與分娩相提並論的生理過程，所以沒有得到像女性一樣多的關注。」他認為需要「一門診治男性疾病的科別……名為男科；這一名稱可與婦科（亦即診治女性疾病的科別）相應。」[14] 他間接提到他那個年代的女權人士時，也針對男科缺乏關注提出他的假設：

當今，女性大聲宣揚其所受的「種種不公」時，發現有一門專科對女性的關注超越對男性的關注，也堪為一種安慰。這種厚此薄彼的差異也許源自於醫師是男性；結果男性的疾病

成了各科醫師專業的一部分，反觀女性疾病則有一門專科。但是婦科這門專業已不再只招募男性醫師，所以男科必須獨立自成一門專科與專技。[15]

該書在《美國醫學會期刊》上獲得好評，但《英國醫學期刊》則以挖苦的語氣說道，「科納先生對男性疾病這科別有著滿腔熱忱」，以致於他寫了「不下於十種治療睪丸不完全下降的手術」，並批評「把科納專精的科別升級到『男科』。」[16] 同樣地，《紐約醫學期刊》認為，男科這詞「只會讓老派『生殖泌尿與性傳染疾病』以及新派『泌尿系統疾病』兩門專科之間已存在的混亂局面雪上加霜。」[17]

數十年後，亦即第二次世界大戰甫結束，另一位來自德國波昂的醫師再次呼籲醫界成立男科。哈洛德・席伯克（Harald Siebke）是婦科醫師，是波昂大學婦科診所的主任。歷史學家拉爾夫・佛斯巴赫（Ralf Forsbach）確定，席伯克在納粹時期曾替婦女做過強制絕育手術。[18] 儘管不清楚他是否也對男性做了絕育手術（畢竟他在婦科醫院任職），但是佛羅倫斯・維耶納（Florence Vienne）認為，男性的生殖體在納粹德國成了「精進知識的對象」，納粹不僅對男性進行絕育手術，也對集中營的受害人進行人體醫學實驗。[19]

席伯克在寫給一個德國同行的生日賀詞裡（一九五一年出版），主張治療女性不孕症的婦科醫師，必須和治療男性不育症的醫師更緊密合作，這些努力都是為了協助夫婦懷孕。他尤

其對男性身體沒有得到完整的檢查感到憂心，強調治療不育必須檢查男性的生殖器與精子，兩者缺一不可。至於為何會重女輕男，他認為部分責任在於主攻男性不育症的醫師，因為這些醫師自稱「皮膚科醫師」，畢竟當時皮膚病學和性病學緊密相連，因此他們就沿用了早期的命名方式。他建議這些「皮膚科醫師」改用「男科醫師，或夫科醫師（Männerarzt），這和有些醫師叫婦科醫師（Frauenarzt）是一樣的道理。」他承認這只是「文字遊戲」，但是可方便男性就醫。[20] 一如之前的基斯與科納，席伯克闡述了男科和婦科之間的平行關係，援引男女生殖體的二元論，力主男女應有各自專屬的科別。

不過，在二十世紀上半葉，這些力主成立男科的週期性呼籲全部石沉大海，沒有下文。正如在緒論裡借用攝影師的隱喻，醫師呼籲醫界調整焦距，讓男性的身體更清晰些，可惜沒有充分的生物醫學基礎設施作後盾，為男性生殖健康的努力與行動提供支持。也沒有一群有共識、有凝聚力的研究員或臨床醫師，回應這些呼聲，更不用說將呼籲轉化為行動力，例如產製知識或提供醫療照護。但是這種情況在一九六〇年代開始有了轉變，男性生殖體開始慢慢地受到關注。[21] 到底有了哪些改變？

一九六〇年代的男科

即便最不認真的歷史系學生也知道，一九六〇年代與七〇年代，社會陷入嚴重動盪，備受種族主義、性別歧視、異性戀正常

主義（heteronormativity）壓迫的民眾攜手，透過強而有力的運動，爭取改變法律與文化。民權運動活躍人士為有色人種爭取公民應有的所有權利，包括投票權、受教權、工作權等等。[22] 女權運動健將主張，在社會的各個領域，女性應與男性平起平坐。尤其是啟動一連串爭取生育自主權的運動，包括獲得避孕工具、墮胎合法化等。[23] 男女同性戀走出陰影，為多元的性身分與性實踐爭取「解放」，並獲得《金賽報告》（*Kinsey Report*）等性學研究的支持。[24]

在醫學領域，醫生在文化上的權威地位於一九五〇年代達到巔峰，為婦女健康以及病患權益而戰的活躍人士，努力改變醫師與病患之間失衡的權力動態。[25] 在這一時期，有關「男性與父親的角色」，專家的說法與主張百花齊放，這有助於改變社會對陽剛文化的看法，促成各種改革，諸如允許準爸爸從待產室進入產房。[26] 一如在一八九〇年代，照例有人強烈反對這些改變，擔心這會讓（白人）男性失去男性氣概。[27]

這些社會運動不僅改變了政策與慣行，也改變了文化裡有關人體的概念基礎。男女生理性別的差異是「大自然決定」這樣的想法受到抨擊。同樣地，種族是以生物的特徵為依據，以及人與人勢必是異性戀等想法也受到抨擊。這些社會運動讓大家可以對身體與社會之間的關係提出更多問題。我認為，有關社會性別以及生養小孩的文化規範出現變化的同時，有關生殖和遺傳學的生物醫學知識也陸續被發表，才得以用前所未見的方式把男性身體和生殖健康相連起來。事實上，全球科學家與臨床醫師在一九六

○年代末再次呼籲建立男科，而這次成立「新」科別的行動也真的看到一些成績。

誰、什麼、哪兒、什麼時候、為什麼

即便外界一直不斷地呼籲擴大保障婦女、有色人種、性小眾等對象的人權，但也有人持續地監視並掌控他們的生殖行為。在美國，整個二十世紀，貧窮女性或是弱勢種族（抑或兩者兼具）持續被絕育，而且事前往往沒有得到他們的同意。[28] 男性因犯（特別是男性有色人種），有時會被閹割，作為「懲處」他們的手段之一，形同延續白人對暴徒處以私刑的慣例，並讓這做法走進醫療領域。[29]

至於美國以外的貧窮以及弱勢族群，美國科學家在二次世界大戰後採用了「人口控制」這個修辭，取代直白的優生學用語。[30] 對於那些被外界認為人口過剩的國家，包括洛克菲勒資助的「人口委員會」等組織，鼓勵醫學和社會科學家制訂「教育」倡議以及避孕方案。[31] 有些政策則著眼於讓男性絕育，認為「發展中」國家的「傳統價值觀」讓男性成為家庭中主要的決策者。（言下之意，生不生孩子，男性說了算）。[32]

這段期間，呼籲關注男性生殖體的健將之一是愛荷華大學解剖學教授華倫・尼爾森（Warren O. Nelson），該校位於美國中部地區，怎麼看似乎都不太像能成為精子研究的溫床。他有一篇文章與雷蒙・邦吉（Raymond Bunge）共同掛名，發表於《美國醫學會期刊》。邦吉是泌尿科醫師，同時也和動物學碩士班學生

傑洛米・薛曼（Jerome K. Sherman）合作，共同開發了冷凍與解凍人類精子的技術。[33] 他們的研究結晶讓商業精子銀行成功地在一九七〇年代問世。[34]

一九五四年，尼爾森被延攬出任「人口委員會」的第一任醫學主任。[35] 身為造精（spermatogenesis）這個生物學領域的專家，他的研究包括男性生育力與男性避孕。他加入了泌尿科、內分泌科、解剖學等學科的專業組織。[36] 在一九六〇年代初期，尼爾森和細胞生物學家暨精子專家查爾斯・勒布隆（Charles LeBlond）合作，成立了「男性生殖生物學俱樂部」（Male Reproductive Biology Club）。尼爾森在一九六四年過世後，他的同仁參加該俱樂部的年會，並以他的名字重新命名該俱樂部。[37]

一九六〇年代接近尾聲時，一個由科學家和臨床醫師（也包括男性生殖生物學俱樂部數名會員）組成的鬆散國際網絡，有意成立一個跨科別的次領域，名為「男科」。就在德國皮膚科醫師謝倫創辦的學術期刊《男科》（Andrologie，不久更名為 Andrologia）第一卷出版後一年，來自西班牙與阿根廷的醫師獲得人口委員會資助，成立了一個研究小組，取名為「國際男科委員會」（CIDA）。領導人是巴塞隆納的泌尿科醫師安東尼歐・普伊格維特（Antonio Puigvert），他也是「普伊格維特基金會」的負責人。國際男科委員會另一位領導人是羅伯托・曼奇尼（Roberto Eusebio Mancini），他在一九六六年於布宜諾斯艾利斯成立了生殖研究中心。在兩人的領導下，國際男科委員會給了各國靈感，紛紛成立泌尿科協會。[38] 這些協會多數都加入了國際

男科委員會，並使用德國學術期刊《男科》作為官方刊物。[39]

除了在自己國家成立專業協會之外，這些「男科新秀」互通書信、參觀彼此的實驗室、一起參加諸如以「人類睪丸」為題的國際研討會。[40] 該研討會一九七〇年在義大利波西塔諾（Positano）舉行，由製藥公司雪蘭諾（Serono）資助，研討會由兩位專精於男性避孕的美國科學家策畫主辦：分別是伍斯特醫學研究院（Medical Research Institute of Worcester）的尤金尼亞・羅森貝格（Eugenia Rosemberg）以及華盛頓大學的艾爾文・鮑爾森（C. Alvin Paulson），謝倫也與會，阿根廷的科學家曼奇尼負責開場的引言，指出科學界對「男性性腺」缺乏關注。在研討會論文集的前言中，曼奇尼在結語說道，如果這個研討會「激發我們進一步研究的興趣⋯⋯另闢研究的新路線，那麼這次研討會確實是完全地名正言順。」[41]

實際上，儘管這些科學家和臨床醫師來自不同國家，但是紛紛呼應一八九〇年代前輩們的遺憾——感嘆醫界厚女薄男，對男性生殖體缺乏關注。然而他們完全不知道以前曾有人試圖將男科變成一門專科。[42] 直到《男科》第一卷出版二十年之後，這些男科新秀才知道基斯在十九世紀末的努力。芬蘭解剖學家暨生殖醫學專家米科・涅米（Mikko Niemi）無意間發現了一八九一年《美國醫學會期刊》那篇社論，認為寫得「坦率又有遠見」，內容「即便過了九十五年，依然與我們相關而且言之成理」，所以全文被他轉載。[43] 斯德哥爾摩卡羅琳斯卡醫學院（Karolinska Institute）內分泌專家以及國際男科委員會第一任會長魯尼・艾

里亞森（Rune Eliasson）在國際男科委員會於一九七六年主辦的第一屆「國際男科大會」（International Congress of Andrology）上致詞時，探索為什麼醫界對「男科生殖系統」的研究一直不夠發達，遜於它的「同行」婦科，他拐彎抹角地提到了「歷史、社會學、以及其他原因」。[44]

一八九〇年代的男科專家專注於治療性傳染疾病、陽痿、不育症等問題，但一九六〇年代與七〇年代的男科專家不同，他們建立了更大的保護傘，結合了治療男性不育症的臨床醫師之外，也涵蓋研究精子生物過程或精蟲實體的基礎科學家，以及研究對象僅限動物的專家。國際男科委員會在一九八一年擴大為「國際男科學會」（International Society of Andrology），公布的規約裡對**男科**下了廣泛的定義：「科學與醫學的分支，處理動物以及男性的生殖器官以及這些器官的疾病。」[45]

美國男科協會（American Society of Andrology, ASA）

艾米爾・史坦伯格（Emil Steinberger）受到全球各地同仁的啟發，在一九七〇年代初開始努力籌組美國男科協會。史坦伯格是華倫・尼爾森的門徒，也是男性生殖生物學俱樂部的會員。根據他自己掏腰包出版的回憶錄（共三卷），其中部分內容獻給尼爾森，稱「尼爾森，我事業的基石」，回憶錄指出，他係應尼爾森的邀請，加入了愛荷華大學的研究所。[46]史坦伯格躲過波蘭的納粹大屠殺後，戰後短暫在德國的醫學院就讀，然後在一九四八年移居美國，在一九五五年獲得醫學士學位（MD），並幾乎完

成了博士學位的所有要求。[47] 在一九七一年，史坦伯格受聘到德州大學休士頓分校新成立的醫學院，負責成立生殖生物學與內分泌學系，同時擔任該系的系主任。[48] 當上系主任後，他參加專業會議時會熱切與人群互動，物色可能加入美國男科協會的潛在會員。[49] 生殖內分泌科醫師理查・薛林（Richard Sherins，後來在一九八〇年代擔任美國男科協會的會長）憶及一九七五年史坦伯格在一場會議上主動找他攀談：「他伸出手臂搭著我的肩膀道：『理查，我現在稱呼你是男科醫師。』我根本不知道他在說什麼，因為『男科』這詞還不在我的科學詞庫裡。」[50]

史坦伯格並非單打獨鬥。一個由醫師與科學家組成的小團體（其中有幾位是女性），也努力催生美國男科協會，並於一九七五年在底特律召開了第一屆會議，附在「人類精液與生育規範」的研討會之下。在兩個月內一系列的書信往來中，史坦伯格和伍斯特醫學研究院的研究主任尤金尼亞・羅森貝格，根據內分泌協會（The Endocrine Society）的模板，敲定美國男科協會第一屆會議的議程以及男科協會的組織架構。[51]

羅森貝格生於布宜諾斯艾利斯，與國際男科委員會的共同創辦人曼奇尼就讀同樣的科系，兩人也差不多在同一時間完成醫學院的學業，這是兩位後來專攻男科的醫師早期共同的交集。[52] 後來羅森貝格還與曼奇尼合寫了關於睪丸的研究文章。[53] 在伍斯特（一部分資金由人口委員會贊助），羅森貝格與格雷戈里・平卡斯（Gregory Pincus）、張明覺（Min-Chueh Chang）一起為口服避孕藥做出了貢獻。[54] 在一九七〇年，羅森貝格到國家衛生研究

院擔任研發避孕藥的主管，一年後返回伍斯特。在這兩個位子上，她都強調了男性避孕的重要性。[55]

數年後，羅森貝格籌劃美國男科協會在底特律召開的第一屆會議，她寫信給史坦伯格，建議他出任 ASA 的第一屆會長。[56] 史坦伯格回信，建議羅森貝格或華盛頓大學的生殖生理學教授艾爾文・鮑爾森（Alvin Paulson）擔任他的副手，[57] 不過羅森貝格選擇擔任專案主席，[58] 負責籌劃次年登場的首屆科學會議。她與 ASA 的關係匪淺，因此去世後，還捐了一大筆遺產給 ASA，作為每年傑出男科獎得獎人的獎金。[59]

在一九七五年第一屆 ASA 會議上，史坦伯格發了一份報名表，[60] 看得出準會員的研究重點以及所屬專科別還蠻多元的。雖然有些與會者希望男科能單獨成為一門專科，但是史坦伯格認為沒有必要。他在 ASA 的就職演說中指出，男性生殖系統的相關研究「明顯滯後」——不管是出於何種原因，「似乎被醫師以及實驗室科學家所忽視」，他也提到 ASA 的目標是「刺激對男性生殖的研究」，以及「致力於整合基礎與臨床科學。」[61] 同時，他認為 ASA 本質上是「跨科別」，因此為男科單獨立一門專科「並不合適」，甚至「有破壞性」。[62] 幾年後，他在第二屆國際男科大會上致詞，講題是《男科的過去、現在與未來》，軟化了這個立場。他注意到醫學專科化因國而異的重要性，並以美國的情況為例：

　　泌尿科醫師傳統上認為，手術治療男性生殖系統是他們的領

域，近年來，一些泌尿科醫師還有意將觸角擴及至男性的不育症……幾年前，婦科醫師在生殖內分泌科之下建立了次專科，據說這門次專科涵蓋了男性生殖疾病……但是罹患生殖系統疾病、性腺功能低下、或是不育症的男性病患，大多數仍找內科，也就是內分泌科醫師治療……**因此沒有一門獨立的專科可以為生殖系統出問題的男性患者提供全面的醫療照護**。[63]

史坦伯格續指，若這些「既有的醫學專科」沒有一個明確宣布「男科是他們的職責」，會阻礙「對『男科醫師』進行適當培訓」。他接著說道，這也會讓「出現生殖系統疾病的男性患者感到不安，以及需要向其他顧問醫師諮詢的醫師感到困惑。」他最後說道：「如果各專科不願意應用這門快速累積的知識，也不願意犧牲一部分必要的時間，那麼可能必須另立男科這門專科，為出現生殖系統疾病的男性提供適當與現代化的照護。」[64]

我訪問了一些當時在醫學院就讀、後來成為全國知名男性生殖健康領域的專家，聽到他們呼應了這些觀點的回聲。受訪的一位泌尿科醫師描述他在一九七〇年代初期擔任住院醫師的情景，而他後來創立了一間商業精子銀行，其為美國最早的、也是規模最大的商業精子銀行之一：

當時大家對男性不育症所知甚少。我還是第一年的住院醫師時，導師指定每個住院醫師研究泌尿科涉及的不同面向。他

給我的（作業）是：精子如何從睪丸輸送到體外？這是有趣的作業。當時大家對這問題所知甚少，對人類的情況更是完全無知，一切都得向畜牧業與獸醫界取經。我們知道精子在睪丸中形成，但不確定附睪、輸精管、精囊、前列腺（攝護腺）的機制。究竟是什麼讓精子離開附睪區，輸送到體外，和卵子結合。第二年，導師給我的作業是「勃起的機制」。我們當時並不知道陰莖為何勃起。於是我在擔任住院醫師期間，花了兩年研究精子和勃起。完成住院醫師實習後，我對男科這領域還真的產生了興趣，當時男科還不存在。男科是研究男性，一如婦科是研究女性。男科作為一門新科別，年輕又熱血的我迷上了它，所以決定專攻男性不育症。我非常幸運，因為在（西岸城市），沒有一個泌尿科醫師願意治療這個問題，所以不久我就忙得團團轉。[65]

十年後，在一九八〇年代中期，另一位醫學院學生對泌尿科感興趣，後來成為「男性生殖研究協會（Society for the Study of Male Reproduction）」的會長。他向導師解釋自己進入這領域是為了鑽研男性不育症。他說：「他們看我的眼神彷彿我來自外太空，因為大多數泌尿科醫師不會專注於男性不育症。他們治療的是前列腺增生（即前列腺肥大）、前列腺癌、腎臟癌，你知道，不脫這類手術，或是結石。」當他描述二〇一〇年代生醫領域的景象時，相形之下，之前的半個世紀，幾乎沒有什麼變化：男性生殖健康繼續擺盪在泌尿科與內分泌科兩個專科之間。「它是我

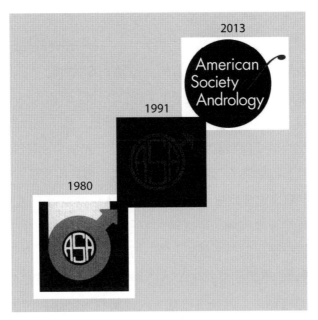

圖二　美國男科協會標章演進史，一九八〇至二〇一三年

們在泌尿科工作內容的一小部分、是基礎醫療的一小部分、是內
分泌科的一小部分。但是多數生殖內分泌科醫師對精子一無所
知；他們是『卵子醫師』，精通的是卵子。」[66]

　　另一個值得注意的現象是一九七五年 ASA 的報名表，表
的頂端有個 S 型圖案，代表精子。ASA 在二〇一三年設計了
最新的標章，又重新使用這個 S 型圖案（見圖二）。[67]ASA 的
歷史裡還隱藏其他幽默的巧思。雖然 ASA 一開始仰賴德國的
Andrologia 作為官方出版物，但是因為資金問題以及溝通障礙，
最後 ASA 自己發行了《男科期刊》（*Journal of Andrology*），創

刊號在一九八〇年問世,至今還持續出版(二〇一三年與《國際男科期刊》合併,更名為《男科》)。[68] 第一任總編輯記得,行政助理會給超過交稿時間的審稿人頒發「黑睪丸獎」,「用心地註明在他們聯絡地址的索引卡上。」[69] 二〇〇五年,ASA 慶祝三十歲生日,檔案委員會草擬了 ASA 的簡史,寫下「我們是唯一一個用超大號『保險套』做成的帽子肯定 ASA 年輕有為的男科醫師。戴上這頂帽子已成 ASA 一項重要的傳統與殊榮。」[70]

儘管愈來愈多協會、期刊、個人投入男科領域,但這領域在美國依舊是小眾領域,不太被大家所熟悉。在一九七六年 ASA 的第一屆科學會議上,會員人數二百三十五人。[71] 而今「逾六百人」,他們的專業都被列在 ASA 的網頁上,看得出依舊很多元,跨不同的科別:「男性生殖科、內分泌科、泌尿科、解剖學、婦／產科、生物化學、動物科學、分子與細胞生物學、生殖技術等等。」[72] 打出 andrology 這字,微軟的文書軟體 Word 還是會在下面標示紅色曲線,顯示 Word 內建字典無法辨識該字。在 ASA 三十歲生日前夕,男科醫師本身也坦言:「每次參加會議,搭電梯時,都會被陌生人詢問『什麼是男科?』」[73]

醫界未對男性生殖健康關專科

在二十世紀,生殖獲得科學與醫學界的關注,文化領域也繼續提供肥沃的土壤,但關注焦點集中在女性的生殖體。尤其是婦科和產科,不僅有完善與大型的專科設施,也有活躍的生醫研

究，圍繞荷爾蒙、避孕藥等主題。[74] 但在此期間，並非沒有人關注男性的生殖體。有科學家研究男性，有醫師治療男性的生殖體，但是醫界缺乏單一、提供連貫性服務的專門科別，因此科學與臨床上均難以對男性生殖健康保持持之以恆的關注力。醫學專科化的過程往往也會帶動組織與基礎設施的發展：例如召開年會，讓專家互相交流與建立合作關係；創立優質學術期刊以利研究與討論；培訓下一代專家，確保人才不會斷炊。簡單地說，二十世紀上半葉，沒有任何專科化跡象，以利團結這些個別單打獨鬥的研究員以及臨床醫師。因此，對於男性生殖健康的關注仍和以前一樣，分散在關係鬆散的科別裡，諸如泌尿科、不孕科、內分泌科等。正是這樣的背景，所以你會讀到不時有人站出來呼籲，為男科成立專科；或是看到為何這些呼聲被置若罔聞的報導。更精準地說，有人可能聽到這些呼聲，只是聽到的人太少，或是想法相近的人彼此相距甚遠，無法建立聯繫，進而形成組織。

　　直到一九六〇年代與七〇年代社會運動興起，男人的身體和生殖健康相關的概念才似乎變得可行些。隨著科學研究、臨床診治、圍繞性別與生殖的文化想法出現天翻地覆的變化，男性生殖健康的課題也變得可被思考，同時也變得比以前更易掌控。[75] 這下有可能打斷（不管力道多輕微）連結「女性」與「生殖」牢不可破的反饋迴路。一九六〇年代末出現名為「男科」的生醫專科，象徵二十世紀後半葉生殖這領域出現了變化。事實上，雖然一八九〇年代的男科專家少不了被醫學期刊嘲笑，但二十世紀的

男科專家成功地建立男科以及制度化男科的基礎設施，儘管這是一門小而狹窄的專科，但還是有專業的協會、年會、醫學期刊。

　　一如對待過去許多的主張，大家今天當然有權質問這種因果關係的箭頭該指向哪個方向。是社會環境成就了男科？抑或男科改變了社會環境？在這件事上，我認為可能是社會環境成就了男科，而非男科改變了社會環境。因為男科係由相對較小的幾個次專科組成，在美國，這些次專科至今仍鮮被領域之外的人所熟悉。

　　同樣值得注意的是，即便一八九〇年代與一九六〇年代的男科專家都選擇 andrology 這個名稱，但是並無明確的歷史脈絡顯示兩者相關。因為兩者各自有不同的配置、不同的目標，畢竟各自所處時代的男子氣概與醫學政治觀並不相同。雖然男科每一個化身（版本）都專注於男性身體與男體的生殖部位，但是一八九〇年代的男科專家主要是對性傳染病感興趣的臨床醫師，而一九六〇年代的男科陣容包括基礎科學家以及關注精子和男性不育症的臨床醫師。相較於一九六〇年代的男科專家，一八九〇年代的男科專家遭到社會更多異樣眼光與不屑。儘管兩者的路線不盡相同，但有一個關鍵點是相似的：兩者都努力將他們的專業領域視為與婦科「平行」的科別，這顯見於他們不約而同選擇希臘字根 Andor，以及他們的研究內容與醫療焦點。因為不管是一八九〇年代還是一九六〇年代，男科都是在回應所處時代的二元論文化性別範式，亦即女性身體是生殖體，男性身體並非生殖體。

　　醫學專科化的可能性以及經歷的過程，深受當時生物學知識

基礎以及文化規範的影響。衛生政策學者點出醫學專科化的好處，例如透過長期而深入的培訓，可精進醫護人員的專業，進而提高診斷與治療的水平。[76] 但是研究員也對專科化的弊病表達憂心，包括治療「整個人」的「全科醫師」數量不斷萎縮，尤其是願意到偏鄉地區生活與行醫的醫師更少，導致鄉下基本醫護資源不足。[77] 關於醫學是否該專科化的辯論，我會提出警言，提醒大家，**缺乏專科**，會有什麼後果。可能會得不到生物醫學的關注與重視、導致病患求醫無門，以及我在下一章會說明的 —— 造成醫療知識缺乏。

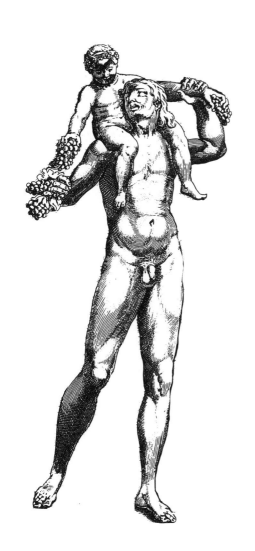

第二篇

推廣有關男性
生殖健康的知識

第三章

產製有關父體效應的知識

　　男科一直不斷地爭取專業認可，儘管辛苦，今天到底還是存在了。隨著科學家與臨床醫師積極為這門新專科打造生醫基礎設施、發行期刊、成立專業協會，這些行動與一九七〇年代開始普遍關注男性生殖體的現象同步發生。為了說明這一點，圖三至圖五顯示一系列 Ngram 模型，追蹤一個詞出現於科學、大眾以及其他領域文本裡的次數，這些文本可在 Google 裡以掃描方式獲得。基本上，Ngram 模型提供了一個大略輪廓，說明在某個時期，某個詞有多常見。[1] 圖三顯示，男科／男科醫師這詞在一八〇〇年至二〇〇八年之間出現的頻率。[2] 該詞從十九世紀中葉開始偶爾出現，在一八九〇年代出現小亮點，反映基斯醫師與同仁們的努力（詳見第一章）。但是最顯著的轉變發生在一九七〇年左右，當時男科這詞的普及率呈指數級成長，盛況持續到一九九〇年，然後趨於平穩。同樣地，如圖四所示，對於男人生殖健康或男人生殖（以及同源的男性生殖健康或男性生殖），兩個比男科更通用的詞，在一九七〇年左右出現類似的拐點，隨後一直穩定成長，直到二〇〇八年。[3]

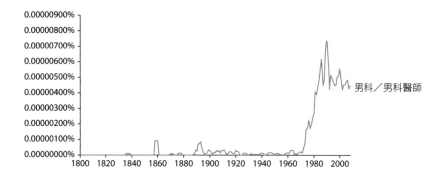

圖三　Google 搜尋「男科／男科醫師」的 Ngram 模型，
　　　一八〇〇至二〇〇八年

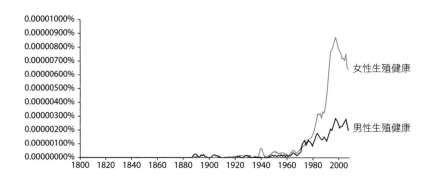

圖四　Google 搜尋「女性生殖健康」與「男性生殖健康」的 Ngram 模型，
　　　一八〇〇至二〇〇八年

　　當時的研究員並未忽略大家愈來愈關注男性生殖健康的現
象。知名細胞生物學家唐・佛塞特（Don W. Fawcett）發表有關
人類精子的解剖學特徵而享盛名，[4] 他在一九七六年寫道：

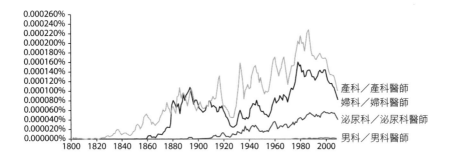

圖五　Google 搜尋產科、婦科、泌尿科、男科的 Ngram 模型，
　　　一八○○至二○○八年

毫無疑問，從未來世代更平衡的觀點來看，一九六○至一九
八○這二十年，將被視為逐漸初步認識男性生殖生物學的黃
金時代。[5]

　ASA 第一任會長史坦伯格（見第二章）在一九八一年國際
男科大會上致詞時指出，「一九七○年代見證了男性生殖生理學
知識大爆炸。」[6]

　然而即使男性生殖健康的曲線大幅偏離了 X 軸，並開始得
到一些關注，但也遠遠不及大家對女性生殖健康的關注程度。這
種厚此薄彼的現象很明顯，不管是使用「女性生殖健康」以及同
源詞（見圖四）進行搜索，或是比較照顧女性與男性生殖體的專
科別被提及的次數，都可看出這現象。圖五顯示，從十九世紀中
葉開始，產科與婦科被提及的次數有增無減。[7]相形之下，泌尿

科直到一九一〇年代才進入醫學的專業詞庫。儘管在二十世紀，泌尿科被提及的次數穩定成長，但從未上升到與產科或婦科並駕齊驅的程度。男科被冷落的情況更是明顯：相較於前三個科別，男科幾乎沒有出現在圖表上。

接下來，我會更仔細研究男科之下的子集：亦即相關的生物醫學研究，針對男性的年齡、行為、暴露的環境如何影響精子，進而影響其子女的健康。這類研究統稱為「父體效應」，與男性不育症有關，但兩者有別。二十世紀的臨床醫師希望能評估精子的受孕力與「品質」，依靠的是精子細胞在顯微鏡下很容易觀察到的現象：包括精液樣本裡的精蟲數量（精蟲數）、活動力（活力）、形狀（精蟲形態）。很明顯，這些面向任何一個環節出問題，都可能導致男性不育，例如無精蟲或精蟲過低、活動力不足、形態異常等等。[8] 但是，整體而言，科學家與臨床醫師一致認為：只要有精子，能讓卵子受精，就是健康的精子。[9] 直到二十世紀末，生物醫學研究員開始區隔精子的**生育力**以及精子**健康**之別。近數十年，大家愈來愈了解，一些影響精子數量、活力、形態的因素，例如男性的年齡、行為、暴露的環境等等，可能也會對精子內的遺傳物質造成傷害，進而影響下一代的健康。

綜覽科學文獻後，我在本章詳細介紹有關支持父體效應的經驗證據基礎，然後在下一章討論這些效應是否有廣傳給一般大眾。我之所以選擇父體效應作為案例，探討新知識的產製與傳播，有幾個原因。最重要的原因是，它「很新」。相形之下，其他和男性生殖健康相關的課題（男性不育症、性傳染疾病、勃起

功能障礙等）都是十九世紀末醫師關注的對象，雖然名稱有變（舊名分別是男性不育、性病、陽痿）。二十世紀另一個新人是男性避孕丸，但這些都已成為歷史與社科學者研究的課題。[10] 因此我對父體效應的分析聚焦在男性生殖體比較新以及鮮為人知的部分。

選擇父體效應作為研究對象，另一個原因是可用來比較母體效應的知識產製與傳播，更具體地說，可和公共衛生官員最近關注「孕前健康」的現象作比較。太多注意力與資源放在女性身上，但是父體效應的研究顯示，這些努力可以擴及至涵蓋男性的育前健康。[11] 此外，這些問題不僅是診所要關注，也要納入法律與政策領域，尤其是考慮到女性在懷孕期間所受到的限制。[12] 雖然男性的育前健康不能完全和女性孕前健康畫上等號（因為懷胎十月的是女體），但是兩者還是有足夠的相似點，足以互相比較，以利了解父體效應已知的面向、被傳播了哪些知識。

父體效應*

父親的健康可能影響下一代，這是行之多年的想法，甚至遠在古典希臘時期就已存在。[13] 幾千年後，十九世紀興起反酒精與防範性傳染病的運動，提高人家的意識，擔心虛弱的男性身體可能生出「虛弱」的孩子，或是根本無法生育孩子。[14] 基因遺傳科

＊作者註：這部分和珍娜・希利（Jenna Healey）掛名共同作者。

學問世後，許多人清楚有些疾病是「家族遺傳」。這方面的例子包括戴薩克斯症、亨丁頓舞蹈症等。基因裡的 DNA 致病性突變會從父母傳給下一代。

然而近幾十年來，科學家發現另外一種讓基因受損的機制：DNA 四周的化合物被改變，而非 DNA 本身序列出現改變，這些化合物會影響特定基因的表現（或不表現）方式。這種修正基因表現方式的新興科學被稱為「表觀遺傳學」，造成修正的原因包括個人的行為或是接觸的物質。[15] 這也是為什麼男人的年齡、行為、接觸的毒素會破壞他精子中的遺傳物質，以及可能影響他孩子的健康。除了修正基因表現，上述這些因素也可能導致精子生成過程中 DNA 出現自發性突變，這現象稱為新生突變。這些過程通常被歸納在父體效應這個概括性說法下，但是這詞尚未完全得到認可。例如，直到二〇一四年，研究員還在琢磨該詞的基本定義，所以大家可看到〈什麼是父體效應？〉為標題的文章。[16]

排斥父體效應的現象持續了好一陣子，因為精子除了提供受精卵一半的 DNA 之外，沒有任何明顯方式證明男性因素攸關生殖結果。[17] 大家相信傳遞 DNA 的實體——精子，會一直保持「新」的狀態，因為它不斷汰舊換新。但是今天既然知道表觀遺傳學的機制，明白透過這種機制，精子雖然會受損，但還是可讓卵子受精。由這衍生出其他問題：男性的身體健康在何時、以何種方式影響精子，進而影響下一代。

研究父體的影響時，生物醫學專家聚焦在三個因素：一，男性的年齡；二，他們的「行為」，包括飲食、飲酒、抽菸、服用

　父產科：孩子的健康不能只靠卵子！男性生殖醫學重磅登場

的藥物（合法或非法）；三，在家裡、工作場所、外面環境接觸到的毒素等等。精子的 DNA 表現最怕在受孕前的二個半月這個關鍵期受損，這是根據精子細胞在男體內發育、成熟大概需要這麼長的時間推算。但是科學家發現，早在這個黃金期之前，精子的健康已受到主人早年接觸東西的影響，甚至可追溯到他數十年前還是胚胎的時期。[18] 愈來愈多的證據出爐，尤其是過去十五年，顯示男性的年齡和身體健康不僅會影響懷孕結果（包括流產、新兒出生時的體重等等），也會造成新生兒先天缺陷、[19] 兒童疾病（如自閉症）、甚至成年後才發病的疾病（如精神分裂症）。[20]

為取得數據，父體效應的研究員通常會進行基因研究、流行病學研究、或動物研究。根據這些作者的研究報告，基因研究被認為是其中最有力的證據，因為它具體點出父體生理變異透過某個路徑傳給後代，即使那些變異不見得一定與某疾病相關。相形之下，流行病學的研究通常限縮在觀察父體特徵（如年紀、暴露或接觸的東西）與兒童病理效應之間的關聯性。正如只要上過統計學入門課的人都知道，相關不等於因果。[21] 最後是動物研究（通常實驗對象是老鼠），研究員可在實驗室的環境裡系統地測試父體效應，然後對動物好幾個後代進行後續追蹤。但是動物研究結果是否可以（以及該如何）應用到人類身上，始終是未決的問題。[22]

以下概述以上三類研究的重要發現，因為他們與男人的年齡、行為、接觸暴露的東西相關。[23] 其中，父方的年紀有最周全

的紀錄：發表於頂尖科學期刊上的遺傳學與流行病學研究結果，發現年紀較大的父方，下一代罹患各種疾病的風險更高。相形之下，關於男性行為以及暴露物的研究，較常發表於發育毒理學的小眾專業期刊上。確鑿證據顯示，父親吸菸的負面影響。此外，根據動物研究、流行病學研究、（數個）人類遺傳學研究，顯示生殖系基因突變會傳給後代。近來針對男人的飲食、身體質量指數（BMI）、運動等因素造成的影響，也陸續增加。這些研究多半仰賴動物研究，少部分仰賴流行病學研究。[24] 至於各種職業與環境暴露造成的風險程度，目前尚無定論。以老鼠為對象的實驗顯示，這類暴露很有可能導致研究人員所指的「致病發育毒性」（malemediated developmental toxicity），但很難將人類遭遇的特定暴露獨立出來，以利產生令人信服的遺傳證據。

父方年齡

現在大家普遍知道高齡產婦與生出唐氏症兒的風險相關，但是多數人並不熟悉高齡父親可能對新生兒的影響。[25] 實際上，過去一百多年來，科學家們一直有這方面的研究，分析高齡父親的精子可能造成哪些問題。相關文獻最早出現在一九一二年，作者是威廉・溫伯格（Wilhelm Weinberg），他是德國遺傳學的權威，來自斯圖加特（Stuttgart）。至今廣被族群遺傳學家使用的哈代－溫伯格遺傳平衡定律（Hardy-Weinberg equilibrium），其中溫伯格指的就是他。[26] 他對遺傳做了諸多研究，例如他觀察到軟骨發育不全症（一種侏儒症），更常出現在家裡最後出生的孩

子，他遂由此假設，父方年齡可能是原因之一。四十年之後，倫敦大學的遺傳學家與優生學教授萊昂內爾‧潘洛斯（Lionel Penrose）發表在《刺胳針》期刊的文章裡，根據三個國家的數據，進一步證實了父親年齡與軟骨發育不全症相關。潘洛斯指出，有些疾病的確和母親年齡有較緊密的相關性，諸如唐氏症（在他那個年代稱為「蒙古症」），但是根據有關侏儒症的研究結果，他主張必須並重母方和父方的年齡。他在結語點出，「父方年齡這個領域需要精準而全面的研究」。[27]

然而，過去因為父親年齡與新生兒染色體異常之間缺乏明確的相關性，導致這類的全面研究受到阻礙。[28] 染色體數目變異（數目多了或少了，專業術語叫非整倍體變異），如唐氏症孩童的第二十一對染色體多了一個，出現三個染色體，而非兩個，這現象顯然與母體年齡相關。相形之下，有人雖然開始覺得父體高齡可能和小孩某染色體上某基因的突變有關，但要建立父親年齡與後代健康的相關性非常困難，畢竟當時還沒有詳細的基因分析。隨著基因檢測的精準度不斷提升，一九七〇年代與一九八〇年代的研究發現，父親年齡與體染色體顯性突變（例如軟骨發育不全症就是體染色體顯性突變所致）導致的罕見遺傳性疾病之間存在關聯，如馬凡氏症、克魯松氏症、菲佛氏症等。[29] 現在這些違常被冠上「父體年齡效應的違常」，可溯源到人類生長因子基因中的一組突變。[30]

基於這些新出爐的證據，精子銀行早在一九八四年就開始對男性捐精者祭出年齡限制，當時「美國組織保存庫協會」

（American Association of Tissue Banks）率先公布標準，要求捐精者應小於三十六歲，藉此降低因高齡而升高「遺傳基因異常」的風險。[31] 數年後，美國生育協會（American Fertility Society，現更名為美國生殖醫學協會）提高捐精者的年齡上限至五十歲，但沒多久又下修至四十歲，因為在一九九一年出現新的評估，稱「強而有力的證據」顯示，新生兒出現嚴重、非染色體先天缺陷的風險與父親年齡成正比，父親年齡愈大，風險愈高。[32] 可惜這點未被廣傳，我會在下一章詳述，有關高齡父親對下一代造成的潛在風險何以未走出生醫實驗室以及精子銀行。

直到二十一世紀初，研究員才開始建立高齡父親精子與較常見疾病之間的關聯性，諸如癌症、自閉症，以及精神分裂、躁鬱症等心理疾病。[33] 流行病學研究顯示，高齡父親的孩子有較高機率罹患白血病和視網膜母細胞瘤、早發性乳癌。[34] 父親高齡與孩子精神分裂症和自閉症相關的初步發現已被多次證實。[35] 二〇一二年發表在《自然》的一篇文章登上《紐約時報》頭版，內容令人震驚，稱高齡男子精細胞的突變，相較於高齡婦女造成胚胎的染色體數目變異，兩者導致的新生兒發育違常，在比例上相當。[36]

雖然科學家的研究還在初期階段，無法確定父親高齡造成的疾病風險到底有多高，但有些統計數據顯示，這些數據的意義非常顯著。例如，相較於三十歲以下的父親，四十歲父親生出自閉症孩子的風險增加了一點七八倍。五十歲以上的父親，生出自閉症小孩的風險增加了二點四六倍。[37] 讓女方受孕時，年齡已逾

四十五歲的男子，孩子長大後患精神分裂症的機率增加了三點六倍。[38] 實際上，研究員估計，所有精神分裂症患者中，約百分之十五可能和父親三十歲以後才生他們有關。[39] 法蘭斯和同事發現，五十五歲（含）以上才為人父者，孩子被診斷為躁鬱症的機率遠高於二十出頭左右為人父者的孩子，前者是後者的一點三七倍。[40] 最近一項研究顯示，當爹的年齡和小孩患嚴重憂鬱症之間的相關性，實際上是一條 U 型曲線，而且不管女子懷胎年齡是早還是晚，風險都會增加。[41]

　　除了在孩童時期以及長大後出現嚴重疾病之外，有些研究顯示，年紀大才當爹，孩子出生時有較高風險出現缺陷。一項針對美國約五百萬新生兒的同類群組分析顯示，逾五十歲當爹，與新生兒的出生缺陷相關，風險約增加百分之十五。[42] 另一個同類群組分析追蹤了一百五十萬兒童（他們的父親逾四十歲生他們），發現這些兒童在五歲前夭折的風險升高，因為出生缺陷以及罹患惡性腫瘤的機率較高。[43]

　　隨著高齡當爹的風險受到關注，以及愈來愈多男性直到年紀大了才當父親，[44] 研究員與臨床醫師對於是否應該讓男性知道這些風險，持續不斷爭論。早在一九八一年，遺傳學家詹‧佛里曼（Jan M. Freidman）主張，應該提醒所有男性注意當爹的年齡，指出「如果所有男性在四十歲之前就當了父親，可大幅降低下一代因基因突變致病的機率。」因此「如果可能的話，建議男性和女性都在四十歲之前完成生兒育女」。[45] 反之，美國醫學遺傳學學會（American College of Medical Genetics）在二〇〇八年聲明

的開頭指出：「有關為人父的年紀，幾歲可稱為高齡，至今沒有明顯被大家接受的定義。」接著列出當爹年紀愈大，可能會「略增加」的各種風險，但也點出，至今沒有具體「成套的篩檢或診斷用的檢測」可用，所以男女應該只能接受「個別化的遺傳學諮詢，解決某些疑慮」。[46]

　　的確，有些人指出，罹患自閉症、精神分裂症和其他疾病的基線風險相對偏低，因此認為，即便當爹父親年齡高導致這些疾病風險「翻倍」，但是也不是那麼令人擔憂，至少對個別男人而言，無須杞人憂天。德洛麗絲‧馬拉斯皮納（Dolores Malaspina）是負責量化父體年紀效應的科學家之一，她在《美國醫學會期刊》發表文章，稱：「我不會勸阻高齡男子當爹，因為對個人而言，風險相當小，不過就人口層次而言，卻有重大意義。」[47] 有關「多大年紀才算太老」的研究文章，有人提醒除了評量高齡當爹的健康後果，也要權衡其好處。例如高齡父親「更可能在事業上已有成就，所以財務健全，經濟有保障。」[48] 其他科學家和臨床醫師質疑，「要求準備當爹的男性改變生活方式，是否**合理**？」畢竟相關證據還很「薄弱」。[49] 值得注意的是，在教育婦女了解高齡產婦的風險時，大家不太可能遇到這些糾結的情緒。我會在下一章繼續談論這個課題，到時我會分析新聞報導，顯示記者也淡化了高齡當爹的風險，並擔心公布高齡當爹的效應可能導致「恐慌」。

準備當爹的行為與接觸的東西

也是在一九七〇年代，因為環保運動興起，以及當局成立聯邦機構保障在職者的安全及健康，[50] 所以研究員加緊步伐，了解化學物對男性生殖體的影響。除了在職場和家庭所接觸的東西，發育毒理學專家也分析個別男性攝取的物質，例如菸裡與酒精裡所含物質可能造成的影響。雖然這類證據的強度不如當爹年紀，但是因為表觀遺傳學的出現，科學家在這一領域的努力重新獲得活水。表觀遺傳學揭露，男人接觸與暴露的東西可以遺傳給後代。[51] 該領域的研究員現在一致認為，「老鼠實驗得出的大量證據明確顯示，父體接觸的各種化學物會誘發胚胎死亡以及其他異常的生殖結果。」但是，換成人類時，父體暴露的物品與負面的生殖結果之間，連結卻不是那麼明確，這現象可歸因於「證明有影響的研究方法遭遇巨大挑戰」，不見得是證明「男性接觸有害化學物質導致胎兒沒出生就中毒」的情況不存在。[52]

抽菸、喝酒、吸毒、飲食

關於男性抽菸、喝酒、吸毒如何影響生殖的初步研究出現在一九七〇年代，並在大家關注母體濫用藥物的問題時，達到了高峰。有關母體濫用藥物的問題，例如在一九八〇年代，孕婦吸食快克古柯鹼引發社會對特定種族的道德恐慌。[53] 雖然不乏關於父方行為如何影響精子品質（包括精蟲數、活力、形態等）的研究，但是要確定父親行為對特定生殖結果的影響（如流產、新生兒健康等等），顯得更加困難。

科學家現在有足夠的證據可以明確指出，父親在讓卵子受精前吸菸，會對孩子造成嚴重風險。[54] 吸菸不僅阻礙男子生育能力，還增加精子 DNA 受損的風險。[55] 尤其是，父親吸菸更可能罹患所謂「生殖性基因突變」，這些突變不僅會傳給自己的孩子，也會傳給他們的後代。[56] 科學界還一致認為，讓女方受孕前，男子吸菸會增加孩子罹癌的機率。在二〇〇九年，國際癌症研究機構總結道，父親吸菸與兒童白血病和肝母細胞瘤風險增加有關。[57] 在二〇一二年，米爾恩（Milne）和同仁證實了這些發現，建議「男性和女性都應該被告知這些風險，應該力勸男性戒菸，特別是在計畫成家時。」[58]

　　相比之下，關於男性飲酒與生殖結果之間的關係，大家的共識就少多了。[59] 對老鼠的研究顯示，酒精會對後代造成各種負面影響，包括新生鼠體重過輕、先天畸形、行為異常，但是對人類的影響，研究結果不一。[60] 最初的研究顯示，酗酒父親的孩子有較高機率罹患注意力不足過動症（ADHD），但是最近一個更新的研究駁斥了兩者的關聯。[61] 對人類進行的兩項大型研究也發現，適度飲酒與男性生育力之間沒有相關性，但這兩個研究計畫的作者坦承，無效結果與之前的研究抵觸，並下了結論，稱酒精對男性生殖健康仍是懸而未決的問題。[62]

　　一如酒精，非法藥物（如大麻與古柯鹼）對新生兒的影響，因為技術和倫理的原因，研究對象多半是動物而非人類。公鼠若接觸這類毒品，生下的小鼠會出現學習困難和其他行為障礙，但只有兩個人類流行病學研究發現，男性使用大麻與先天性心臟病

風險升高相關。[63] 由於鴉片類毒品氾濫，有關毒品對精子的影響重新受到重視。[64]

關於男性飲食，不管是以人類還是動物為研究對象，都提供愈來愈多的證據顯示，父親飲食的量與質，都會影響小孩的代謝健康。[65] 一個針對瑞典上卡利克斯（Överkalix）男性所做的研究發現，八到十二歲時食量非常充分的受訪者，他們的孫子輩（而非孫女輩）罹患糖尿病與心血管疾病的風險較高。[66] 在另一個針對人類所做的研究中，研究員發現，在臺灣嚼食檳榔（檳榔與代謝症候群有關）的男子，更有可能讓孩子罹患代謝症候群，即便這些孩子從不碰檳榔。[67] 回到對老鼠所做的研究，雄鼠在母體子宮裡被限制飲食，但出了子宮後被正常餵食，後代出生時會有體重不足、葡萄糖耐受力受損的問題。[68] 而讓母鼠受孕前二十四小時內被禁止飲食的雄鼠，後代的血清葡萄糖（血糖）含量偏低。[69] 反之，若雄鼠被餵食高脂肪飲食，他們的後代成年後會出現糖耐受力、胰島素分泌受損等類似糖尿病的症狀。這些相關研究刊登在《自然》期刊。[70]

暴露於職業與環境的化學毒物中

二十世紀大部分時間裡，制定「保護性」勞工法是為了保護（一些）女性，不受危險工作條件之害。雖然學者注意到，這些法規載入了女性等於脆弱的想法，[71] 但這些法律同時也反映男性勞工是打不倒的硬漢，所以不需要和女性一樣有類似的保護。

這些充滿問題的想法在一九七〇年代開始改變，因為科學界

低調的研究，與對有毒職場環境的高調報導，兩者互相結合，敲響了化學物會影響男性生殖的警鐘。[72] 這一個重大歷史時刻發生在一九七七年，加州一家工廠的一群男性員工開始在午餐時談論自己為何難以讓妻子受孕。他們所屬的工會請來了「國家職業安全衛生研究所」（National Institute for Occupational Safety and Health）調查，結果發現，陶氏化學公司（Dow Chemical）殺蟲劑所含的二溴氯丙烷（DBCP）是造成該工廠男性不育的禍首。[73] 當時，已有針對老鼠的動物研究清楚確定二溴氯丙烷對生殖的危害，而且是已進行了二十年的研究，但是這些風險從來沒有廣傳，讓工人知道。[74] 一九七九年，在全國媒體關注下，[75] 美國政府頒布全面禁用二溴氯丙烷的法律，只有夏威夷的鳳梨田除外（但是在一九八五年，這裡也禁用二溴氯丙烷）。不過拉丁美洲、菲律賓、一些非洲國家仍繼續廣泛使用這種殺蟲劑。[76] 它對農田工人造成的毒害是二〇〇九年紀錄片《香蕉啟示錄》（Bananas）的主題。

在一九七〇年代，科學家不僅以農場工人為研究對象，探討男性間接造成發育毒性的可能性。一項研究顯示，在職場接觸到碳氫化合物的工人，諸如機工、礦工、油漆工等，也會增加下一代罹癌的風險。[77] 鉛暴露是一九七九年「聯合汽車工人工會」控告江森自控公司（Johnson Controls）官司的導火線，此案在一九九一年打到最高法院。雖然該官司的核心是一家電池製造廠拒絕僱用婦女，擔心她們可能在任職期間懷孕並受到鉛暴露之害，但實際上「聯合汽車工人工會」在這個官司裡提出了這樣的論點：

鉛暴露也會對男性生殖健康構成風險。[78] 除了廣泛被媒體報導之外，這一主張還激勵了美國科學促進會（American Association for the Advancement of Science）在一九九一年的年會上，就父體效應發表演說。[79]

不是只有低薪工作才會接觸到職場毒素。[80] 以致癌物為研究對象的男性實驗室科學家，生出「嚴重畸形」孩子的可能性較一般人略高。[81] 男性牙醫與醫師重複暴露於麻醉劑（如笑氣），似乎會增加另一半流產與新生兒體重過輕的風險。[82] 除了在特定職業會使用的特定化學品之外，研究員也在暴露於輻射的對象中尋找父體對下一代的影響。例如一九八六年車諾比核災，或是英格蘭塞拉菲爾德（Sellafield）核電廠工人小孩出現癌症群集。[83] 但是，仍不清楚確切的風險。[84] 科學家還研究了男性在戰場的暴露情況，包括越戰期間的橙劑、導致波灣戰爭退伍軍人各種健康問題的神祕物質。[85]

在其他環境暴露方面，太聚焦於會干擾內分泌的化學品，尤其是這些化學品是否會導致精蟲數全面下降。[86] 然而，有關這問題的辯論通常聚焦在環境暴露如何影響男性的生育力（包括精子的數量、活力、形態等等），而不是對孩子健康的潛在影響，所以我不會在這裡詳述。

總之，無論是居家、職場，還是外面更廣泛的環境，研究員很難精準地找出研究對象接觸了哪些有害物質，以及有害物質的濃度是多少。因此，研究員坦承，能將父體暴露與疾病相連的「有力證據」仍然「非常有限」。[87] 隨著工會對勞工的保護力日

益式微，加上環境法規又遭到進一步打壓，[88] 這種不清不楚的現象可能會繼續下去。

將男性加入生殖方程式中

簡短回顧科學文獻後發現，男性在女方備孕期間，年齡、飲食、環境暴露，顯然都會影響精子的細胞以及細胞內所含的遺傳物質。今天關於父體效應的科學研究愈來愈多，但也別忘了，一開始，這領域的研究員在確立研究與調查的合法性時，面臨諸多挑戰。政治學家辛西亞・丹尼爾斯（Cynthia Daniels）採訪了幾位學者，他們是第一批率先研究男性身體健康如何影響生殖結果的學者，包括格蕾迪斯・佛德勒（Gladys Friedler）、芭芭拉・海爾斯（Barbara Hales）、伯納德・羅貝爾（Bernard Robaire）。他們面對持懷疑態度的顧問、難以置信的同事、一次又一次申請資金時被打回票。他們和其他科學家擠出時間與金錢，進行別人視為「完全不可信」的研究計畫。之所以覺得他們的研究匪夷所思，一部分是因為大家認為，精子「永遠年輕」。[89]丹尼爾斯認為，「在生殖醫學中，有關男性氣概的假說，不僅影響研究員的提問，也影響答案，左右什麼樣的回答才可被社會接受。[90] 這些挑戰至今仍然存在；例如，對健康與疾病起因感興趣的流行病學家，近年來不斷呼籲，停止忽視父體效應。[91]

同樣值得注意的是，這些科學家中，許多是女性，這是一九六〇年代與一九七〇年代男女合校後的產物，女性留在學界，

並繼續深造拿到博士學位。[92] 除了佛德勒與海爾斯，其他研究父體效應的知名女性包括流行病學家德芙拉・戴維斯（Devra Lee Davis）、精神病學家德洛麗絲・馬拉斯皮納（Dolores Malaspina）。女性進入長期以來由男性支配主導、只關注女性生殖體的醫學研究領域，並提出有關父體效應的新課題，這可能並非巧合。同一個圈子的研究員也注意到許多女性同行的現象。《紐約時報》最近刊登了一篇有關精子研究的文章，文中生殖生物學家詹妮斯・貝利（Janice L. Bailey）指出：「說來有夠奇怪，這領域有很多女性。我們有時稱自己是研究男人的女咖。」[93]

即便科學家和臨床醫師已更關注男性的生殖健康，但是研究似乎都只聚焦在父體效應的某個面向，如男性年齡、每天抽多少菸、暴露於某個化學品等其中一個面向。為了完整評估男體對生殖結果的影響，我們不僅需要確鑿的證據，說明男性的年齡、行為、暴露物造成的風險會多大，也需要說明這些因素如何相互影響，以及父體效應和母體效應有哪些可能的相互作用。[94] 圖六顯示的「生殖方程式」圖像化有關男體的各類知識，而這些知識對於進行累積性風險評估是必要的。[95] 目前科學家可以對該方程式的某個面向進行風險評估，例如男性當爹年齡與孩子患自閉症的風險。不過，每一個面向（因素）都提供程度不一的證據，加上幾乎完全沒有他們如何和母體因素相互作用的資訊，因此難以為每一個父體提供個人化、累積性的風險評估。簡言之，要建立男體生殖健康與小孩健康之間的確切關係，尚有大量的工作要做。不過，即使科學家們努力爭取資金、時間、空間填補這個方程式

社會條件是患病的根本原因

男性身體健康
（年紀＋行為＋暴露物）

對精子的潛在傷害

對小孩健康的潛在風險

圖六　生殖方程式

的細節，初步的結果顯示，男性的年齡、身體健康的確對他們的小孩有重大影響。這個訊息對於考慮做父母的人以及對於協助他們完成生育計畫的臨床醫師而言，都非常有用。我將在下一章討論這個議題，以及剖析有關父體效應的科研證據已被普及至什麼程度。

醫學專科化與知識產製之間的關係

這裡我要重回醫學專科化與新知識產製之間的關係。我已詳

述男科專家無法在一八九〇年代為男性生殖醫療建立一門項目廣泛的專科，在一九六〇年代捲土重來，將科別命名為男科、男性學，影響所及，一九七〇年代以來，關於男性生殖健康的生物醫學知識不斷出爐（儘管還是很少）。我的分析凸顯了生醫基礎設施對於產製新知識的重要性。我所指的生醫基礎設施包括了專業協會、科學會議、醫學期刊等組織性實體，這些實體有助於把生醫研究員聚集在一起，互相交流想法、知識與技術。簡言之，我認為這類基礎設施之所以交白卷，起因於十九世紀末男性學專科化的努力失敗了，這敗績餘波蕩漾到今天，導致今天社會對男性生殖健康缺乏關注，即便男性占了一半的人口。

一九六〇年代男科發展有了進展，生醫基礎設施也跟著出現，透過這些基礎設施，對父體效應感興趣的研究員開始分享經驗並加重他們的工作。本章提及的一些研究結果發表於男科會議或刊登在男科期刊上，但男科領域在美國依然是小眾科別，幾乎鮮為人知，就連許多醫師也陌生。自一九七〇年代以來，有關男性生殖體的知識產製幾乎不會僅限於自稱為男科醫師的圈子。但是，至今仍然沒有一個廣泛、大規模、廣為人知的科別，可以讓所有對男性生殖健康感興趣的人齊聚一堂。所謂男科，涵蓋的項目遠超過父體效應，還包括避孕、不育症、性傳染疾病、勃起功能障礙等等。男科相關的研究，涵蓋不同領域的專家，研究成果發表在各種專業的期刊上，例如專注於發育毒理學、遺傳學、或職場健康之類的期刊，但不同科別的臨床醫師或科研專家基本上沒有太多的跨科交流。

因此與其將一九六〇年代男性學出現，視為協助產製男性生殖健康知識的唯一推手，不如說，兩者（男性學與產製男性生殖健康知識）可能都是那個時期文化與政治風向出現變化使然。一如圍繞性別、種族、性議題打轉的社會運動，對工作、家庭、教育、法律等社會制度產生了深遠的影響。同理，這些社會運動也改變了醫學知識產製和臨床診療賴以作為基礎的概念。生醫領域對於性別化身體的理解，出現了夠大的變化，才讓研究員（其中一些是女性）開始提出不一樣的問題，想知道男性身體如何影響生殖結果。

　　回到緒論中有關攝影師的隱喻，科學家以及臨床醫師裡，現在形成了微弱的反饋迴路，把「男性」與「生殖健康」相連起來。在下一章我會轉移陣地，從生殖身體、生殖科專科化、知識產製（與不產製）等問題，轉而探討知識有無傳播給更廣泛的民眾知道？以及如何傳播？記者是否報導了父體效應？政府機構和專業協會是否協助宣傳這些新知識？這些新發展是否會讓（隱喻的）攝影師調整焦距，進而改變男性與女性生殖體呈現的「圖像」？

第四章

半數人口的生殖健康

　　既然生醫研究員已確定男人的年紀、行為、暴露於有害環境，會損害精子，以及可能影響他們孩子的健康，那麼接下來的問題是，這些訊息是否會廣傳，讓大眾知道？依慣例，社會科學家採用的傳播知識模式，從源頭（科學家的口或筆）到公眾的耳裡，似乎是一條直線。但是歷史學家瑪麗·菲塞爾（Mary Fissell）與羅傑·庫特（Roger Cooter）認為，「流通」一詞比「擴散」更能精準描述這個過程。[1]他們以十八世紀的「自然知識」為例，指出這種知識的流通沒有等級之別，也不是從「科學」一路直通到「社會」。反之，這類知識的流通（透過大眾流行刊物、個人信件和對話，甚至實物）更像單煎一面半熟荷包蛋的蛋黃，會不均勻地散開。

　　這個隱喻（半熟的蛋黃是「科學」，蛋白是「大眾」）讓人印象深刻也實用，因為這個說法不認為科學知識一定會被普及，而是允許大家提問，例如是否有什麼特定類型的資訊被接受，以及被哪類群體接受等等。在本章，我分析了一些網站，在這裡可能會發現和父體效應相關的討論，這些網站包括：全國性報紙、

以健康和育兒為主的消費者網站、聯邦衛生機構、專業醫學協會等等。[2]整體而言，我們可以比較新聞媒體（報紙和消費者網站）以及有資格針對男性生殖健康發表「官方聲明」的組織（聯邦機構與專業協會），兩者的傳播方式之差別。

學者分析了關於父體影響的新聞報導。辛西亞．丹尼爾斯搜索了九家全國性報紙在一九八五年至一九九六年的相關報導，結果只有十七篇關於「父親與胎兒」關聯性的文章。這些報導點出科學研究充滿不確定性，藉此淡化父體的潛在風險，相形之下，報導卻將母體的風險視為「確定已知的風險」。[3]辛西亞．丹尼爾斯的文章發表於一九九〇年代末，康伯．恩格斯坦（Campo-Engelstein）與同仁想知道，一九九〇年末至今的這二十年期間，父體效應的證據基礎被擴大，這現象是否獲得新聞媒體更多關注。[4]他們尤其關注男性為人父的年紀，比較了一九七八至二〇一二年（N=64）美國新聞裡關於女性與男性的文章。結果關於母體年紀的文章遠多於父體的年紀，記者更常把「好孕不來」歸咎於母體，而把父體造成的風險降至最低，藉此讓男性「安心」。這一發現被總結在恩格斯坦名為〈媽媽壞、爹無責〉的文章裡。

研究過去五十年來《紐約時報》有關父體影響的新聞報導時（不僅年紀，還有男性的行為與暴露的毒素），我發現在這全美最具影響力的報紙裡，對男性生殖健康的報導，立場一致（儘管水平不高）。此外，記者的報導往往侷限於對精子的潛在傷害，亦即男性的年紀或身體健康可能對精子數量、形狀或活力產生的

影響。僅有少之又少的報導提及男性健康對孩子的潛在影響。而且這些訊息十之八九會以幽默詼諧方式提及男性雄風，以及強調有關父體效應的科學研究尚無定論，這兩種做法無非是想淡化大家對男體風險的疑慮。我把焦點轉向生醫機構（亦即聯邦衛生機構、專業醫學協會等），想知道他們是否也會宣傳男性攸關生殖結果的最新科學研究成果，結果發現，答案是「不盡然」。這衍生了另一個問題：為什麼大家可能會在新聞媒體上獲悉這類資訊，卻無法從肩負改善大眾健康的醫學組織獲悉相關資訊？

新聞媒體

紐約時報

我的第一個搜索，是鎖定過去半個世紀以來針對男性生殖健康所做的報導與概述，在這段期間，有關父體影響的科學證據開始增加（見第三章），有關男性氣概以及父親身分的文化常規也出現變化，逐漸強調男性參與育兒的重要性。[5]我搜尋紐約時報從一九六八至二〇一八年包含「精子」、「精液」等關鍵字的所有文章。《紐時》經常成為媒體分析的對象，因為該報對其他全國性報紙以及地方報的新聞議程設定有著巨大的影響力。我翻閱頭版新聞後發現，《紐時》在這一時期經常報導男性不育的問題，所以我把重點放在提及父體效應的報導（即使文章裡沒有使用這個專業術語）：結果總共有一百三十八篇新聞報導和評論。[6]

過去五十年裡，有關父體效應的文章出現得相當規律，平均

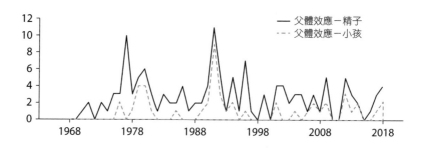

圖七 《紐約時報》報導提到父體對精子 vs 對小孩的影響，
一九六八至二〇一八年

一年約三篇（見圖七）。[7] 有兩個小高峰，第一個出現在一九七七年（N＝十篇文章），當時發現殺蟲劑 DBCP 會導致男性不育。第二個高峰出現在一九九一年（N＝十一篇文章），涉及更多元的主題，包括當年最高法院對江森自控公司案做出裁決後，報導提高了對男性工作環境的關注，也報導了數個有關男性飲酒與使用毒品的研究。（見第三章）。但是整體而言，《紐時》對父體效應的關注程度一直偏低，這與一九六〇年代以來，有關該主題發表的科學文章驟增，形成強烈對比。為了系統性地分析這些新聞報導的重點，我根據文章在談到男性年紀、行為、暴露的環境時，是只討論他們對精子的影響（如精子數量、活力、形態等），或者也會討論到他們對下一代潛在的風險，──針對這些文章進行了編碼。圖七顯示，一百三十八篇文章中，比三分之一稍多一些的文章會具體提到對孩子健康的潛在風險。[8]

就這主題而言，在這五十年間有明顯變化。分析的樣本中，

最舊的文章寫於一九七〇年代，主要討論大麻與環境毒素（DDT、核廢料、橙劑）造成的影響。樣本中第一篇提到男性的身體健康不僅影響他的精子也會影響他的孩子的文章，首見於一九七六年。報導出自美聯社，內容是「國家職業安全衛生研究所」（National Institute for Occupational Safety and Health）針對氯乙烯所做的研究。文章一開頭寫道：「工作時會接觸到氯乙烯的男子，他們的妻子流產或懷死胎的風險會倍增，可能是因為氯乙烯導致其丈夫的精子細胞受損。」[9] 在一九八〇與一九九〇年代，紐時針對父體效應所做的報導中，最常見的主角是干擾內分泌的化學物，因為科學家開始發現並測量這類化學物對野生生物以及人類生殖的影響。這一時期，一再被報導的主題還包括類固醇對男性生育力有何危害，以及男性暴露與接觸的職場環境對他們有何風險。偶爾也會出現這樣的報導，指出有些公司利用這些擔憂從中牟利，例如有家製藥公司推銷一種號稱「能改善精子品質」的營養補充品。[10] 從二〇〇〇年開始，生醫研究把為人父的年紀與孩子的疾病風險相連，不斷有文章警告高齡人父的後果，孩子可能更容易罹患精神分裂症、自閉症、躁鬱症、甚至智商偏低。

有些文章只簡短提到父體效應，例如在一九九〇年代出現有關環境毒素各種危害的一系列報導，其中一個影響是可能「導致精蟲數量下降」。[11] 其他的報導（有的是整篇文章，有的是意見評論）則深入探討男性的年齡或健康狀態會如何影響生殖結果。例如衛生保健資深記者珍・布羅迪（Jane Brody）寫於一九八一

年的一篇文章，標題是〈精子被發現特別容易受環境影響〉，或是《新共和國》雜誌（New Republic）科學編輯在二〇一二年的意見專欄刊登了一篇投書〈為什麼父親真的很重要〉。[12] 這些文章反映了男性生殖健康缺乏統一的專門科別，因此報導引用的專家涵蓋各種不同領域：流行病學家、毒理學家、泌尿科醫師、婦產科醫師、內分泌醫師等等。結果是：幾十年來，《紐時》對父體效應的報導還算穩定；這類文章雖不常見，但也不缺席。

論父體效應的一般書籍

接下來我分析新聞對兩本書的報導，這兩本有關父體效應的書，係為一般讀者所寫：《男性生物時鐘》（The Male Biological Clock），由泌尿科專家哈利・費許（Harry Fisch）執筆，出版於二〇〇四年。十年後，另外一本書《父親重要嗎？》（Do Fathers Matter?）出版，作者是科學記者保羅・雷本（Paul Raeburn）。我利用 Nexis Uni 資料庫，搜尋了這兩本書各自出版後的兩年時間裡，主要新聞機構對他們的相關報導，結果得到了二十一篇有關費許書籍的報導、十九篇有關雷本的報導（這些數據不包括重複報導，亦即同一篇文章在多家報紙上發表，只以一次計）。雖然兩位作者都成功躍上全國新聞版面，但每本書僅獲得大約二十篇的報導，進一步印證，父體效應這個主題在這段期間（二〇〇四至二〇一四年）並未獲得充分關注。一如《紐時》的報導，提到這兩本書的新聞中，只有一小部分（約百分之二十五的篇幅）具體說明了父體效應對**孩子**的影響。

消費者網站

　　今天，報紙並非唯一的新聞來源，所以我也在消費者網站搜尋涉及男性生殖健康的討論，尤其是涉及父體影響的發言與評論。在二〇一五年三月，我瀏覽了兩個知名健康網站（WebMD 與 Mayo Clinic）。兩個知名育兒網站：一個是 Parents 網站，該網站也發行紙本雜誌；一個是懷孕知識百科網站（What to Expect When You're Expecting），這網站也出版書籍。以及一個專門討論男性健康的網站（Men's Health，同時出版紙本雜誌）。

　　這些高人氣網站的文章是為一般讀者所寫，符合一般大眾隨意在網上搜尋時可能遇到的各種資訊。上述五個網站都有關於男性生育力的頁面，有些頁面甚至指出，男性的年紀、行為、暴露的環境會影響精子的數量、形狀、活力。這些結果，用文青一點的措辭，稱為「精子健康」，或是聽起來更有優生學氣息，統稱為「精子品質」。[13] 例如，梅約診所（Mayo Clinic）的「好孕到」頁面，包括了有關「健康精子」的討論，並鼓勵男性「了解生活習慣等因素如何影響精子，以及可做什麼提高生育力。」[14] 不過，不同於新聞報導，健康和育兒網站的討論幾乎都圍繞精子，鮮少討論到父體效應對孩子健康的影響。只有少數幾個例外，而這些例外往往是關於男性為人父的年紀。在二〇〇六年，WebMD 網站刊登了一篇專題報導，直到二〇一五年還續貼在網站上，標題是〈男人可能也有生物時鐘〉，副標題是「一些研究員表示，男性的年紀可能不僅影響他生育的能力，也影響他後代的健康。」[15]

性別、不確定性、風險由個人承擔

閱讀這些討論版上有關父體效應的言論，以及分析全國性報紙乃至育兒（親子）雜誌，我發現新聞媒體通常提到精子就止步。我也注意到另外三個趨勢。首先，有關父體效應的新聞報導，十之八九會扯到男性雄風與性別關係。其次，與之前的研究一致，記者照例會強調生醫界關於父體效應的主張與說法尚無定論。[16] 第三，新聞報導往往會出現預設與默認的立場，認為如果有什麼風險，應該由個人承擔。

性別

性別暗示在《紐約時報》的文章裡最明顯，儘管這些被取樣的文章在時間跨度上有五十年之久，期間雖然發生了巨大的社會、政治、經濟等變化，但是有一點始終不變：記者使用性別作為框架，討論生醫界如何辯論男性對生殖結果所做的貢獻。一些記者會拿性別開玩笑，把性別作為幽默的素材，介紹大家陌生的父體效應。例如科學記者娜塔莉・安吉爾（Natalie Angier）在文章開頭講了個笑話：「聽過為什麼需要一億個精子才能讓一顆卵受精的故事嗎？因為他們都不會停下來問路。」[17] 其他記者和專欄作家則以女權主義的口吻提及性別問題，藉此凸顯男女不平的現象，並特別點名生殖領域一直不關注男性，以茲佐證。有一篇讀者投書的文章，標題是〈科學的厭女偏見〉，兩位作者分別是公共衛生教授與女權活躍人士，他們質疑為什麼酒瓶上新增的警

語只針對女性：

> 為什麼新聞界對於男性長期飲酒與精子生成異常、睪丸萎縮之間的關聯性不感興趣？或是對於被餵食酒精的雄性動物生出行為異常的後代，也興趣缺缺？[18]

　　同樣地，記者塔瑪·魯文（Tamar Lewin）指出，說到生殖危害，也有所謂的性別不對稱現象。她在報導一個針對化學和電子公司所做的研究時，指出這些公司「限制女性可選擇的工作項目」，理由是可能對她們的生殖健康構成風險，但大多數公司都忽略了對男性生殖的危害。[19]

　　十三年後，魯文再次提起這個話題，寫了一篇名為〈老男人的後代〉的文章，聚焦在德洛麗絲·馬拉斯皮納（Dolores Malaspina）的開創性研究，她寫道：「（為人父年紀與罹患精神分裂症的後代之間）的相關性多年來都沒被注意，這點也許讓人費解。但是科學家發現什麼取決於他們在尋找什麼。」她指出，曾經大家以為「壞媽媽」才導致孩子生病，其實父親的年紀才可能是禍首，並強調這現象的「諷刺性」。[20] 安吉爾也在一篇探討父體年紀的文章裡，指出歸咎生殖結果誰對誰錯時，由來已久的性別化現象：

> 歸咎孩子出生缺陷與遺傳性疾病時，歷來都是女性背負絕大的責任……反之，男性被認為不管年輕還是上了年紀，永遠

都是一尾活龍，就連到了花甲之年也能生出健康的下一代。[21]

　　即使是被新聞報導引用的科學家，談到自己有關父體效應的研究時，有些人也坦言碰到性別化的文化偏見。例如，羅尼·卡林·拉賓（Roni Caryn Rabin）在一篇探討父體年紀與孩子智商偏低有關的文章裡，引述馬拉斯皮納的話：「我認為社會對於（父體年紀的影響）一直存在文化偏見，就連研究都反對，但是現在大家終於願意關注這個問題。」[22] 過了十年，西奈山醫院的醫師珊娜·斯萬（Shanna Swan）也有同感，她在內莉·鮑爾斯（Nellie Bowles）執筆的文章中，討論了自己對精蟲數的研究：「國家衛生研究院長期以來關注男性健康，但是生殖從不被認為是男性會碰到的問題。」斯萬的結論是，研究界「不想知道他們會發現什麼。」[23]

　　生醫開始研究父體效應，可能是受到女性進入科學領域的刺激（見第二章），而許多有關父體效應的新聞報導都是由女性撰寫，可能也不是巧合。身為職業婦女，加上所處文化普遍對女體究責，所以女性記者可能對於男體年紀以及身體健康對生殖結果的影響特別感興趣。實際上，即使新聞編輯部裡男性人數持續超過女性，[24] 但是在《紐時》被取樣的三十九篇有署名的報導中（父體對孩子可能的影響），百分之六十四由女性撰寫。[25]

　　在健康和育兒網站，不管是標題還是小字體，也充斥男性氣概、男性雄風之類的暗示，只不過用的是更隨意、更吸睛的措辭。例如梅約診所網站有關精子健康的網頁，直接拋出「你的精

子過得了關嗎？」然後提供一些撇步，「協助你的精子成為最佳表現者。」[26] 類似的語氣也出現在「男性健康」網站與雜誌的諸多文章標題裡：

「四招讓你的精子更強、更快、更能讓女性受孕」[27]
「一小時內讓你的精子更強」[28]
「七個顯示你精子健康的跡象」[29]

　　表現力、活力等用字，受當代職場以及運動賽事老愛凸顯男性氣概的現象所影響，此處則擴及到生殖細胞上。儘管消費者網站確實使用了精子或精液這些醫學術語，不過和報紙相比，更偏愛使用俚語，想必是為了吸引更多普羅大眾。所以精子化身成「泳將」或是「小壯丁」，偶爾用「你的分身」委婉稱呼男性生殖器官。例如網站「男性健康」刊登的文章會出現這樣的措辭：「你的泳將游速快嗎？」「飲酒過多可能傷害你的泳士」。[30] 在懷孕知識百科網站，有一篇文章「提高女性男性好孕的食物」，鉅細靡遺解釋「如何維持男人小泳士的健康」。[31] 特別是在育兒網站上，我們也發現性別化的現象：一些有關父體效應的文章，其實是寫給女性看的。例如在 Parents 網站，有篇文章〈十招可讓他擁有好孕的精子〉，明明就是針對女性讀者，希望她們將這訊息分享給另一半。[32] 第一段建議「他應該做些改變，以利他精子保持最佳狀態（形態）」，接著是一張清單，上面列出具體建議，諸如「為了提高他泳士的活力，你的另一半應該戒菸。」在

懷孕知識百科網站的問答區，有篇文章〈葉酸與男性生育力〉，作者海蒂・馬爾科夫（Heidi Murkoff）把女性應該相夫教子的過時觀念，暗藏在「為你的男人準備一份豐盛的沙拉」，協助「保護他的壯丁」。[33]

然而即便記者習慣拿性別開玩笑，並援引性別化的常規以及偏見，但幾乎不會討論到男性氣概與種族、階級、性之間的交集，僅有少數幾篇刊登在報紙的文章提到這些議題，而且清一色簡短帶過，例如有一篇文章斷定精子數量因種族而異。也有一篇讀者投書指出「沒錢沒勢」對父體效應的潛在影響。[34] 這些說法在消費者網站更罕見。[35]

不確定性

有關父體效應的報導還出現另一個明顯的趨勢：記者以及他們引述的專家不約而同都強調，研究結果充滿不確定性，因此讓生殖領域困擾不已。強調不確定性是新聞在處理任何議題時慣用的方式，為避免報導不公，新聞通常會呈現一個以上的觀點。記者報導科學研究時，會並陳支持研究發現的專家以及質疑研究結果的專家，以免報導有失公允。不過丹尼爾斯分析一九八〇年代與一九九〇年代的新聞報導時發現，相較於報導母體效應，記者報導父體效應時，過於強調研究是多麼地「受限」，結果是多麼地充滿不確定性。[36]

當然，在早期，有關父體效應的研究很少，甚至科學家自己偶爾也會稱研究結果只是「推測性」，尚無定論。一如一九九一

年一個流行病學研究發現，父親抽菸會增加孩子罹癌的風險，但該研究的作者稱結論只是「推測性」，尚無定論。[37] 同樣地，國家研究委員會公布一份有關內分泌干擾物的報告，研究小組的主席表示「這領域充滿了不確定性」，圍繞這報告的討論見報時，編輯下的標題是「專家尚不確定某種汙染物的影響。」[38] 僅在非常罕見的情況下，科學家確實點明，即便研究稀少或尚無結論，但不代表父體效應不存在。知名環境流行病學家德夫拉・戴維斯（Devra Lee Davis）在一九九一年江森自控公司的裁決出爐後，向報社投書，指出：「沒有研究詳細說明父體的環境暴露會對他們未來的孩子有何影響，但這不代表沒有影響。」[39]

　　隨著時間推移，而今研究開始增加累積，但記者還是會找到質疑父體效應的專家，他們懷疑這些風險是否真的值得一提，擔心提了可能會讓男性「不安」，甚至「恐慌」。最近有篇文章裡，一位醫師擔心他對精蟲數的研究可能導致「男性歇斯底里」。[40] 歇斯底里通常用來形容女性失控的情緒，字根源於女性的生殖系統 —— 意思是女性「亂跑的子宮」。[41] 這句話明顯看出性別歧視與不確定性，可能是因為當男性的生殖力被研究以及被質疑時，大家就覺得這男的變娘了吧。

　　其實我在撰寫這一章時，另一篇關於精子數量以及男性恐慌的文章，讓這現象浮出檯面。這篇《紐時》的頭條新聞由內莉・鮑爾斯執筆，標題是〈精蟲數量少，男人嚇壞了〉，內容關於一個統合分析（系統性回顧大量的研究與文獻）。隔天，這篇報導換了標題〈男人圈陷入恐慌：你的壯丁有危險嗎？〉[42] 一如既

往，這篇報導果真提到一些「持懷疑態度」的專家，但也引述一位知名男科醫師的話，希望將這種「精子恐慌」心態變成「公共衛生防制利器」。鮑爾斯也採訪了一些加入名為「馬諾圈」社群的男權活躍人士，他們表達了對「現代社會弱化男性」的不安與擔憂，這種心態呼應了十九世紀末男性的心聲。（見第一章）

性別偏見、不確定性、恐慌等盤根錯節的主調，在媒體報導高齡人父的影響時，尤其明顯。而今為人父的年齡對生殖結果的潛在影響已有了相當完整的文獻記載，但在二十一世紀初這問題開始獲得更多關注之際，不少人揚眉，心存懷疑與驚訝。例如，《紐時》一篇文章討論了馬拉斯皮納一個早期的研究，探討父親年紀與孩子罹患精神分裂症的相關性，《紐時》在文中稱其他科學家對這相關性「持疑」。[43] 過了幾年，泌尿科醫師哈利・費許出書，探討男性的生物時鐘，借用長期以來和女性身體相關的時間隱喻。[44] 儘管他為了該書盡心盡力，但該書卻惡評如潮，被全美各大報批評得一文不值。紐約的《紐約日報》的一篇報導稱該書「挑事」，公然挑釁「社會傳統與科學共識」。該報導引述美國生殖醫學協會（ASRM）前主席賴瑞・李普舒茲（Larry Lipshultz）的話，稱本書「危險」，因為它「升起不必要的紅旗」，根據的是「完全不實的資訊」。[45] 同樣地，《今日美國報》一篇報導引用一般「大眾」的話，稱費許是「依靠草率研究的危言聳聽者」，然後引用美國生殖醫學協會現任主席的話，「很多男人直到高齡才有孩子」，讓大家放心不少。[46]

事實上，康伯－恩格斯坦與同仁發現，關於高齡當父親的文

章，出現讓人安心的「保證」是高齡孕婦文章的兩倍，顯示不乏記者與科學家試圖安撫男性潛在的不安。[47] 報導往往舉「老來得子」的名人為例，例如歌手保羅・麥卡尼、演員麥可・道格拉斯、諧星大衛・賴特曼、作家索爾・貝婁（Saul Bellow）等，強調男性就算上了年紀也能生出健康的孩子。[48] 此外，科學家甚至淡化高齡人父的一些可怕發現。例如《紐時》在頭版登了一篇《自然》期刊的研究，發現高齡男子的精子基因突變與下一代罹患自閉症、精神分裂症存在關聯性，[49] 但文章最後結語時引述華盛頓大學基因體專家的話，意圖淡化高齡人父的嚴重後果，稱：「大家必須明白，這些突變沒有任何嚴重後果，而且有一堆五十多歲的男人，生下健康的孩子。」[50] 還有一些記者甚至不厭其煩地列出年紀大才當父親的種種優勢，例如有更多的生活歷練，所以更能應付為人父的壓力。更別提年輕時有更多時間衝刺事業、累積財富等等。[51]

　　關於為人父年紀的研究持續累積，因此一些記者假設，「性別對話」會發生改變。例如麗莎・貝爾金（Lisa Belkin）想知道，生醫界的新發現是否會催生一個嶄新的世界，到時男性也會開始思考當父親的時間。[52] 其他記者沒這麼有把握：查爾斯・麥格拉斯（Charles McGrath）深思當父親的年紀引發恐慌的可能原因，認為男性實際上「傾向於慢慢來」，因此女性應該從他們身上得到一些「啟發」。[53] 但是實際上，建議男性沉住氣、慢慢來、不要過於擔心，不過是在淡化高齡可能造成的風險。知名科學記者以及《父親重要嗎？》一書的作者保羅・雷本對這種心態

提出了質疑，該書有幾章討論了父體效應。他詳細分析了相關研究的新聞報導，這些報導聚焦於高齡父親會增加小孩罹患躁鬱症、注意力不足過動症的風險，他想知道為何美聯社和紐約時報記者在他們的報導中，掩蓋了風險的百分比。他寫道：「這些數據遠高於其他研究發現的數據，理應放在每篇報導的最前面也最醒目之處。」[54]

風險由個人承擔

即使媒體強調了父體效應的研究結果仍無定論，但是記者習慣提供建議，勸男人可以針對這些**潛在風險**做些什麼。新聞報導與消費者網站製作訊息圖表，提供列表，鼓勵男性攝取不同的食物、多運動、戒菸、勿亂服藥、遠離有毒化學物質等等，一如他們對女性生殖健康的報導方式。儘管建議的內容出入頗大，但是都隱含一個假設：男性有時間與金錢改變他們的生活。例如，男性健康雜誌建議「男人」多吃牛肉、常去健身房，[55] 卻不提落實這些建議，需要哪些資源。

此外，幾乎所有建議都集中在個人行為上，而非從結構或環境因素著手。例如，政府和其他公家機構可以協助降低整體人口的健康風險；環保署可以努力改善空氣與飲水品質，美國職業安全衛生署（OSHA）可以有系統地評估並禁止職場使用有害化學物質。[56] 即使涉及到有益健康的行為，多半被認為是個人層級的選擇，但是監管單位與組織也能發揮巨大影響力。在此僅舉兩個例子：他們可以讓民眾更易買到平價的健康食品；可以推廣治療

酒癮、毒癮的戒癮專案，讓民眾廣泛利用。說到照顧女性的生殖體，這些結構性做法已經上路，例如在一九九八年，聯邦規定在常吃的穀類食品裡（如麥片、麵包、義大利麵等）添加葉酸，減少新生兒一些先天性疾病的風險。在二○一○年生效的《平價醫療法》納保女性孕前健康檢查，反觀男性並無這項福利。

　　但是在我分析的數百篇新聞報導裡，只有極少數文章提到從制度和組織上著手因應父體影響是可行的辦法。這現象說來多少與父體效應的研究仍有很多不確定相關：如果能提高父體效應數據的可確定程度，也許可以明確界定衛生官員與政府機構的職責。所以反覆堅持父體效應尚無定論，有助於將責任下放給個人。換句話說，由於生醫研究員不能百分之百確定父體效應有哪些類型、也不確定影響的程度，所以男人只好自己想辦法（如果有辦法的話），自求多福。

官方聲明

　　我從分析新聞媒體轉向分析聯邦機構與專業醫學協會，研究分析他們是否也試圖把有關父體效應的科學研究傳播給更多人知道。他們是否在網站上發布官方聲明，說明男性的年紀、行為、環境暴露如何有害精子與小孩的健康？他們是否用易懂的語言製作了方便病人參考的說明書？答案通常是否定的。政府和專業組織（不論是一般保健醫療組織還是生殖健康這種專科組織）都鮮少關注父體效應。

聯邦機構

美國聯邦機構中負責醫學研究的最大單位 —— 國家衛生研究院（NIH），預算超過三百億美元，而且有獨立完整的部門（辦公室）專門研究婦女健康。這是女權運動活躍人士留下的戰果，多虧她們努力爭取女性被納入生醫研究與臨床試驗。[57] 但是當代科學家與臨床醫師對男性生殖健康的研究一直缺乏資金感到遺憾，特別是對照女性生殖健康獲得高額補助，心有所感。[58] 不只 NIH，克利夫蘭診所專門研究男性不育症的醫師莎拉・維吉（Sara Vij）最近在《紐約時報》撰文指出：「沒有資金……沒有很多基金會願意資助男性生殖研究。」[59]

缺乏研究資金之外，NIH 的網站也沒有張貼官方訊息。在主頁上搜尋「男性健康」，網友會被連結到有關老化或特定疾病的專門網頁，但是關於「男性生殖健康」的頁面只有少少幾個，而且還被進一步細分為三個研究領域：「避孕、避免性傳播疾病、不育症／好孕力。」[60] 對於後者，NIH 列出了一些可能影響精子數或形態的潛在「條件」，包括染色體異常、糖尿病、甲狀腺有問題、服藥或暴露於輻射等。[61]

但是這些網頁，沒有一個提到這些因素如何對精子以及男性的下一代構成風險。就連 NIH 在國家醫學圖書館網站張貼的文章〈高齡與男性生殖系統的變化〉，也只關注老化如何影響精子生成、導致勃起功能障礙，完全沒有提到高齡人父與後代幾種疾病的風險增加有關。[62] 而且文章加了讓人放心的句子：「一些男人可以（也確實）蠻老了才有小孩。」

此外，美國疾病控制預防中心（CDC）是肩負「救死扶傷、保護人民」之責的聯邦政府機構（根據它網站的標語）。CDC在網站張貼了大量關於不孕的資訊，多半聚焦在女性的身體與健康。[63] 有個次目錄，專門討論男性不育症，的確提到「不健康習慣」、環境毒素等條件會影響精子的數量、形狀與活力。但未進一步說明這些因素會如何影響孩子的健康。

CDC 的確有個專頁討論男性生殖健康，頁面上有主題列表，男性可以點擊有興趣的主題，內容涵蓋性健康、避孕等一般常見課題，也有較專門的主題，例如腳踏車坐墊、生殖健康等等。[64] 網友可在這裡找到連結，連到〈男人孕前健康注意事項〉這篇文章。「孕前健康與保健」這個短語過於冗贅，不適合大家朗朗上口，但 CDC 用它命名一項倡議，鼓勵大家在備孕期間養成健康習慣，以便改善生殖結果。[65] 不過倡議主要針對女性，例如二〇一三年，CDC 推動一個名為「秀愛」（Show Your Love）的公衛運動，米蘭達・華格納（Miranda Waggoner）在她的《零孕期》（*The Zero Trimester*）一書中分析了這運動，直言只針對女性。由此看來，CDC 開了一個有關男性孕前健康的頁面，內容不過是簡單地複製對準媽媽的建議，然後把代名詞從她變成他，這種草率做法也許不令人意外。儘管大家有理有據地預期，這網站能直接回應（解決）父體對兒童健康可能造成的風險，但讀者只能找到一般性建議，即男性個人可採取哪些行動，為當父親預作準備。網站列出「有毒物質」和其他可能「改變」精子的東西──例如疾病、藥品、年齡等等，但這些告誡並未超出精子

健康的範圍，未凸顯父體效應對孩子的影響。

在二〇一〇年，孕前健康倡議上路數年後，CDC 確實針對男性生殖健康召開了第一次會議，原本只打算開個簡單的午餐會議，沒想到許多科學家與臨床醫師獲悉消息，會議快速擴大成一天的活動，講者與聽眾超過一百多人，其中許多人是自費參加，包辦自己的旅費。[66] 有些講者係發表過有關父體效應論文的研究員，例如多洛瑞絲・蘭姆（Dolores Lamb），但是長達四十二頁的總結報告裡，只有一個人提到了父體效應。泌尿科醫師斯坦頓・霍尼格（Stanton Honig）回顧男性使用類固醇、吸菸、喝酒、吸食古柯鹼等行為，會如何影響精子生成與形狀，但並未討論到父體對孩子健康的影響。[67] 總結報告裡，一大部分討論避孕、性傳染疾病、不育症等一般性問題。

除了 CDC，大家心想應該還有一些聯邦機構可能就父體效應發布官方聲明。例如環保局（EPA），可能會警告男性有哪些危險的環境暴露？並不是。還是職業安全衛生署（OSHA）？警告男性關於工作場所哪些化學物質有潛在風險？沒錯！二十多年前，OSHA 在取名「生殖危害」的說明書裡，警告工作場所的一些物質「可能影響女性或男性的生殖健康，或是生下健康寶寶的能力。」[68]「健康寶寶」這幾個字眼，讓 OSHA 的網站成了所有聯邦機構中，唯一把男性環境暴露以及孩子健康直接相連的單位之一。[69]

然而，即便 OSHA 指出接觸化學物質可能對生殖造成危害，但也強調缺乏數據可以明確指出會造成哪些風險，但值得一提

的是，OSHA 並未提到不確定性，藉此淡化（減少）風險。恰恰相反，這個說明書引用了「國家職業安全與衛生研究計畫」（NORA）針對生殖危害發表的聲明，該聲明在序言中指出，在市面販售的數百萬種化學物質中，只有一小部分經過測試。

> 工作場所中，可能影響生育力與懷孕結果的物理性製劑與生物製劑，實際上沒有被研究。目前資訊不足，加上工作場所的危害物暴露不斷增加，可能構成嚴重的公共衛生問題。[70]

OSHA 不僅是唯一一個提到父體效應對孩子影響的聯邦機構，也是少數幾個認真看待該風險的聯邦機構。與它形成鮮明對比的是國防部，該網站張貼了一九九〇年代以來的各種新聞報導，對戰場的化學物暴露（如越戰期間的橙劑、波灣戰爭士兵接觸的毒湯等）可能造成的影響嗤之以鼻。國防部的聲明強調，缺乏「具體證據」將這類的暴露與懷孕結果相連，即使研究還在繼續進行，尚無結論。[71]

專業組織

專業醫學協會的網站也出現類似的情況：他們幾乎不發布關於父體效應的資訊。在美國醫學協會（AMA）的網站搜尋「精子」或「男性生殖健康」，出來的結果沒有任何一個提及父體效應。有一個結果是「人體構造圖」，但只畫出「女性生殖系統」，沒有畫出「男性生殖系統」。

也許生殖專家協會，例如美國婦產科醫師協會（ACOG）、美國生殖醫學協會（ASRM）等，會發布有關父體效應的文章與報導？錯了。有關男性生殖系統，兩個網站的資訊僅限於男性不育症，偶爾提到「精子品質」（根據精子數量、活力、形態等條件）。[72]ACOG 的《孕前保健指南》只討論女性的身體，雖然也有出版《準爸爸指南》，但隻字未提父體效應。[73] 在 ACOG 與 ASRM 的網站，諸多網頁中唯一直接提到父體效應（包括男性年紀、行為、暴露的化學物質）對孩子的影響，是 ASRM 關於飲酒與服藥的一個簡短聲明。[74] 全文如下：

> 類固醇、香菸、大麻、酒精等會對你的健康產生諸多負面影響，包括很大程度地影響睪丸功能、導致精子形狀異常、精子活力下降、精子數量減少，而且有充分證據顯示，會影響發育中的胎兒。

然而即便在這裡，ASRM 也沒有明確說明成藥、毒品與酒精對胎兒有何影響，或是對小孩以及小孩長大成人後可能的影響。

我又搜尋了其他專業醫學組織，分析數百頁網頁資料，發現嚴重缺乏男性生殖健康的內容，更別提父體效應的資料。美國醫學遺傳學暨基因體學協會（ACMG）網頁，看不到關於男性生殖健康的資料。美國家庭醫師協會（AAFP）與美國泌尿科協會（AUA）的網站各有幾頁關於男性不育症，但沒有提到父體效應。其他專業醫學組織包括男性生殖研究協會（SSMR），

它會與 AUA 聯合舉辦會議;另一個是男性生殖與泌尿科協會（SMRU），隸屬於 ASRM。但 SSMR 與 SMRU 都專注於男性不育症。至於國際醫學組織（如世界衛生組織），偶爾會提到工作場所與環境中的化學物質可能有害健康。[75] 但是討論生殖健康時提到男性，這些醫學組織把男性定位為「夥伴」，是女性生活裡的支柱，組織的最終目標是促進性別平等、降低親密伴侶之間的暴力。[76] 這些文件中，沒有一個提到男性的年紀、身體健康如何影響生殖結果。

• • • • •

　　整理聯邦機構與專業醫學組織少得可憐的資料後發現，過去一百年來，生殖醫學專科化的努力與進展還揭露了另一個存在已久的現象：由於醫界未能針對男性的生殖健康，成立統一、有凝聚力的專門科別，所以幾乎沒有正規的基礎設施，宣傳有關父體效應的新知識。聯邦機構與專業醫學組織的網站裡就算有男性生殖健康的網頁，許多內容也多年未更新，儘管這些年，生醫研究員發表了有關父體效應的重要研究結果，包括男性年紀、行為、暴露物等對生殖的潛在影響，卻未被廣泛宣傳。

反其道而行：
針對父體效應的全國公衛運動

　　即使政府機構和專業協會很大程度地忽略了父體效應這個課

題，但有一個非營利機構「一毛錢進行曲」（March of Dimes）反其道而行（儘管只短暫出現），關注了與男性年紀、男性身體健康相關的風險。該基金會成立於一九三八年，創辦人是小羅斯福總統，成立宗旨是消滅小兒痲痺症，而今該基金會最重要的使命是促進優生優育，工作多半聚焦於女性的生殖健康；目前的口號是「健康的母親、強壯的寶寶」。然而在一九九〇年代初期，該基金會曾發起全國公衛運動，名稱是「生孩子也是男人的事」（Men Have Babies Too）。運動包括電視廣告、廣播電台廣告、宣傳小冊，詳細說明「父體因素」可能會導致另一半流產、影響嬰兒的健康。但運動沒多久就停擺下架。

為了弄清楚「一毛錢進行曲」如何能在美國推動有史以來唯一（根據我的認知）關注父體效應的公衛運動，我駕車沿著九十五號公路開了一個小時，參觀基金會位於紐約州白原市（White Plains）被精心保護的檔案館。我翻閱了與媒體活動相關的內部文件時發現，「生孩子也是男人的事」的運動，實際上源於一九八〇年代後期大紐約地區的分會，該分會的主任珍妮佛·豪斯（Jennifer Howse）在一九九〇年至二〇一六年轉任該基金會的會長。有次受訪時，她向我解釋大紐約區分會為何敲定「男性生殖健康將是我們優先看重的領域之一」。

一九八〇年代中後期，出現了精子質量和懷孕結果是否相關的研究。我們有一個科學諮詢小組，因此我們會問他們，「有什麼新發現？有什麼突破？」有一次開會時，有個人

說：「關於精子質量新出爐的數據，我們真的該關注一下。」大家的興趣被點燃，也做了更多的研究。證據的分量多多少少是存在的。我們坐在會議室裡，討論如何把所有這些資訊歸結成最簡單的訊息。我們討論到：生孩子的事並不全在於女性。其中一個職員說，「生孩子也是男人的事。」男人的確需要主動地思考，他們也會影響寶寶，這就是該運動誕生的起因。[77]

豪斯在一九九〇年轉任「一毛錢進行曲」的會長後，在一九九一年十二月，她與 ACOG 主席以及知名體育評論員法蘭克・吉佛德（Frank Gifford）一起參加了紐約分會主辦的「男性角色新聞記者會」。在播放了兩個電視公益廣告後，他們鼓勵在座的記者報導「父親可能導致寶寶哪些先天缺陷」。與會幹部們認為，這項運動對男性的關注「史無前例」，他們自豪於自己是「第一個保健公益團體，透過全面性活動教育公眾，讓大家了解男性在確保子女健康上，必須扮演要角。」[78]

過了短短幾天，「一毛錢進行曲」在紐約市的林肯中心舉辦了編輯群午餐會，會議名稱是「正港男人會懷孕：父親對健康懷胎的重要性」，主持人是 CBS 新聞台的健康醫療記者羅伯特・阿諾特博士（Dr. Robert Arnot），並邀請了研究父體效應的科學家與會。一毛錢進行曲的職員追蹤媒體對這兩個活動的報導，從報紙和雜誌剪下許多文章，包括一九九一年耶誕節《紐約時報》「個人健康」專欄作家珍・布羅迪（Jane Brody）所寫的一篇報

導。該報導後來被全國各地的地方報轉載。

一九九二年，拍攝的公益廣告在地方媒體播出後，一毛錢進行曲在大紐約區的分會收到數百通電話，並火速決定製作可隨手贈閱的宣傳手冊。[79] 其實全國辦公室過去十年來一直有印製單折頁的小冊子，取名「爹地，這也是你的孩子」，但是小冊子側重於男性如何在另一半懷孕期間給予「支持」，並未包括任何有關父體影響的資訊。[80] 大紐約區分會的冊子用了類似的名稱：「生孩子也是男人的事」，但是篇幅擴大到五折頁，而且內容也明顯不同。冊子裡有幾對異性戀夫婦，有些抱著嬰兒，內文援引對男性氣概的刻板印象，反駁「最強最快精子獲勝論」的觀念，並詢問男性是否清楚自己的「飲食、習慣、生活方式與態度，可能對寶寶的健康產生影響」，藉此點出個人行為的重要性。量化了美國流產率、嬰兒死亡率、先天性缺陷後，冊子指出：

> 許多人認為，在生育這一件事上，男人的貢獻始於讓女方受孕，也結束於讓女方受孕。但是今天愈來愈多科學證據顯示，男性對於生殖過程以及未出世寶寶的健康，影響可大了。

雖然小冊子指出，一些研究結果尚無定論，「需要進一步研究」，但具體提到，男性吸菸、服藥（毒品）、在自家與工作場所接觸的有害化學物質等，對未來小孩有潛在風險。

為了宣傳新印製的小冊子，大紐約區的分會擬了一份新聞稿，並趕在一九九二年父親節之前，寄給各大媒體。[81] 「生孩子

也是男人的事」運動獲得熱烈迴響，所以「一毛錢進行曲」總部決定在隔年將其推廣至全國。為了再一次搭上父親節列車，「一毛錢進行曲」工作人員事前花了幾個月時間準備新聞稿，並鼓勵各地的分會透過舉辦活動、投稿、聯繫當地媒體在電視與廣播電台播放公益廣告，號召大家一起來共襄盛舉。例如一個地方分會與一家領帶店合作，另一個分會則與輪胎店合作，讓店裡擺放「生孩子也是男人的事」的小冊子。至於總部的媒體關係小組則發布新聞稿，並親自出馬對著幾十家全國性報紙和雜誌的記者緊迫盯人，包括關注健康與育兒的報紙，以及所謂「以男性為主的雜誌」，諸如《體育畫報》《花花公子》等。[82]工作人員在籌備期間，偶爾會在互通訊息的備忘錄中使用「男性責任 PSA（公益廣告）」的縮寫，並不懈地追蹤媒體的報導以及分會策畫的活動。[83]回憶當時大家對這活動的反應時，豪斯說道，「一毛錢進行曲的志工對這備忘錄的專用縮寫與標題滿懷興奮」，以及「媒體反應熱烈」，因為「男性沒有實實在在得到他們所需的訊息，以利他們針對當爹這件事做出最佳選擇。」[84]

即便「生孩子也是男人的事」熱鬧展開各種活動，但是相較於「一毛錢進行曲」對婦女生殖健康投注的人力與資源，它獲得的資源還是微不足道的。例如，一九八九年上路的「生出更健康的寶寶」（Campaign for Healthier Babies）、一九九八年開始的「全國葉酸運動」（National Folic Acid Campaign）都是印證。[85]總部確實在一九九五年開始一個關於孕前健康的運動，名為「提前思考：你以後會有孩子嗎？」不過內部備忘錄與活動資

料（包括錄影帶和內附的小冊子）清楚顯示，婦女的孕前健康才是首要重點。[86] 在這本四十六頁的小冊子裡，只有短短兩頁是關於男性的孕前健康，而有關父體效應的資訊比「生孩子也是男人的事」的小冊子還少得多。一直到二〇〇〇年代中期，一毛錢進行曲還繼續印製「生孩子也是男人的事」的小冊子，但是減少了對父體效應的關注。最新印製的小冊子《準爸爸》（Becoming a Dad），已隻字未提父體效應。

因此儘管一九九〇年代初上路的「生孩子也是男人的事」確實讓我們看到了一個全國性健康公益組織努力宣傳男人對生殖結果的重要性，但它只是個特例。此外，一毛錢進行曲進一步證明了，將男性生殖訊息傳播給大眾的機制，若要制度化，是何其困難。即使有那麼一刻，一個致力於促進嬰兒健康的非營利組織，確實關注了男性，但是不論是該機構，或是肩負教育大眾的宣傳資料，沒多久又將焦點重新放在女性與生殖健康上。

宣傳有關男性生殖健康的資訊

調查有關男性生殖健康的訊息內容時，發現大眾常會接觸到有關男性生育力的討論，但是這類資訊幾乎圍繞精子打轉──包括精子的數量、形態、活力等，至於男性年紀、行為、暴露物等因素對於孩子健康可能的影響，則鮮少被重視。因此不論是消費者網站或是聯邦衛生機構的官員，都使用「精子健康」或「精子品質」等用語，這現象導致生殖似乎「只是」生育力的問題，而

無關對下一代的長期影響。

　　第三章已講得非常清楚，自二十世紀初以來，就有人提出父體效應的長期影響，而且過去數十年來，相關的證據基礎顯著增加。但是有關父體效應的課題幾乎鮮少出現在公衛領域的優先項目裡；政府機構、專業醫學協會、專注於健康與育兒的網站等等，只會稍稍提到這個話題。令人驚訝的是，過去五十年來，全國性的新聞媒體持續報導父體的影響，顯示這種知識要走出埋頭鑽研的科學家小圈子，也不是不可能。這不禁讓人想問，為什麼這些訊息主要出現在新聞報導而非官方的聲明裡？父體效應的訊息出現在報紙上，這現象本身就顯示著，這問題的答案和訊息本身無關。

　　反之，政府機構和專業網站不重視父體效應，可以用我在本書中一開始就提出的論點得到解釋：正如沒有生醫基礎設施產製有關男性生殖健康的知識，也沒有生醫基礎設施宣傳這類知識。只有靠個別記者（通常是女性）讀了個別科學家（通常是女性科學家）發表的文章後，撰稿報導，進而形成話題，讓大家討論男性為何會影響生殖結果。影響所及，關於父體效應的新知鮮少擴及至大眾，以至於連接婦女身體與生殖結果的反饋迴路依舊牢不可破，環環相扣。

　　接下來的兩章，我把重心從生醫知識的產製與宣傳轉移到如何接受這些知識。根據一系列的採訪（受訪者是一般的男女），我開始廣泛分析他們如何概念化男性在生殖過程中的角色，然後轉而具體詢問他們有關父體效應的問題。他們是否遇到過這類訊

息？若否，他們第一次接觸到男性年紀、行為、暴露物等因素會影響小孩健康的資訊時，會做何反應？

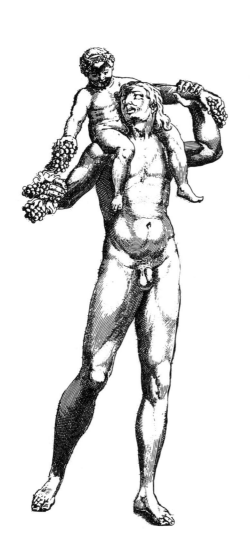

第三篇

男性對生殖的看法

第五章

性、精子、為人父

　　醫界裡沒有一門專科專注於男性的生殖健康，研究男性生殖健康的科學家也少之又少，媒體鮮少報導這主題，衛生官員也鮮少提到它。有關男性生殖體的生醫知識產製與宣傳之間出現落差，加上長期缺乏關注，那麼一般大眾如何看待男性參與生殖過程呢？生物與社會因素能多大程度地影響與定義男性對生殖的重要性？

　　社會科學家對父親以及父親角色進行了蠻多的研究，但是多半對孩子出生後，男性與孩子之間的關係感興趣，例如男性是否幫忙照顧孩子、如何照顧孩子等，以及若與孩子分隔兩地，是否願意（或有能力）出錢撫養。[1] 歷史學家指出，在二十世紀後半葉，父親的角色出現顯著改變，因為有關性別的想法與觀念變了，導致男性為人父後，更願意參與育兒。[2] 不過對於男性如何看待生殖過程（亦即邁向為人父的過程），相關研究卻很少。當然，人口學家和其他專家會針對特定的生殖主題進行調查，例如使用哪些避孕方式、不孕不育的經歷等等，但是我找不到任何研究，以開放式問題詢問男性如何解讀自己參與生殖過程的始末。[3]

我是第一個針對這個主題進行質化調查的研究員，我設法招募來自不同背景的受訪者。希望在普羅大眾中找到受訪的男性，而非只在醫學機構或是與生殖相關的機構（如生殖醫療中心或精子銀行）找對象，畢竟在這些地方，男性參與生殖的程度異常之高。我在東北的一個小鎮以及網路論壇（如 Craiglist 與臉書）張貼招募廣告，說明研究的重點是男性的生活經歷；廣告沒有提到生殖或育兒，因為我不希望受訪者對這些話題特別感興趣。為了儘可能讓受訪者的背景多元化，我根據應徵者的年紀、種族／族裔、教育程度、職業、是否已是父親等條件進行篩選。

　　最後，我總共採訪了四十名男子，年齡介於十八歲到四十九歲之間。約半數已為人父，其中一個已是祖父。半數受訪者的社經地位較低，包括無家可歸的遊民、失業男、收入微薄僅能勉強維持生計（在倉庫當剷車司機、旅館的清潔工等低薪工作）。另外一半受訪者的社經地位較高，包括大學生、住市郊的中產階級人士、國際商務人士。有二十一位白人、十一名黑人（或非裔美國人）、五名亞裔、三名西裔（或拉丁裔）。九人是同志或「男男性行為者」（MSM）。有關受訪者的人口學特徵，請見表 A。[4]（我將在本章的後面討論與女性受訪者的訪談。關於訪談以及受訪者的更多細節，詳見附錄。）

　　花了大約二十分鐘與每個男子聊到他的過去，包括童年際遇、工作史、家庭生活之後，我問了一系列問題，以利了解他對生殖的總體看法，然後是對精子的具體想法。由於很多研究都關注父親角色的社會面，例如負責養家、照顧家人，但我特別感興

表 A　受訪者的人口學特徵

	男性 n = 40	女性 n = 15
年紀	中位數：34 （18–49）	中位數：31 （21–39）
種族／族裔		
白人	53%	53%
黑人／非裔	28%	27%
拉丁裔	8%	13%
亞裔	13%	7%
教育		
高中或以下	28%	20%
大學肄	25%	40%
大學畢	25%	27%
碩士	23%	13%
職業		
高薪工作	30%	20%
低薪工作	28%	33%
失業	25%	33%
學生	18%	13%
社經地位		
較低	45%	47%
較高	55%	53%
是否有對象	48%	40%
是否為人父母	43%	53%
同志／男男性行為者	23%	7%

註記：由於捨入誤差，總數可能超過 100%。

趣的面向是，在男人講述生殖經驗時，生物過程如何融入他的故事裡。因此我沒有提出「生孩子」、「做父親」之類的一般性問題，而是決定使用帶有生物學色彩的用字「**生殖**」，來問每一個男子。「你會如何描述男人在生殖過程中的角色？」[5]幾乎所有受訪者都提到，為家人提供經濟保障和情感支持的重要性，這些都是既定的文化常規。但是讓我驚訝的是，許多人把男人的參與方式定義為發生性行為以及提供精子。分析這些男人描述性、精子與為人父的心情時，我密切關注他們在何時以及用什麼方式，將他們的想法扎根於生物學。最後，我討論了這些生物故事如何發揮了巨大影響力，不僅影響個人對自己身體的看法，也廣泛影響性別政治學。

定義（界定）男人在生殖過程中的角色

當我準備就生殖問題訪問男性時，我幾乎不知道他們會說什麼。我之所以這麼沒有把握，可直接歸因於生醫界與社科領域對這課題缺乏關注，而這也同樣影響了我要採訪的男子。被問及會如何描述男人在生殖過程的角色時，他們多半會停下來，因為要思考如何回答這個問題。內森（Nathan），三十一歲、高中畢、待業中，對這問題困惑之至：

男人在生殖過程中的角色？〔停頓〕喔。〔停頓〕男人的角色。〔停頓〕我從未想過這個問題。〔停頓〕真的，我覺得

應該不會和女人的角色有太大差異。〔停頓〕男人的角色。我的角色是什麼？〔停頓好一陣子〕我想想〔停頓好一陣子〕。剛剛的問題，你能換個方式再問一遍嗎？

我把停頓當作一種數據，停頓顯示對方從未考慮過這個問題，以及缺乏可參考的現成文化腳本。對一些男性而言（例如內森），說話出現停頓，因為他們確實不知道該如何描述男性在生殖的角色。[6]

不過對其他男性而言，停頓是因為不確定我說的**生殖**是什麼意思。他們多半會笑著想釐清我問的是「顯而易見」的生物行為，還是關於更籠統的生孩子。例如，尼拉吉（Neeraj），四十五歲、印度裔美國人、因為殺人罪入獄服刑了二十多年，才剛出獄。他反問：「我想你指的不僅僅是（笑）最簡單的生物行為吧？」同樣地，鮑比（Bobby），三十五歲、義大利裔美國人、三個孩子的爹、服務於非營利機構，笑著說：

> 嗯，我的意思是，我猜〔停頓〕，因為你用生殖一詞，我想到了生物與性這些面向。所以我的答案有點偏向生物以及性。你知道，根據傳統教科書，男性提供精子、女性提供卵子，如此之類的。

和尼拉吉與鮑比一樣，受訪的男子中，約三分之二回答我的問題時，首先談到男人的「生物」或「生理」的角色，但是多數

並未就此打住，而是緊接著提到性或精子，然後進一步解釋男人作為「提供者」的生殖角色。相較於一開始的反應（停頓與呵呵笑），被問到怎麼樣才是好父親時，他們的回答沒有任何猶豫。蓋瑞（Gary），四十一歲、非裔、劃車司機，和女友以及四個孩子（他共有七個孩子）住在旅館。他先確認生殖的意思是「創造新生命」，然後說：

> 我認為他應該是提供者。我認為他應該是保護者，保護母親以及兩人共同創造的新生命。是支持者。我認為他應該是女人與寶寶需要的一切，確保寶寶安全並受到照顧。我想這是一個男人應該做的。我的意思是，我遵循自己的原則，但我覺得這是每個男人的責任，以便保障他的家人安全無虞。

即使有些男性描述自己小時候父親缺席，有的稱父親難以「陪伴他們成長」，或無法提供他們經濟後盾，[7]但是幾乎每個男性受訪者都在訪談時，表達了理想化的當代父親形象。

雖然許多男性對扶養人下定義時，確實涵蓋了照顧家人的情緒、保護家人的安全等等，但是這角色的核心是出錢。德肖恩（Deshawn），三十二歲、高中畢、有個七歲的兒子。他偶爾會到一家俱樂部兼差當保全員，但一直在尋找更穩定的工作。德肖恩說，文化常規裡，男人就該出錢養家：[8]

> 作為一個父親，你必須有足夠的經濟能力。如果要生孩子，

錢很重要，我就是這麼想的。你知道，孩子需要有地方睡覺，需要尿布、奶粉、衣服等等。[9]

　　無法履行養家責任的男子（尤其是有了孩子卻棄家不顧的男人）會受到批評。幾位受訪者將「賴帳父親」這一老掉牙詞做了技術性更新，稱他們是「精子捐贈者」，為孩子貢獻了細胞，但未盡到「父親」之責。

　　父親等於供養者的形象太牢不可破，不僅不分種族、階級、國籍，也跨越了性的界線。湯姆（Tom），三十三歲，男同志，為了和新任丈夫有個孩子，曾考慮聘代理孕母。對於我的提問，他回答的方式，非常類似我訪問的直男。

　　湯姆：嗯〔停頓〕。你說的生殖是什麼意思？〔笑〕，顯然
　　　　　是──
　　　我：你想到了什麼？
　　湯姆：很明顯，生殖就是發生性關係，並讓女人懷孕，但我
　　　　　的意思是，我認為不只是如此。我認為，男人應該在
　　　　　女人懷孕以及小孩的成長過程中，陪伴他們。男人應
　　　　　該在場，幫助與支持他們。女方懷孕時，男人應該在
　　　　　場支持她，她有什麼需要，隨時幫她一把，減輕她和
　　　　　胎兒的壓力。但是我認為父親的角色不是只有發生性
　　　　　行為、製造個孩子。

湯姆對於男性參與生殖的描述，既不反映他自己個人的經歷，也不反映他未來的計畫。實際上，他的說法和大家對異性戀的常態性描述雷同：一男一女有了性行為，女的懷孕，男的扶養她和孩子。儘管我對男同志以及 MSM 的訪談不夠多，無法得出有力的結論，但是這類敘述在男同志圈出奇地普遍，反映了社會對父親角色的看法根深柢固、歷久不衰，即便家庭型態的分類在美國出現更多樣化的發展。[10]

這些關於男人得養家的描述並不令人意外。這些心聲反映了有關父親角色的文化常規，大家自然而然地將男性與女性視為各司其職的父母，對小孩提供不同類型的照顧。我之所以引述這些人的話，主要是因為這些描述和他們答覆「生物性」參與生殖時老是停頓與卡詞的反應形成鮮明對比。男性受訪者提到養家時，沒有停頓、沒有尷尬笑聲，行雲流水、一氣呵成，說明了父親角色的文化劇本多麼牢不可破、廣植人心、眾所周知。

男性從「生物學」討論生殖的角色

男性的答覆也顯示他們傾向把男性參與生殖分為「生物」與「社會」兩個面向。這樣的二元分類反映，生物的父母身分（biological parenthood）與社會的父母身分（social parenthood）彼此存在文化差異。討論收養、繼父母角色、使用輔助生殖技術（ART，俗稱人工生殖技術，包括捐卵、捐精、代理孕母）時，就看得出這些文化差異。[11] 實際上，研究這些課題的學者非常關

注個體如何對生物面向下定義，以及會給出什麼評價。人類學的親屬研究一般慣用「生物學相關性」（biological links）作為定義家庭關係的方式之一。[12] 最近，研究輔助生殖技術的社會科學家發現，大家界定生物與遺傳關係的定義與標準不一，一部分取決於 ART 使用者的意圖與目的。[13] 例如，捐卵者提供胚胎的生物遺傳物質，但並未懷胎十月、也沒有養育這孩子，所以辯稱自己「不是母親」，因為她提供的只是「一顆卵子」。[14] 同樣地，代理孕母雖然懷胎十月，但並未提供卵子，也不打算撫養這孩子，大可辯稱自己提供的只是一個「肚子」，而與「母親」這個標籤保持距離。[15] 但是，正如上述兩個例子所示，討論重點（至少在生殖技術研究方面）多半集中在女性的說法上，特別是她們在定義家庭關係時，如何援引（或不援引）生物學。[16]

　　詢問一般男性有關生殖問題是很新的研究，所以本章接下來將分析一個相關但略有不同的問題，即男性在描述他們參與生殖時，是否會提到生物學面向，以及何時、用何種方式提及。我的焦點不在於**關聯性**（我訪問的男性有這樣的傾向），而是男性如何概念化讓他們成為父親的身體活動與生物過程：用他們的話，「發生性行為」、「提供精子」。描述這兩點時，耐人尋味的是，男人認為這兩個生殖角色「顯而易見」，但卻不確定該怎麼描述才好。例如：羅伯（Rob），四十九歲、高中畢、長期吸毒後現在慢慢康復中，他描述男人的生殖角色時，略帶疑問的口吻，並在一些地方尋求肯定與保證。

羅伯：嗯，〔笑〕，首先，你得發生性行為。男人的角色。
　　　這是……這是……這是個好問題。我不知道該如何回
　　　答才好。

　我：想到什麼就說什麼吧。這問題非常開放，沒有標準答
　　　案。

羅伯：好吧。男人有精液，會讓女方的卵子受精，所以這是
　　　男人的其中一個角色，對吧？

　我：OK，嗯哼。

羅伯：在生殖方面〔停頓〕，我想就是這樣了，對吧？

　我：這要看你。我的意思是，每個人回答這問題的方式不
　　　同。

羅伯：好吧，在生殖問題上，我想就這樣了。

　　羅伯是僅有的四位男性回答這問題時，只談到性行為與精子
的人，沒有繼續談論父親角色的社會面，諸如養家等等。

　　但是羅伯的反應和其他人類似，答覆時都伴隨著猶豫以及笑
聲。我們可能會把他的不確定反應歸因於未受過高等教育；也許
他真的不清楚受孕的基本知識。但是有大學學歷的男性，也有非
常類似的反應。例如特拉維斯（Travis），三十三歲、大學畢，
娶了個醫師太太，剛搬到城裡，正在找工作。他大學主修動物
學，後來在房地產公司上班，並在教會的青年團契擔任志工。

　　我：你會如何描述男人在生殖的角色？

特拉維斯：〔停頓〕這是個好問題〔笑〕。你能進一步闡述
　　　　　你的問題嗎？比如說，如何？
　　　我：你真的可以想到什麼就說什麼。
特拉維斯：男人在生殖的角色是什麼？嗯，就生理而言，我
　　　　　覺得顯而易見。很……但是〔停頓〕。嗯，我想
　　　　　如果你不介意我進一步探索精神與神學的面向？

　　與羅伯和特拉維斯一樣，查德似乎被這問題嚇到，不知該如
何作答，儘管二十六歲的他擁有心理學碩士學位，當過急救員，
正在申請就讀醫學院。

　　　我：若有人問你如何描述男人在生殖的角色……
　　查德：喔！
　　　我：你會如何描述？
　　查德：OK，嗯，男人在生殖的角色。所以我們是在談論生
　　　　　物學嗎？
　　　我：你想怎麼回答都可以。
　　查德：OK。嗯，我的天，我想〔停頓〕。哇，好難的問題
　　　　　啊。我的意思是，在生物學上，就生殖而言，我覺得
　　　　　兩人度過輕鬆的時間，因為只須植入〔笑〕，植入精
　　　　　子，然後就差不多完事了。

　　最後，大約八成的男性回答這個問題時，提到「生物」或

「身體」過程，有的隱晦（例如特拉維斯），有的具體提到了性行為與精子。對於自己到底該說什麼，受訪者倒是一致表現出不確定的模樣。相較於父親作為養家的角色，大家倒是回答得輕鬆又流暢。但是談到男性的生殖角色（與另一半的身體連結），回答時則出現停頓，顯示他們沒有一套現成的文化劇本。其實，有幾個男性指出他們從來沒有想過這個問題，當然也從來沒有一個曾被要求大聲說出答案。此外，他們認為男性的生殖角色「顯而易見」，有些人認為，答案如此明顯，因此無須進一步闡述。再者，這種顯而易見的現象往往伴隨著稍稍的不安以及尷尬，這可從他們提到性行為和精子時發出的緊張笑聲得到印證。在停頓以及竊笑中，可以看出在生殖領域，長期對男性缺乏關注；有關男性如何影響生殖這個基本問題，一直沒有被關注。

女性談論生殖

聽完四十個男人描述他們的生殖角色後，我開始想知道女性會如何回答這個問題。由於女性在懷孕與分娩過程中，身體參與程度非常高，因此我想，若女性定義生殖角色時，納入「發生性行為」或是「提供卵子」，著實令人驚訝。我回顧社會科學文獻，想知道是否有人問過女性這類開放式問題，想知道她們如何概念化自己參與的生殖角色，但是我在過去數十年來發表的文獻中，找不到一篇相關研究。反之，婦女受訪時，被問到的生殖課題不外乎分娩、避孕、墮胎，而生殖本身卻沒有任何定義。[17]

所以我決定招募十五名女性組成的小樣本，看看她們如何回答女性與男性生殖角色相關的問題。我用了與訪談男性相同的策略，從一般民眾中尋找不同年紀、種族、社經地位的女性（參見表A）。結果只有一位女性在描述女性的生殖角色時提到性，以及只有另外一名女性提到卵子。（我猜這是因為她們才剛描述男性的生殖角色，這時產生聯想之故。[18]）不過，被要求描述男性的生殖角色時，這些女性的答覆與男性非常相似，凸顯男性身體（包括性行為與精子）參與生殖的重要性，以及作為養家角色的重要性。

缺了哪一角？

　　大家說了什麼固然重要，但是沒說什麼也同樣重要。被問及男人的生殖角色時，令人吃驚的是，男性和女性受訪者都沒有提到男人的年紀、行為、暴露物可能影響自己孩子的健康。事實上，只有兩個男子在定義男性的生殖角色時，提到他們的年紀或健康。安吉洛（Angelo），三十九歲、律師，他把焦點放在化學物質所含的毒素，描述自己和妻子遲遲無法順利生出第二個孩子。他找過不育症醫師，也接受過針灸治療，懷疑可能是他的「身體狀態」、甚至是年紀之故。但他最後的結語是：「我不知道。」第二個提到自己身體健康的男子是伊萊賈（Elijah），二十一歲、黑人、社區大學學生，被一再要求詳細說說他對男人的生殖角色有何看法後，才吐露自己擔心會把「鐮狀細胞貧血症」

這個遺傳性疾病傳給小孩子。只有一位女性——莎拉,二十九歲、已婚、全職在家照顧兩歲的孩子,表示,她知道有些建議勸男人「勿抽菸、少喝酒、變得更健康」,但是她指出,「根據我的經驗,這些甚至不是我們受孕的必要條件。」

有關男性攸關生殖結果的研究,鮮少被宣傳普及給大眾知道(見第四章),因此可以理解在五十五位受訪者中,只有三位提到了男性年齡與身體健康之類的因素。但令我驚訝的是,在定義男性的生殖角色時,鮮少人提到遺傳學。提及男人對胚胎的貢獻時,只有兩三位男性(竟然沒有一個女性)說到「DNA」或「基因」。但是我下一個關於精子與卵子的問題,的確讓受訪者提到更多遺傳學方面的生物學。

精子的故事

為了進一步研究大家如何看待男性的生殖角色,我接下來向受訪者提出了一個更具體的問題:「你如何描述精子和卵子之間的關係?」由於上一個問題(男人的生殖角色)過於廣泛,而且只聚焦在男性,所以這個問題希望把受訪者的注意力集中在男人與女人的身體參與。使用「關係」一詞,我希望受訪者能同時考慮到這兩種生殖細胞,而不是把他們視為獨立的實體。

雖然我對男性會如何描述他們的生殖角色,沒有明確的假說,但是大家對精子和卵子的看法,迄今已有足夠研究,所以我可以合理地預期,他們會對這兩種生殖細胞賦予性別的刻板

印象：精子陽剛、卵子陰柔。[19] 尤其是，文化普遍認為精子「主動」、卵子「被動」，這想法已深入人心，甚至影響到研究受孕的生物學家。艾蜜莉・馬丁（Emily Martin）指出，科學家希望能為主動精子穿透被動卵子的標準版生物學故事找到科學證據，卻無視實驗室裡眼前發生的一切。[20] 事實上，精子進入陰道後，漫無目的地打轉游走，靠女性生殖道的肌肉將他們推向輸卵管，此時卵子釋出的化學信號開始吸引精子游入輸卵管。[21] 儘管科學證據擺在眼前，但主動的精子與被動的卵子這樣的故事依舊一傳再傳，出現在醫學教科書、生物課、熱門紀錄片（例如 BBC 拍攝的《精子生命大賽跑》）、YouTube 的視頻等等。[22]

男人會不會也重複精子這個千篇一律的老故事？形容精子多產、主動、穿透卵子，而卵子只能被動地在旁邊等待被穿透？或是他們有不一樣的版本？最後，三十三個被問到這個問題的男性中，幾乎每個人多多少少都提到「主動精子、被動卵子」的說法。[23] 有些人的版本比較詳細，但都不脫精子向前衝、互相競爭、穿透卵子等基本情節。但出乎意料的是，約半數男子也講述了精子與卵子相遇的生物版，相形之下，說法比較平等，亦即卵子與精子是「平等的地位」，或是「一個整體的兩半」，然後「相遇結合」。接下來，我將研究這些故事，以及誰說了什麼故事。

故事版本一：主動精子、被動卵子

逾百分之九十男性的版本不脫主動精子、被動卵子的情節，

一種已被不知不覺內化的不對稱概念。在敘述這個故事時，有些人去蕪存菁，保留了最精簡的說法。例如艾維（Avi），二十三歲、以色列人、研究所學生，三言兩語地表示：「精子進入卵子、受精卵膨脹變大、然後成為寶寶。」其他人說得多些，援引比賽、游泳、打架等隱喻，描述大量的精子爭先恐後搶當第一，然後進入等待的卵子。以下是布魯斯（Bruce）的版本，他三十八歲、在一家旅館擔任清潔工，獨自扶養十多歲的兒子。

> 我覺得（精子）猶如一大群愛管閒事的包打聽，爭著先聲奪人，或多或少就像「看看誰能先馳得點。」每個人都想把別人擠出比賽，只為了先馳得卵，可以說卵子就是他們的金牌。就像誰跑最快、誰最聰明一樣可獲頒獎盃。我知道這比喻不見得百分之百正確，但這就像比賽的勝利者。

和布魯斯一樣，約四分之一受訪男性強調了數量多這個重點，指出男性製造大量的精子，而且只有一個能「贏得比賽」。和艾蜜莉・馬丁在醫學教科書發現的一樣，「數百萬顆」精子這個描述，把男性的身體置於強大有力、能夠製造大量生殖細胞的地位上，反觀女性身體，一個月只能排一顆卵。[24]

正是因為精子數量大，必須競爭決一勝負，這是主動精子、被動卵子劇本的核心要素。例如，環境法律師安吉洛援引他在義大利的成長經歷，將精子之間的「爭勝」比喻為舞池中的男人：

卵子與精子之間的關係很像男人和女人之間的關係。猶如義大利俱樂部的舞池。俱樂部的男女比例是三：一，但在舞池裡可能是七：一。因為比例懸殊、資源（女人）有限，男人爭相競爭，希望先馳得點。

同樣地，二十四歲生物研究所學生偉伊（Wei）講了「科學版」的故事，完全圍繞競賽打轉：

偉伊：受精過程中，許多精子在爭一個卵子。〔停頓〕因此，受精過程是非常殘酷的競爭，在精子可以接近卵子之前，得經歷過五關斬六將的篩選。最後可能只有幾顆精子能靠近卵子，然後就看誰先馳得點。

我：你所謂的過五關斬六將，你想到的是哪些事情？

偉伊：當精子進入陰道，然後是子宮，一路會碰到很多惡劣的環境，導致大量精子死亡，還有許多精子沒有活力，無法游那麼遠接近卵子。所以只有少數精子能力爭上游，收到與感受到卵子釋出的化學信號，然後抵達終點。這一路上有太多的競爭。

在訪談的尾聲，我問他對這個研究的看法時，競爭的基調再度出現。我提到我對不同男性提出的諸多精子看法非常感興趣，這時他答道：

偉伊：我主修生物，的確讓我對所發生的事，抱持比較唯物
　　　主義或客觀的看法。我不認為精子是主動的行動者、
　　　活的行動者之類的東西。我不會對他們附加任何擬人
　　　化的個性。

　我：除了他們愛競爭。〔呵呵笑〕

偉伊：那只是是個形容詞，如果我用數學分析結果，可確認
　　　那只是個形容詞。

以下我分析第二個精子的故事，是更平等的版本（精子與卵
子是平等地位），還有其他「形容詞」一樣能精準地捕捉到精子
和卵子之間的動態關係。當大家（科學家、記者、一般大眾）將
精子擬人化，比喻為彼此競爭的參賽選手，等於援引了男性雄風
的文化觀講述精子這個生物學故事，讓精子細胞變成了彼此勢不
兩立的主角。

精子不僅主導受精的行為，充滿活力的一面也與卵子形成鮮
明對比，卵子相形之下，被描繪成圍在精子周圍等待被受精。這
類描述出現在亞倫的反應裡。亞倫（Aaron），四十三歲、男同
志、和湯姆已婚。後者正在攻讀護理學位。

　我：如果讓你描述精和卵子的關係，你會怎麼描述？

亞倫：嗯，我認為〔停頓〕。其實我從未認真想過這個。我
　　　想它──精子與卵子，在每個人的 DNA 裡，因為這
　　　是你的目的。好吧，精子進入卵子並受精。卵子，

　　　　父產科：孩子的健康不能只靠卵子！男性生殖醫學重磅登場

嗯，我想是一種東西。我從來沒有想過這個問題。
〔笑〕。

還有稍帶暴力的版本，出現在克雷格（Craig）的意識流回答裡。他現年四十六歲、工人階級、自稱是雙性戀：「精子是入侵者、野蠻人、強行闖入、分散、征服。這差不多是我對精子的看法。」

有關被動卵子最極端的版本是出自東尼（Tony），現年四十五歲、大學畢、音訊工程師、正在與第二任妻子辦離婚。在他的描述中，卵子並不像精子那麼有活力。他用「你來自你的父親」這個不斷重複的副歌，解釋精子承擔了生養後代的全部責任：

卵子不是有生命的東西。它只是一個細胞。你父親的精子是活生生的小蝌蚪，會吃東西、會呼吸、會移動、會游泳。它是活生生、有呼吸的有機體。而你母親的卵子是個殼。你父親的精子──如果你父親與醫院的護士發生性關係，你還是會出生。你不會有你母親的特質。你不會有你母親的眼睛。你可能不會有你母親的鼻子。這不是我說的，這些都是事實。如果你真的用心，想想生物學，事實上，你來自你的父親。這就是你的基因出處，當他們檢測你的DNA，確認小孩是不是你親生的，他們尋找的是，X或Y基因（我有些糊塗了）。他們在尋找那個基因，因為有句老話：「妻子的孩子是不是丈夫的，也許吧。」OK？你來自你的父親，你

是從他那兒游出來的。

東尼的答覆異於常理,因為太不符合當代的生物學知識。實際上,他的主動精子、被動卵子的版本,可以追溯到所謂的「先成論」(preformation)。十八世紀的科學家相信,每個生殖細胞內都有一個已經成形的縮影小人(稱為迷你人,homunculus),只是對於迷你人存在於卵子或是精子意見不一。[25] 羅伯也提到這個有數百年歷史的理論,但將這個先成論結合了基因體(個體所有遺傳物質的總和)的隱喻(亦即 DNA 是「生命的藍圖」這個隱喻)。[26]

> 羅伯:這麼說吧,我覺得精子是創造生命的種子,卵子則是
> 　　　宿主。我認為所有 DNA 以及每個人的藍圖都在精子
> 　　　裡,對吧?我想?〔笑〕讓女體內的卵子受精,生男
> 　　　或生女,我想一切都是運氣。我不覺得它是預先編排
> 　　　好的。我不知道。
> 　我:請多說一點關於宿主的看法。
> 羅伯:在我看來,胚胎發育過程中,女性負責養育:餵養
> 　　　它、維續它的生命、讓它繼續成長。

把女性(以及她們的卵子)定位為「宿主」(或是東尼的說法「殼」),其實是把女性視為盛裝男性生殖材料的容器。這種想法根植於非常古老的生育觀;亞里斯多德寫道,男性是種

父產科:孩子的健康不能只靠卵子!男性生殖醫學重磅登場

子，女性是土壤。[27] 這種把女性身體視為容器的觀點受到當代女權主義學者的批評，稱這附和了現代生殖政治學，尤其是墮胎議題。[28]

卵子／女性會養育男性啟動的初生生命，這樣的想法與期待主宰了主動精子／被動卵子的敘事。例如，威爾（十八歲、大學新鮮人、喜歡生物科學）形容卵子的角色是滋養精子的遺傳物質：

> 精子進入卵子，將遺傳物質留在卵子內，然後退場，或是被吸收到卵子裡。而卵子必須吸收養分、進行分裂、經歷所有發育上的變化，最後成為一個胎兒或嬰兒。

安托萬（Antoine），三十六歲、兩個孩子的爹、高中畢、職業是維修屋頂。他結合了蓋房子和賽跑的比喻，同樣點出了精子是出擊者／卵子是接受者的區別：

> OK，卵子就像，呃〔停頓〕，讓我想想。精子是〔沉吟〕。精子就像旅者，卵子像接受者、持有人。所以卵子的角色是蓋房子，打好地基，但是精子更像——。你知道田徑場上的接力賽，有人把棒子交給下一個跑者？所以精子遞給你接力棒，一旦你拿到了接力棒，卵子就是〔拍擊雙手表演卵子在跑道上飛奔〕。這就是我的看法。

對男性與女性的刻板印象——陽剛聯想到積極與生產，陰柔聯想到照顧與養育，這些行之多年的想法也滲透到身體裡的細胞層次，而且顯然一直持續到今天，塑造大家對於男性如何影響生殖的各種想法。

值得注意的是，沒有一個受訪者把卵子放在主導受孕、負責創造生命的位子。大衛是唯一貼近這個定義的受訪者。他四十八歲、白人、男、單身、身障人士，採訪中一度對「今天男性的角色被社會嚴重閹割、喪失男性氣概」發表長篇大論。

> 卵子是單數。精子是複數，成千上萬的精子在敲門。但只有一扇門、一顆卵子。自然界有自己的方式，有特殊的方式淘汰較差者。例如狗，總是有個小傢伙，搶到乳頭順利吸到乳汁。精子也差不多是這樣。強壯的精子到達目的地，通常也只有強壯的能順利進入。和地球上許多動物非常相似，強者生存，女性（雌性）選擇強者。卵子就是卵子，是孕育寶寶的搖籃，是一切的開端。控制權通常在卵子上。通常情況下，女性（雌性）在很多情況下握有控制權，反觀男性（雄性）希望自己能控制，實際上卻不能。這就是事情的真相，從男性（雄性）／女性（雌性）的角度看。

大衛的版本異於其他人，他強調了卵子對精子的「選擇權」以及在很多情況下可行使「控制權」，但仍是由精子揭開受精的序幕。

他的描述提到自然和動物，這點完全不突兀也不罕見。男人借用各種動物比喻他們的生殖角色，包括鳥類、獅子、蝌蚪、豬、海馬等，種類之多，族繁不及備載，這是另一種用生物說故事的形式，把男人以及他們參與生殖的過程置於高度連結的人類領域之外。[29]

　　本質上而言，主動精子、被動卵子的故事版本，讓男性成為懷孕這件事的主動行為者，亦即懷孕能成的原因。正如內森所言，「精子是製造寶寶的東西，少了它，你甭想有寶寶。」有關懷孕的想法，和有關男女如何參與生殖的文化表述，緊密交纏在一起；想想這句大家耳熟能詳的俗話：「他讓她懷孕了。」或是更粗俗地講：「他把她肚子搞大了。」不過退一步講，僅男性一方行動就能「成孕」，似乎也蠻奇怪的。大家大可同樣輕鬆地說：「卵子是製造寶寶的東西，少了它，你甭想有寶寶。」但是我採訪的男士中，幾乎每個人描述的生物版故事裡，男性細胞都是主角，擔綱演出懷孕戲碼，以及製造結果。

故事版本二：精子和卵子是一個整體的兩半

　　幾乎所有人的故事都提到了主動精子、被動卵子的情節：年輕／較年長男子、有孩子／沒有孩子男士、學歷低／學歷高男子、勉強餬口／收入優渥的男士。但是有一半的受訪男士提到另一種情節，一個更加平等的生物故事，卵子與精子「相遇」然後「結合」。在第二個版本的故事裡，兩個生殖細胞是「平等地位」，結合形成「一體」。派崔克（Patrick），二十五歲、大學

上了幾個學期、現從事零售業。他笑著回答說：

> 我會把卵子和精子之間的關係解釋為，讓我想想，該怎麼說呢？就像兩個必要的組件，必須結合才能做出更大的東西。

同樣地，魯克（Luke），二十八歲、大學畢、負責維護登山路徑，借鑒了五金行的用語，描述卵子和精子如何結合：

> 魯克：〔停頓〕。這就像雙液型黏合劑，分 A 劑與 B 劑，兩劑顏色不同。將兩劑混合在一起，形成黏合劑，之後會硬化，讓你想黏合的東西被密封。
>
> 我：〔笑〕我從沒有聽說過這種說法。
>
> 魯克：也是。這麼說吧，精子只靠自己成不了任何事，卵子靠自己也做不了任何事，所以兩者必須結合，才生得出孩子。

不同於主動精子、被動卵子的故事，這個版本沒有比賽、沒有穿透。沒有競爭，只有「結合」。也許最令人驚訝的是，精子和卵子都不是造成懷孕的主動行為人。兩者都是必要角色，但都不夠充分，無法單打獨鬥。

講述第二個版本的受訪男士多半同意遺傳學的觀點。塞斯（Seth），二十三歲、越南裔美籍、剛自藝術學校畢業。他的答覆很簡潔：「精子和卵子，兩個都提供遺傳訊息。差不多就是這

樣。」馬克（Mark），三十八歲、白人、護士，他根據遺傳學的角度回答這個問題：

> 呃，卵子顯然來自女性，精子來自男性。兩者都有一組基因，受精後，各分享一半的遺傳訊息。

亨利（Henri），二十八歲、法國工程師、與另一男子結婚，將五五各一半的遺傳訊息，搭配「完美婚禮」的抒情歌詞，形容精子與卵子之間的關係：

> 你需要的基因，百分之五十來自精子、百分之五十來自卵子。所以這是共享的關係，各分一半。就像一場完美的婚禮，彷彿你被一分為二，一半來自這方，一半來自另一方。

在第一個版本的精子故事裡，男性細胞與女性細胞被賦予不同的特徵，並各司其職。不同於第一個版本，第二個版本的精子故事把精子與卵子視為地位類似：兩者都「進入」完成受精，以及各「提供」一半的 DNA，「五五分」的概念。米蘭達・瓦戈納（Miranda Waggoner）和我研究臨床醫師對男性參與生殖有何想法時，我們發現，如果他們根據遺傳學的角度看這件事，最有可能認為男性的貢獻與女性不相上下。[30] 這裡有證據顯示，遺傳學版的精子故事和男性平等看待精子與卵子細胞的現象有關聯。

值得注意的是，兩個版本的精子故事，並非完全互斥、零交

集。受訪的三十三名男性被問及精子與卵子之間的關係，幾乎所有人（N＝30）都提到第一個版本：主動精子、被動卵子的故事。然後大約半數男性（N＝14）也提到了第二個版本：精子與卵子之間有較平等的關係。提到第二個版本的人，幾乎每個人也都講了第一版的故事；只有兩個人講了第二個版本而沒有提到第一個故事。顯示這兩個版本很容易共存，儘管故事內容非常不同。事實上，有些訪談內容看起來非常接近。肯尼斯（Kenneth），四十九歲、保險公司經理，回答第一題有關男性生殖角色的問題時，說出了主動精子／被動卵子的典型答案。然後在回答精子與卵子的問題時，想法變了，說出更平等的版本：[31]

　　陶德：你會如何描述男人的生殖角色？

　　肯尼斯：呃，男人提供精子，讓卵子受精。所以這就是他的
　　　　　　角色。

　　陶德：OK，你說「提供」……

　　肯尼斯：是的〔笑〕。呃，我的意思是，如果他提供精子的
　　　　　　話，這是唯一能讓卵子受精的方法。所以基本上，
　　　　　　他和另一半發生性行為，射精後、精子開始游泳，
　　　　　　大量的精子（數百萬計），但是通常只有一個能讓
　　　　　　卵子受精，按常理講〔笑〕。

　　陶德：OK，那麼你會如何描述卵子和精子之間的關係？

　　肯尼斯：呃，我想想。女性體內的卵子必須由男性的精子受
　　　　　　精，對吧。兩者沒有結合，生命無法誕生。所以基

本上，他們需要彼此。他們互相依賴。

　　我訪問的女性中，偶爾會兩種版本都提到，一如肯尼斯，但大約三分之一女性受訪者**只**提到比較平等的第二種版本。這是男性和女性在描述生殖細胞的生物故事時，有趣的性別差異，這點特別讓人感到玩味，畢竟被問到「男性生殖角色」的問題時，女性很大程度上呼應男性的看法。女性在定義卵子與精子之間的關係時，也用了不同於男性的隱喻；其中三位女性形容精卵是「浪漫」關係，一位女性用了**危險**一詞。這兩個形容詞不見於任何一個男性的敘述裡。

　　像精子故事這樣的生物故事太好用。這兩個版本既反映也產製我們對身體以及自我的集體認知。因此我開始想知道，對於性別關係抱持較平等立場的男士是否更可能說出第二種版本的故事。為了回答這問題，我和我的研究助理唐娜・海沃德（Dana Hayward）重溫了每一個訪談，然後根據他們對女性的籠統描述，以及對某些女人的特定描述，將他們編碼為「較平等」或「較歧視」兩大類。[32]（為了避免循環使用，我們沒有把他們對卵子與精子的訪談內容納入編碼。）大多數男性很容易被歸類為「較平等」的範疇（例如，指出女性和男性類似，或是強調男性分擔家務與育兒責任的重要性），要不就歸在「較歧視」的範疇（例如，指出男性和女性是不同類的人，工作領域、家庭職責有別，或是明確指出男性應該居主導地位）。有些男子有嚴重的仇女傾向，斷言女性不如男性聰明，或是認為家庭暴力情有可原。不過

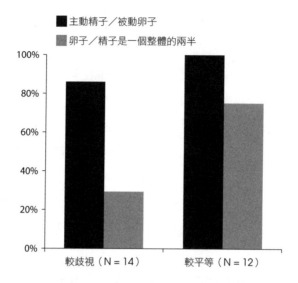

圖八 對性別持較平等看法的男性,較可能出現第二種版本的精子故事

有些男士介於兩個範疇之間,需要更多的主觀判斷。[33] 最後,我把十二名男子歸類為對性別較平等,十四人歸類為對性別較歧視。剩下的七人,訪談中找不到足夠的證據確定他們的觀點。

事實證明,男性對性別的看法,與他們對精子的描述**有相關性**:對性別持較平等看法的男性,出現第二種版本(亦即精子和卵子是一個整體的兩半)的機率是另一組的兩倍(見圖八)。[34] 這些男士也較年輕、教育水平更高。這現象與全國調查的發現一致,該調查發現,愈來愈多美國人隨著時間推移,愈往兩性平等的光譜靠攏。[35]

總而言之,男性對精子和卵子的看法有兩種版本,第二種版

本（較平等的看法），出自較年輕、學歷較高的男性。此外，男性對精子／卵子的看法似乎與他們對性別關係的廣泛觀念有著密切關係。這種現象凸顯生物學作為建構社會意義的基礎，極具可塑性（彈性）：男性描述的明明都是精子／卵子，說法卻有兩種截然不同的版本，吐露他們完全對立的性別觀。[36] 並不是卵子和精子有什麼樣的平等地位，而是我們對這些生殖細胞編織的故事有什麼樣的平等性。

生物故事

生物學研究的是世上的生物，是一門設法了解地球上植物與動物的科學，同時生物學提供了豐富的隱喻庫，其中一種生物（人類）善用這個寶庫，用以了解自己以及彼此，例如血緣關係、母性本能、偷偷摸摸的勾當、男人是狗等生物學比喻。生物故事之所以有力，因為他們將人類經驗根植於一些看似原始、互無交集的事物上。這些生物故事可讓某個現象或多或少看起來「不失自然」，以及某人的行為或多或少是自願的。

社會科學家也借用生物故事。經濟學家湯瑪斯·謝林（Thomas Schelling）曾將經濟體系的複雜性比喻為蟻窩，稱蟻窩裡「充滿模式、規律、平衡的比例」，[37] 而非由一隻螞蟻指揮運籌帷幄。第二波自由主義女權運動認為，男女生物上的性差異並不重要，不該用來阻止婦女充分受教與就業。[38] 科學家在尋找「同志基因」，用以支持有人「生來」就是喜歡同性而非異性的

論點。[39] 這些例子顯示，生物故事往往有深刻的政治意義，在捍衛人類的想法時，可神不知鬼不覺地發揮作用。

同時，我得重申一點，生物學（以及它滲透到我們生活的方方面面，以利人類理解自己的身體與行為）其實很難自外於不平等現象充斥的社交世界。[40] 正如本書所揭露的，關於女性生殖力的觀念與想法，持續不斷地阻礙科學家對男性如何影響生殖結果進行充分而完整的研究。影響所及，生醫知識缺了一角，對一般人如何概念化生殖有著深遠影響。延伸緒論裡有關攝影師的隱喻：由於男性的畫面過於模糊，男性很難說清楚他們如何參與生殖的過程。

實際上，從男性談論生殖的方式可以清楚發現，生醫知識缺了一塊會造成什麼影響：他們說的是**生物學**故事，而非**生醫**故事。他們會停頓沉思，搜尋恰當字眼，但即便被逼問，還是不清楚自己的年齡、行為、暴露物會對孩子的健康有何影響，而且這是大家普遍的一致性反應。他們描述的場景中，男性生殖細胞擔任主角，積極地製造生命，男性本身的身體狀況不會對新生命造成任何風險。反觀女性的生殖細胞則在陰影中耐心等待，準備接受精子，並在受精後，提供胚胎需要的養分，以利胚胎順利長大成寶寶。男子氣概（男性雄風）的隱喻以及動物的類比，不僅出現在生物學家的腦袋以及醫學教科書裡，也出現在男性的言談裡。

然而隨著性別和遺傳學的觀念改變，另一個受孕的故事出現，故事裡精子和卵子都是明星，兩者結合創造生命，因此在貢

獻上平分秋色。即便多數受訪者的談話不脫傳統的敘事（男子是提供者，有精子才迸出生命的火花），但有另外一種版本的性別關係漸漸探出頭來，在描述卵子和精子時，呈現更平等的觀點，顯示愈來愈重視性別平等的現象，已開始影響有關生殖的生物故事。

在下一章，我會援引最近有關父體效應的生醫研究（見第三章），藉此挑戰一部分的主流敘事（即精子是堅不可摧、百毒不侵），並分析男性的反應。學習這些新知，是否能改變男性對參與生殖的談論方式？

第六章

健康的精子？

　　長期以來社會對男性生殖健康缺乏關注，反而提供了一個難得的機會，可分析當大家看到**健康**和**精子**這兩個鮮少相連的詞被湊在一起時，會有什麼反應？美國民眾絕對習慣了在頭條新聞讀到有關生醫研究的最新結果，也常聽到衛生官員提供的各種建議。但是不同於保健與醫療領域裡爭辯已久的課題──例如運動可以遠離阿茲海默症嗎？吃蛋有益健康嗎？對於男性身體攸關生殖結果的新證據，大家卻覺得意外。如同我在第三章所描述的，研究員與科學家持續鑽研並記錄所謂的「父體效應」，亦即男性的年紀、行為、暴露物等可能有害他們的精子並影響下一代的健康。大家之所以覺得意外，不僅因為這類知識比較新，是一般大眾不熟悉的領域，也因為它徹底挑戰了大家根深柢固、普遍接受的想法：女性身體對生殖結果有壓倒性的重要性。男性（也許是生平第一次）聽到父體效應這類健康資訊，不知會有何反應？

　　我希望找到一本易於病患閱讀、有關父體效應的小冊子，結果只在CDC網站找到短短一頁的男性備孕須知（參見第四章），而且這一頁未包括精子若受損可能對孩子造成風險的詳盡資訊。

所以我自己設計了小傳單。我參考了生醫文獻，並沿用公衛運動慣用的語言，製作了一頁的傳單，取名「健康的精子」。傳單內文用圓點標示出重點，難易度符合十年級（高一）的閱讀水平，並清楚道出男性自身的身體健康攸關生殖結果。內文具體點出「受損的精子會提高小孩先天性缺陷與兒童疾病的風險」，並在結語強調「健康的生活方式可以提高生出健康孩子的機率」（見圖九）。我要求每個受訪者先閱讀傳單，然後逐一說明他們的反應。

傳單是公衛慣用的宣傳方式，內容強調個人，包括個人的身體、個人的行為、個人的責任等等，而非結構性以及環境因素。[1]女性習慣聽到這類個人化的建議與規定，這一切都指向自己得承擔更大責任，肩負辨識以及管理潛在的生殖風險。[2]但是現在換成男性收到這類訊息，不知他們會做何反應。他們會願意接受傳單上的訊息以及背後的意涵嗎？抑或他們不相信自己的身體和生殖結果有任何關係？

男性們的回應顯示，他們非常熟悉和女性相關的生殖健康訊息。在沒有提示的情況下，許多男性詳細談到了高齡產婦的風險，以及孕婦需要正確飲食、運動、避免壓力、遠離酒精、藥物、以及有毒物質。但是男性不太熟悉近來有關父體效應的醫學研究。從傳單上，了解到自己年紀與健康可能對小孩造成的潛在影響後，男性表示，為了孩子好，要他們做什麼，他們都願意。不過他們同時也指出涵蓋文化、經濟、結構、環境等一系列障礙，橫亙在他們個人與「健康精子」之間。我最後會討論「父體

健康的精子

關於生育下一代，最新的研究顯示男人的健康也至關重要，對於受孕、孩童健康都有明顯的影響。

精子在人體內需要二到三個月生長成熟。

可能傷害精蟲健康的因素有：

- 吃垃圾食物
- 過度肥胖
- 酗酒
- 抽菸
- 施用毒品（大麻、古柯鹼或類固醇等）
- 接受藥物治療
- 在工作或居住環境中暴露於有毒物質中（如殺蟲劑、重金屬或油漆等）

此外，不是只有女性有生物時鐘，新的研究顯示，隨著年紀增長，男性的精蟲健康度也會逐漸下降。

受損的精蟲將提高孩童出生缺陷或疾病的風險

醫生建議，計畫生小孩的男性，應採取下列措施來確保精蟲的健康：

- 健康飲食
- 維持良好體重
- 規律運動
- 有限度的飲酒
- 不吸菸與使用藥物
- 預防或治療性傳染病
- 仔細檢視使用的藥物
- 避免在家中或工作場所接觸有毒物質

維持健康的生活習慣可以增加生育健康胎兒的機會。

圖九　傳單：「健康的精子」

效應」的實例如何讓我們有機會重新思考公衛訊息裡宣導的生殖風險。

母親很重要

長期以來，社會把生殖風險主要放在女性身體上，一般男性也延續這樣的傳統，所以非常熟悉當代公共衛生的訊息，知道母體攸關生殖結果。[3] 儘管我提出的問題裡，完全沒有提到女性生殖健康，但是這話題在我訪談紀錄裡，占了很大比重，男性（不管學歷高低）都提到了女性的年齡、健康、暴露物對孩子健康的重要性。實際上，在我拿傳單給他們看之前，我問了個問題，希望確定男性是否知道父體效應這類訊息：「若有對夫婦計畫懷孕生子，你知道**男性**可以做什麼，提高生出健康孩子的機率？」逾百分之七十受訪者說，男性可做的是確保**女性**健康。

近一半男性提到與女性年紀相關的風險；約三分之一男性提到支持懷孕的另一半很重要，這點呼應了上一章討論的重點：男性是提供者的說法。所謂支持，包括了陪在身邊、「穩定」、「凌晨兩點幫孕妻張羅花生醬、肉乾等零食」。特別是，多名男性提到在另一半懷孕期間需要盡量減少她的壓力，以免影響胎兒。如巴比所說，「另一半支持、營造、鼓吹的環境，會對胎兒的健康產生正面或負面的影響。」不過有些男士對**支持**的理解多半放在執行面，尤其是飲食、運動、避免酒精與藥物等方面。喬許（Josh），三十三歲、東南亞人、從商、有兩個孩子，想不

出妻子孕前自己可做什麼，改變自己的行為，卻會說「在妻子懷孕期間，也許我會**督促**她放輕鬆、多鍛鍊，但不要給自己太大壓力」（還加了強調語氣）。同樣地，馬特（Matt），四十歲，因為吸毒、無業遊民，孩子被交給政府安置，他提及十多年前，前妻懷孕時，他可是「呵護備至」。「我確定她健康，確定她不吸菸，也遠離二手煙。嗯，吃該吃的食物。我不和她吵架——以免給肚中寶寶壓力。」

男人偶爾才會跟著孕妻，一起過著健康的生活，理由是他們對懷孕的另一半有潛在「影響力」。例如，克雷格（Craig），沒有小孩，他對男人與女人彼此牽連的「生活方式」描述如下：

女人是一人吃、兩人補。無論妳吃進什麼，都會影響胎兒。但是我也相信男性的影響力不容小覷。我的意思是，如果我喝酒，我沒有理由禁止妳喝。妳不抽菸，而我能在妳旁邊抽菸嗎？我不能直接影響妳和寶寶的身體。但我影響的是妳所處的環境、妳的情緒。我的意思是，你可能讓一個女人經歷九個月的精神折磨。這會給胚胎造成什麼壓力？

即便克雷格指出男人的行為可能對胎兒造成影響，但是他並未點出男方對胎兒的直接影響；女性的身體依然是載體，是男性行為影響胎兒的載體。

有幾位男性用自己的邏輯消化了這些呼籲個人改變行為的公衛訊息後，赤裸裸地把小孩的健康問題歸咎於女性。例如，東尼

（之前稱卵子是「殼」，等著被男人精子填充），對於以下的假設性情況（孩子被診斷患有唐氏症）提出自己的看法。唐氏症是一種遺傳性疾病，根據國家衛生研究院的研究，這種病似乎與母親或父親的行為無關：

> 孩子的母親在懷孕期間喝酒、抽菸、吸毒。現在孩子出世，罹患了唐氏症。〔模仿母親對孩子嗚咽：〕「啊，怎麼會這樣呢？這不是我的錯。我愛你。」但是實際上，妳在懷孕期間，做了什麼？因為妳沒有照顧好自己，這就是為什麼孩子有唐氏症。

在這些沒有提示的討論裡，男性透露，他們很難在討論生殖時，不談到女性，這顯示生醫界產製有關生殖風險的知識時，僅關注女性的身體。接下來，我將關注男性是否聽過或看過任何強調父體效應的新訊息。

父親重要嗎？

雖然男性十足肯定母體健康的重要性，但有些男士被我問到「男方是否可以做什麼以利提高生下健康寶寶的機率」時，大膽猜測自己行為也許扮演重要角色。整個情況差不多就是：他們一聽到**健康**這個詞，就開始滔滔不絕說起自己被灌輸的各種標準建議。例如德肖恩（Deshawn）列出以下內容：「我會說，不碰尼

表 B　多少男性提到自己可以做些事提高 生出健康孩子的機率

	男性提到的百分比 （n = 34*）
遠離酒精	56%
攝取健康食物	53%
過健康生活	47%
不抽菸	44%
不亂服藥	32%
運動	29%
接受基因檢測	24%
做好心理準備	21%
睡眠	21%
遠離有毒物質	15%

＊被問到這問題的三十九名男性中，五人表示男人啥也做不了。因此，表中的百分比是根據三十四人的答覆。若不到百分之十五的男性提到那個行為，該行為不會被納入表中。

古丁、酒精、菸草，若要健康，務必吃得健康、多運動等等。 和德肖恩一樣，保羅也是高中畢，有一個孩子，用口號般的一句話總結自己的答覆：「健康的父親生出健康的兒子。」[4]

　　表 B 總結了一長串男性認為可提高他們生出健康孩子機率的行為。[5]正如第四章所述，媒體的確偶爾會針對精子提供建議，

諸如避免泡熱水澡、勿穿緊身內褲、不要久騎自行車，因為熱會導致精蟲數下降。但是訪談時，這些因素都只被提到一次（被三個不同的人提出）。與公衛往個人化方向推動的趨勢一致，每一個受訪男性都提到**個人**的健康行為。僅百分之十五提到了環境毒素或其他可能影響男人生出健康孩子的超個人因素（supra-individual factors）。

這些答案可能顯示，男性對於最近生醫界有關父體效應的研究知之甚詳，但接下來看到傳單訊息後的反應，清楚顯示，多數人只是誤打誤撞猜對了，而非陳述已知的事實。例如護士馬克（Mark）看完傳單後笑道：「嘿，我說的很多竟然都是對的！」實際上，許多男性被問及這問題時，明確表達了不確定、不清楚的態度。例如派崔克對於男人可以做什麼，稱「不太確定」，只能用猜的。

> 若男人想要一個健康的寶寶，我唯一有把握的答案只有一樣——男人無法自己懷胎。但是我肯定會給的建議是，遠離某些藥物或戒酒，儘管我不確定這些因素是否是決定他們能否有個健康寶寶的關鍵。我不太確定男人能做什麼。我猜應該保持健康。但是話說回來，男人終究無法自己懷胎，所以這點對我而言有點難辦。

由於社會不夠努力宣傳有關父體效應的訊息，所以不意外多數男性並不清楚自己的健康可能影響小孩的健康。不過進行訪談

時，有關高齡為人父以及「男性也有生物時鐘」的主張至少已見諸報章的頭條新聞十年之久，所以我在問完關於「男人能做什麼」的一般性問題後，又接著問了關於男性年紀的具體問題：「一些研究顯示，高齡女性當母親更有可能生出唐氏症寶寶，你認為男人的年紀是否會影響孩子的健康？」

多數男性不熟悉高齡為人父的潛在風險，不同於前一個問題，他們不太可能猜到年紀是重要因素。實際上，約三分之一受訪男性指出，即便男人很老也能有孩子，例如羅伯從媒體報導得知，名人米克·傑格（Mick Jagger）七十多歲都還能當爹（見第四章）。他說道：

> 我聽說幾個高齡七十的男人成功讓女伴懷孕。我想男人的年紀不像女人的年紀那麼重要。我想只要男人健康，可以製造足夠的精子，年紀真的不是那麼重要。

一些男性確實表達了「老了才當父親」的不安與憂慮，但這些擔心主要是怕照顧不來小孩，沒有體力陪小孩玩耍。二十三歲的丹尼爾希望能夠抱著未來的小孩時，「有十足的體力，而非痠疼的背部」。三十三歲的湯姆不確定他和新任丈夫是否「要有個孩子」，不過如果真的要，他希望「趁早有，因為我希望能和他一起做些事，不要等年紀大了，無法出去陪他玩捉迷藏，因為到時我可能有關節炎之類的毛病。」

幾個非裔美國受訪者將**老**定義為三十幾歲與四十幾歲時成為

父親，相較於其他受訪者對於「老爹」的定義，早了一、二十年。例如布魯斯在回答有關為人父的年紀時，稱這點在他的社區不是個問題：

> 不幸的是，在我老家，每個人十多歲就有了孩子，一直生到二十多歲。我有個同事，我想他大概四十四歲，我們談到孩子之類的話題。他才剛有了女兒，對我開玩笑地說：「天啊，我根本沒想到自己會有孩子。努力了這麼久，一直沒有下文。」他彷彿是這麼說的：「我發現女友懷孕時，完全沒有要冒犯她的意思，但我不得不問她，這孩子是誰的，因為我這麼久以來射的都是空包彈。老天爺，我都四十多歲了，還能坐在這裡，有個孩子。」

布魯斯目前沒有女友，但他曾想過再有一個孩子的可能性。他續道：「現在我三十八歲，覺得自己的時間滴答滴答地流逝。我不希望六十歲的時候，兒子才五歲！」這個生物時鐘的隱喻長期以來被用於指涉女性的生殖系統逐漸衰老，[6] 但布魯斯是受訪男性中唯一一個用它形容男性的身體。不過，不同於臨床醫師用這隱喻提高大家重視高齡人父的問題，[7] 布魯斯不擔心生育力下降或精子受損。畢竟他預想自己未來會生個（兒子），想必是個活潑的五歲兒子。他擔心的是自己上了年紀才生子，不知能不能跟得上年輕兒子的節奏與步調。儘管男性對「上了年紀」才為人父的定義因人而異，但是鮮少人在「老」的定義中，考慮到精子

衰老的問題。

不過有一些男性（約占樣本的五分之一）接觸過男方年紀、行為、暴露物會對小孩健康構成風險的資訊。充分證據顯示，學歷與健康知識有關聯性，[8] 所以九名這類男性中，有七位是大學畢或有碩士學位。他們當中有半數在診所接受生育力檢測時，接觸過這類訊息。診所是男性可從臨床醫師獲悉有關精子資訊的少數幾個地點之一。其他人則是意外接觸到這些訊息，例如查德，他是緊急救護技術員（EMT），正申請就讀醫學院：

> 我最近聽說，實際上有些研究顯示，男性為人父的年齡應該更年輕。我知道，對於女性而言，這肯定是的。妳不想過了某個年紀才生，因為這樣可能會增加某些疾病的風險。但是我想研究已經發現，這點對男性也是成立的。[9]

維克多（Victor）自稱是「新聞成癮者」，現年四十三歲、同志、會計碩士；才剛從因長期憂鬱症導致淪為街友的狀態中走出來。在我採訪的男性中，他對父體效應的認識最廣泛。

> 我：如果一個男的想要個孩子，或是正在計畫中，你知道讓女方受孕前，男人可做什麼增加生出健康孩子的機率嗎？
>
> 維克多：我想可能是有的。我讀到的一些資料——也許要遠離某些食物，也許是身體方面，也許不該攝取某些

東西。我知道有些事情會損害我們的生育力，但也會損害我們的細胞與 DNA。所以男人本身說不定可以克制或戒掉某些行為或某些食物，以免有害健康。遠離那些可能損害他們精子或生殖能力的東西。

他轉而討論「也可能需要在孕前確保女方本身的狀態與條件可以順利地生出孩子。」我重新把他拉回正題，問他：「你還想到其他什麼男人可以做的事嗎？」

維克多：對男人嗎？還是那句話，我認為很大一部分可歸結到酒精、吃了有害的東西，或者不見得是飲食，反倒是讓自己處於可能傷害細胞的環境，例如我聽說有人在核電廠上班，還有接觸微波之類的東西，這些可能傷害男人的生育力，甚至把受損的突變或細胞特徵（原本可能都正常）傳給下一代。藥物可能會導致這類傷害。無論是飲食、身體，還是接近有害的東西，設法在孕前限制這類的活動。總而言之，減少風險。

維克多對於父體效應知之甚詳，例如當他提到「受損的突變或細胞特徵（這些原本可能正常）」時，牽涉到表觀遺傳學過程。然而他的回答仍然附加了很多的「可能」、「說不定」等

詞，顯示他並不確定，和那些靠猜的受訪者在回答自己的健康對生殖結果有何影響時，反應差不多。維克多的不確定可能也與這類訊息相對稀少有關。他以前聽過這些訊息，不過並沒有常態性地接觸，讓他對這門學問的機制與結果感到猶豫、不肯定。他的談話值得注意的另一點是，堅持個人責任。例如「減少風險」需要「男性本身」克制、戒掉、大抵上遠離「可能損害……精子或生殖能力的東西。」但是不同於維克多，多數男人之前都沒有聽過這類訊息。當他們第一次聽到或接觸時，會出現什麼反應？

男人對健康精子的觀念有何反應

宣傳生殖健康訊息時（一如「健康精子」傳單上的訊息），女性往往才是被鎖定的對象，所以我面臨了另一個不確定男性會做何反應的情況。一方面，研究健康和醫學的社會科學家指出，文化裡重視男性雄風的教條，諸如男性要勇於冒險、不要輕易就醫尋求治療等，是導致罹病率與死亡率持續存在性別差異的主要原因。在美國，男性患重病以及過世的平均年紀比女性早。[10] 從這點來看，我所訪談的男性可能不屑這張「健康精子」的傳單，因為內容不符男性身體應該健壯、無堅不摧的文化觀。[11]

不過圍繞父親角色的文化規範慢慢在變，讓大家對男性有了不一樣的期待，認為男性應該會投入更多時間與精力照顧孩子，而非只是賺錢扶養他們。[12] 全國性調查發現，男性陪伴孩子的時間比以前多（儘管仍不及女性花在孩子上的時間）。[13] 同時，社

會科學家對於男性「密集」參與育兒的程度，意見不一。[14] 僅舉一個生殖方面的例子，現在更多男性進產房陪產，而非在等候室等待。[15] 所以照此看來，也許男性會對「健康精子」傳單的內容做出正面回應，表示有興趣盡一切可能優化他們孩子的生存機會。

為了說明男性如何實現傳單上**兩個**相互矛盾的假設，我摘錄兩個訪談的內容。說到他們自己的反應，兩人正經八百地表示願意也準備好盡一切可能，提供孩子最好的生命開端。但是接下來被問到「一般男性」看到傳單後會有何反應時，他們指出了各種社會與結構因素，導致男人難以遵守傳單上的建議。摘錄來自和詹姆士與馬利克的訪談，兩人的年紀、種族、社經地位、家長身分都不同，但對於傳單的反應大同小異。我將在下文詳細討論。

詹姆士與馬利克

詹姆士的父親有錢，再婚娶了幼妻，生了三個孩子，詹姆士是家裡老大。他在東岸濱海地區長大，家有褓姆，念的是私立學校，大學也就讀排名數一數二的名校，堪稱人生勝利組。他現年十九歲、白人、大學生，追隨父親腳步，對公職與從政感興趣。他有個「長期交往的女友」，兩人在一起兩年半，已談到了遙遠的未來，計畫到了某個年紀開始生養小孩。他也提到會比父親「花更多時間參與」育兒。他接受採訪時，身穿 T 恤與短褲，他的回答深思熟慮、認真嚴肅，彷彿在上大學的專題研討課。

我：現在我有個東西讓你讀，讀完你用你想要的方式做
　　出回應，答案沒有對錯之別。

詹姆士：健康的精子，〔閱讀時出現停頓〕這都是真的嗎？[16]

我：你可以把這當作是醫師給的建議。

詹姆士：OK。如果這是我醫師給的，我會覺得是真的。〔閱
　　讀時，停頓了幾次〕這不錯，這下對於養身更有動
　　力了。

我：請一一詳細告訴我，你的反應與感覺。

詹姆士：我覺得言之成理。我是不懂這背後的生物學。但是
　　如果你努力保持健康，那麼你身體各個部位可能也
　　會更健康，包括製造精子的器官。讀著這份傳單，
　　我覺得必須要讓自己更健康，繼續努力過著健康的
　　生活，因為（要命），我希望有健康的孩子。我希
　　望能讓另一半懷孕——希望小孩健健康康。所以，
　　對我而言，這與我的直覺相符，也讓我會非常努力
　　地維持這種生活方式。

我：所以你和女友（讓我們把時間往未來快轉個十
　　年），你認為對你會是一件困難的事嗎？在你們開
　　始嘗試備孕之前幾個月，做到所有這一切？還是看
　　起來沒有那個困難？

詹姆士：不是令人難以置信的困難，尤其是只要兩三個月而
　　已，畢竟相較於生出健康的寶寶，以及是另一半經
　　歷懷胎十月之苦，這可是個折磨〔笑〕。對我而

言，多運動、戒酒，並不會太過吃力。我不吸毒也不抽菸，也不打算這麼做。我知道精子一直在成長與再生；我不知道精子需要兩三個月時間才會成熟，也不知道在這兩三個月的活動會對精子造成具體影響。但是假設這是事實（現在我知道這是確有其事），那麼我想在受孕前兩三個月，努力遵循這些建議，程度上比我現在已經做的還更多，似乎合情合理。

我：所以這是你的反應。現在想想其他男性，你認為一般男性對此會有什麼反應？

詹姆士：我認為，整體而言，大家對他們收到的醫療資訊往往會打上問號，抱持著比我還不信的態度。對我而言，醫師說什麼，我習慣照單全收。但是我知道很多人以陰謀論看待醫師，而且我想很多男性認為，說到受孕以及養育孩子，自己責任不大，因為他們受到過時的觀念影響。因此我可以理解男性：一，對於這個有科學支持的事實持懷疑態度；二，不太願意接受他們有道德義務調整生活方式，以利生出健康的孩子。

馬利克出生地點距離詹姆士的大學幾英里遠，童年過得很辛苦，充滿創傷。他的父親是建築工人，後來因背傷無法繼續做工。母親做過服務生、接待員，乃至任何可賺錢支付帳單的工

作。兩人後來離婚,「鬧得很難看」,讓馬利克覺得自己彷彿是「溜溜球」,被踢來踢去。他斷了與「生父」的聯繫。他五歲時,和一個七歲的朋友打棒球,不小心打破一輛車的擋風玻璃,車主怒氣沖沖跑出家門,用槍打死馬利克的朋友。這些小時候的遭遇讓他得了憂鬱症。大概在「十一、二歲」,他因為有自殺傾向被送入醫院。十三歲,他加入幫派,被一個又一個中學退學,最後終於拿到文憑。這時,他的母親已再婚,搬到南方。馬利克入伍從軍,並在阿富汗服役兩年。

受訪時,馬利克二十七歲,非洲裔,有三個孩子。他戴著黑色針織帽,紮著短馬尾,身上有股煙味。講述人生辛苦遭遇時,他給人平靜、充滿善意的感覺。他仔細思考我提出的問題,回答帶著幽默感。他正在和妻子辦離婚(兩人有個七歲的女兒),並與女友同居(兩人有一對三歲的雙胞胎),考慮再生一個。他夢寐以求的工作是設計電玩,但是做了幾份低薪工作後,現在失業中。

我:我有個東西讓你讀,讀完請用你想要的方式做出回應,答案沒有對錯之別。

馬利克:健康的精子。〔閱讀第一部分時,短暫停頓〕哦,這差不多和我剛剛說的一模一樣。很有意思。(他提及繼父認為他「太老」,竟然在三十好幾快四十歲才有孩子的插曲。)〔閱讀時停頓頗久〕沒錯,我絕對聽過這個。不過實際看到時,還是覺得驚

訝。我只說了要吃對食物、維持健康的體重，必須運動，遠離酒精與毒品，預防並治療性傳染病等等。但是「遠離職場與家裡的有毒物質」，這點是新的。因為我不知道如何遠離有毒物質，如果他們已經在你家裡。例如你會使用漂白水洗衣服，或使用其他類型的消毒劑，這些都含有不同的化學品。是的，你得遠離他們，但我不會說這是主要的部分。至於工作時，有人說會有鉛毒，還有其他的嗎？當年我在（一家船運公司）上班，他們會運送大桶裝的有毒化學品，曾經發生過外溢事件，但你幾乎沒有選擇餘地，只能盡量避免桶內的東西外溢，這職責已超出我的工資級別，我不得不說出這點。因為我碰過幾次這種事，這個大桶幾乎有我身高的一半、至少一百磅（說不定兩百磅）〔笑〕。我不知道裡面裝了什麼，但它開始滲漏，我的主管要我用手去碰，我說：「我不碰那東西，我不管你說什麼，我絕不碰。你可以立刻炒我魷魚。」其他人說：「好了啦，我們得把這桶子弄出去，我們待會兒還有一輛貨櫃卡車要張羅之類的廢話……」老兄，我不碰那東西。我不管你說什麼。我會去照顧另外一台卡車；我不碰那東西。但是，沒錯，在職場有時很難避開這些毒素。這顯然取決於你自己怎麼做。

　　父產科：孩子的健康不能只靠卵子！男性生殖醫學重磅登場

我：因此，你說真正看到這資訊時，感到很驚訝，為什麼會這樣？

馬利克：因為你沒有真正看到實例。嗯，我這輩子，很少去醫院。我怕死醫院。〔笑〕我對醫院有輕微的恐懼症。我不喜歡打針之類的事，好像有人穿著罩袍、戴著面具，怪恐怖的，讓我想說：「哦，老天爺，拜託不要這麼對我。」〔笑〕我上一次看到這些資訊是在健康課上，我們討論了一下，但我已多年沒看過了。

我：那麼，如果你把這個帶回家，你和你女友都認為：「OK，雙胞胎不夠，我們再多生些孩子吧。」

馬利克：其實我們已經談過這件事。她說：「行，我們得戒菸。」我們聊過這個話題，因為我想戒菸。我比她擅長戒菸。沒錯，我們想過要再生一個孩子，因為她要，說實話，我也想再生一個，但是她以為我不要。總之，我們都同意必須戒菸。我們不吸毒，也滴酒不沾，只有在極為極為罕見的場合才喝酒，例如假日或特殊場合，我們會喝一瓶紅酒，或是我會喝半品脫（約二五〇毫升）烈酒。我們不像其他人天天喝酒，我不是指大家，而是我認識的人。至於吃不健康的食物，我不喜歡甜食，但我女友愛。我們每天吃三餐，當然這是因為我們有孩子。我一定讓她們吃早飯。我和女友會在家吃午飯，然後孩子

大約下午三點回家。我大約兩點半、三點去接她們，到了家，讓她們再吃一份午餐，所以她們吃得很好。我的孩子喜歡各類型的蔬菜與水果，我們大人也是。我們就是這樣吃的。所以我不會說，我們吃得不健康。不過有一點要補充，我女友愛吃冰淇淋，我也會吃一兩勺，所以我還算節制。萬聖節剛過，我們還剩些糖果，她就坐在這裡，吃著糖果，但我們不會吃太多不健康食物，我們不太常點外賣，有時候（人總是有犯懶的時候），你知道嗎？我會點披薩或中國菜，但只是偶一為之。

我：所以這是你看完傳單的反應。現在，你能否想像一下，你認識的男性（一般男性）會有何反應？

馬利克：〔笑〕

我：你覺得，你認識的男性看到這傳單會有什麼反應？

馬利克：我認識的一般男性？呼！他可能會說：「行，那我得不吃不喝。」〔笑〕這可不容易。我的小舅子，他過得很慘。他是在這個情境下，我唯一可以真正聯想到的人。他吸毒嚴重，現在在美沙酮戒毒診所，他也抽菸、酗酒。他真的非常不健康。而且他提到想要再有個孩子。所以他的反應可能是「老哥，真的嗎？」他以及我其他朋友，看到這傳單，應該〔笑〕要改變很多東西才能重獲健康。這不是一朝一夕的事，絕對不是這麼容易的事。所以他們

　　父產科：孩子的健康不能只靠卵子！男性生殖醫學重磅登場

的反應會是「好吧，我怎樣能在九個月之內做到這一切？」而你知道，這是不可能的。他們必須徹底改變生活方式，但他們做不到。大家必須為這樣的事做好心理準備。如果做不到，就是做不到。

個人的企圖心以及變健康的障礙

　　有關個人行為會影響精子健康的健康資訊，詹姆士與馬利克的反應顯示，我採訪的對象裡，出現一個共通的模式：受訪者說到他們自己會怎麼做，和他們想像其他男性會怎麼做，兩者之間出現鮮明差距。採樣的樣本非常多元，幾乎各個背景都不同，但是每個男子都沒有對傳單訊息嗤之以鼻，反而明確地表示，如果他們想要個孩子，他們「當然」會盡一切可能，降低影響孩子健康的風險。有些男子像馬利克一樣，檢查傳單上的清單，然後在需要修改的行為項目上打勾。約半數男性像詹姆士一樣，在言談間附加道德判斷，稱那些「聽從」建議的男人是「好父親」，並強調男人對未來孩子「負有責任」。尼克，三十三歲、單身同志，用更生動的語言表達類似的感覺，稱他會努力做到這些建議，因為「我做事不會草率，隨便交差。所以如果我打算為人父母，我不會草率交差、半途而廢，如果不照著建議做，就是草率隨便、半途而廢。」

　　我們討論完傳單後不久，我向每個受訪者一一解說，提醒他們，有些要點比其他要點有更強的證據基礎（見附錄一的〈訪談指南〉）。然後我問他們，這種不確定性是否會影響他們的反

應。只有四個人說會。例如，偉伊說到：「如果存在不確定性，我認為，對我或任何人而言，這個建議（例如慎選飲食避免生出先天性缺陷孩子）的說服力就會降低。」不過大多數男性表示，風險程度精準與否，並不重要。例如特拉維斯說：「寧可失之過於謹慎，也不冒險。」丹尼爾，三十三歲，計畫未來要生孩子，稱：「我不知道這些數字有多糟糕，但是如果有什麼方法可以提高生出健康寶寶的機率，那麼無論如何也要採取一切必要的預防措施。」

而今衛生文獻中，獲得充分確鑿證據支持的一項發現是，大家口頭說要做的事和實際做到的事存在鴻溝。整個模型充分反映，健康觀念、健康意圖、實際的健康行為，三者之間是脫節的。[17] 一些受訪者強調傳單上看到的「基本」健康建議（例如大衛稱之為「生活密碼」、麥可稱他們是「健康生活重大指標」），與合理預期男性可能採取的行動之間，確實有段差距。尼拉吉（Neeraj）成年後多半在牢獄度過，看看他怎麼說：

> 每個人都知道要保持健康、飲食要健康。這些並不是突破性的資訊，對吧？無論你是否想要健康的精子，這些都是根本。你應該過健康生活，維持健康體重、運動健身、不抽菸。但是知道是一回事，做到是另一回事。

因此男人聲稱願意遵守養精建議，其實只是「說說而已」，不代表他們平常生活裡會實際做到。然而，對於男性這種反應，

受傅柯理論啟發的生物政治學者認為，並不令人意外。根據他們的紀錄，男性面對健康訊息時的反應，幾乎是強制性地默認，藉此證明自己是跟得上時代、負責任的個體。[18] 一如詹姆士所言，看完傳單後，他「覺得自己**非得**更健康不可」（附強調語氣）。其實，男性說出自己的反應，顯示他們覺得這是個人的責任，並交織道德的考量。在這個過程中，健康與否主要仰賴個人行為，而非更廣泛的影響力。

但是若止步於此，只讀到男性反應的部分而非全貌，因為一半以上的受訪者確實點出，個別男性與「健康精子」之間存在一系列障礙——包括個人的、結構的、經濟的以及環境的諸多因素。他們在回答有關**其他**男性的反應時做此回覆，這顯示，他們一開始的反應可能受到「社會期許偏誤」（social desirability bias）影響，這是研究常發生的現象，受訪者努力表現出自己最好的一面，傾向給出他們認為社會接受的答案，而把自己實際的想法挪移到其他人身上。有時我問的是，「外面」其他男性，有時改成「你認識的人」。兩種問法都追出一系列原因，解釋男性為什麼會「忽略」這些建議，或是他們即便有心試一試，也覺得難以照辦。例如，詹姆士指出，大家普遍對科學和醫學專業知識持懷疑態度，[19] 還有關於性別的「過時」觀念，可能讓男性輕率地對待這份傳單。馬利克描述自己對臨床醫師心懷恐懼，可能間接透露了長期以來醫界對有色人種的醫療虐待。[20] 他也強調在家裡與職場，都難以避開化學物質，這不僅對低薪族而言是如此，對牙醫與實驗室研究員等專業人士亦然（見第三章）。當他

想到，他認識的人會照著傳單上的建議一百八十度改變生活方式嗎？不禁覺得荒謬，重複地笑言：「不可能。他們辦不到的。」

此外，受訪者給出其他諸多理由，都與他們個人的情況息息相關，同時也讓造成這些情況的更大外力被曝光。以下是一些例子：

- 那些服藥治療身體或心理疾病的人指出，必須優先考量他們目前的身心狀況，才能想到未來精子受損的可能性：

  我正在服用（治療憂鬱症與社交焦慮症）的藥物，這是（為了我）目前的健康著想……我很想親自執行（傳單上）的建議：吃得健康、盡量多活動，我想為了心理健康，也要把我的心理健康看得同樣重要。

  塞思　二十三歲

- 異性戀本位主義裡，要求男性展現陽剛與硬漢的氣概，熟悉這現象的男同志，提到了文化裡男性無懈可擊的觀念：

  即便你告訴他們，我想那些傢伙也不會想到（健康精子）。「哦，我的精子沒事，健康得很，超級棒的。」這就是他們會說的話。〔笑〕。我想，大家（主要是男人），以為他們可以長生不老，沒有什麼可以傷害他們。

  亞倫　四十三歲

- 受過種族主義之害的非裔男子，不滿社會長期控制黑人生殖的現象，[21] 因此會質疑這一領域（生殖）的醫學權威：

（我認識的一般男士）會做出非常不成熟的反應。他們會坐在這裡，看著這份清單，然後說：「哦，那又怎樣？我是胖，我每天都吃起士漢堡，我喝酒、抽菸、還有一堆其他不良習慣，但是我的孩子，各個好得很，所以這些只是一堆垃圾文。他們哪能告訴我怎麼生孩子？」

布魯斯　三十八歲

- 生活窮困的男性感嘆美國系統裡有諸多結構性的不平等，包括窮人得不到有質感的照護，以及要有錢有閒才可能「吃得健康」、養成運動習慣：

如果你生在低收入家庭，你的遭遇會完全不同於生在健康又有錢家庭的孩子。如果你生在富裕家庭，你可獲得更好的醫療照護，可參考更好的營養模式。如果你窮，你買不起健康食品。[22]

保羅　二十九歲

- 飽受無家可歸、吸毒成癮之苦的人，指控經濟與政治系統看重利潤，忽視保護弱勢的重要性：

我覺得大家沒有盡責地好好照顧自己。我覺得相較於數年前，今天市面上出售更多對人體有害的產品，可能是對你

有害的食品、毒品或酒類，而大家對這些東西上癮。

羅伯　四十九歲

・對每個人而言，每天呼吸、喝水、飲食，都躲不開環境之害。

不可能避開有毒物質。

安吉洛　三十九歲

　　在每一個例子中，男性都清楚表明，一個人的健康並非全是個人選擇的問題。實際上，任何一個人的健康都是諸多因素相互作用的結果，牽涉生物、文化、經濟、結構、歷史等過程。回想一下緒論中提到的俄羅斯套疊娃娃。在各種學術領域，包括醫學社會學、社會流行病學等學者，都提出這樣主張。[23] 不過，這主張相較於聚焦在個人意志與意願的傳統公衛，尚未在組織與財務上，獲得充分的影響力。在本章的結語，我會分析若能認真看待這一點，會有什麼意義，以及會如何改變公衛宣傳生殖風險與責任的方式與資訊。

平均分攤生殖風險與責任

　　除了尖銳批評內容太過強調個人扛責之外，許多訪談的後半部還出現另一種奇怪的現象。看完傳單後，半數以上男性花了些時間，沉思自己在閱讀傳單前後，對於女性與男性的生殖責任，

看法上有何轉變。在我們訪談進入尾聲時，馬特表示，他覺得傳單上的資訊很重要，應該和朋友分享。

生殖不只是女人的事，也是男人的事。我以前從來沒有認真想過這點。但你是對的，為了生出健康寶寶，男人有責任吃得健康。這不只是女人的事，而是男女雙方的事。

伊萊賈，二十一歲，曾和女友討論生孩子的事。他改編了傳單上的建議，把男性如何讓女方懷孕的老調，重新包裝。

我本來想說，生孩子主要是女人的事，但不是這樣，實際上是我們男人，因為我們提供精子。沒有我們，就不會有孩子。所以我的意思是，我們男人在生孩子這事上，非常重要。我原本以為，生孩子永遠只是女人好就好，但不是如此，我們也必須健康。

身為醫科預科生的查德，根據有關父體效應的新知，修正在校學到的內容：

查德：自古以來，似乎一直認為女性的生殖系統遠比男性複雜，然而男性……我的生理學老師，她解釋副交感神經與交感神經系統如何影響生殖。「對男人而言，過程很簡單。牢記，只須瞄準和射出。」勃起和射精，

非常簡單乾脆。（但既然你要我選出三個詞，描述男人的生殖）我想到的是，**看似簡單直白**，其實不然，因為不管什麼人⋯⋯我們體內最小的東西，非常複雜。所以，我會說，生殖看似簡單，實則複雜。

我：男人的生殖有什麼複雜之處？

查德：我認為這與一切的起點有關——與精子本身的生成有關。一切始於這些人體最小的細胞，他們經歷不同階段，然後成為精子。精子一路前進，經過非常多複雜曲折的管子，最後落腳到女體內。我想這就是我所謂的複雜性。絕不是簡單地「瞄準和射出」。生殖牽涉的事可多了。

　　根據這些評論，發現受訪男性把他們剛剛才從傳單上讀到的資訊加以融會貫通，說了另一個版本的生物故事（亦即男性健康對生殖結果有出人意料的重要性）。此外，原本就持平等性別觀的男性或是講述第二個版本精子故事的受訪者（詳見第五章），被問及女性與男性對生殖風險的「貢獻」時，也呈現了這種平等觀。這個發現符合凱特·里德（Kate Reed）的研究，她的研究對象是接受產前基因檢測的孕婦，她發現當男性陪同女性伴侶到醫院接受定期產檢時，他們會對自己的基因如何影響胎兒更感興趣。[24] 在這種情況下，短短一頁介紹父體影響的資訊，足以改變他們對精子的看法與故事，顯示若能更廣泛地宣傳這類資訊，不僅能影響帶刻板印象的生殖健康觀，也會更廣泛地影響生殖政

父產科：孩子的健康不能只靠卵子！男性生殖醫學重磅登場

治。在本書的結論部分，我會再細談這一點。

重新思考宣傳生殖健康訊息的方式

基於社會長期不關注男性生殖體的健康，因此沒有理由期待男性會自發地將**健康**和**精子**這兩個詞相連在一起。儘管男性確實認為自己的身體參與對生殖至關重要（別忘了上一章裡，多數男性認為精子是促孕的主動行為者），但他們卻沒有考慮到男體的年紀與男體的健康也攸關生殖結果。就是因為男性對這類訊息（父體效應）感到「意外」，反而提供了一次機會，讓我們重新思考，大家習以為常、只關注女體的生殖健康訊息。我心想，如果我們不停地宣傳，努力在大家的認知裡，建立**健康**和**精子**之間的連結，並利用公衛訊息，讓大家注意到男性年紀、行為、暴露物對生殖結果的重要性。這麼做，不知會發生什麼？

基本上，任何議題被歸類為健康問題，大家的注意力會立刻集中在個人身體的層面，而非結構性與環境因素導致疾病。長期以來，這被認為是「醫療化」（medicalization）的關鍵特徵之一，亦即以前被認為是不道德或犯罪的問題，而今則被重新詮釋，當成疾病處理，需要接受臨床醫師治療。經典的例子包括了不孕不育（從原本是上帝的旨意，經過重新定義與詮釋，被認為是生物疾病）；酗酒（從原本被視為不符道德規範，而今被重新定義為是疾病）。[25] 醫療化的社會過程（social process）往往會導致各種狀況（問題、疾病）被進一步地個人化，其中一個理由

是，疾病會影響一些人的身體，但不會影響其他人，所以生病的人必須接受（個別）治療。不過，社會上幾乎沒有任何一種狀況是百分之百由個人層面所造成，因為個別的身體時時刻刻都與家庭、社區、乃至國家緊密相連，所以文化、結構、環境緊密交織的強大影響力，不該被漠視。[26]

在大多數保健與醫療的方式裡，個人層次之外更廣、更大的影響力被視而不見（或被淡化）；此外，聚焦在個人，易於期待個人負起健康的責任。這樣的連動關係由以下的這段話可以得到印證。洪（Hong），來自中國、二十九歲、現職是科學家。他表示，妻子懷第一胎時，最後卻流產。之後，他們兩人都到醫院接受生育力檢查，也看到了父體效應的研究。他的妻子準備再懷個孩子時，要求他改變若干行為。

在中國，空氣和水都受到嚴重汙染。所以在備孕期間，你得盡可能小心翼翼，注意一切。所以妻子要求我務必謹慎。因此兩人在備孕期間，我不喝酒。大約有半年之久吧，即使和朋友聚會，我也滴酒不沾。我努力 —— 不碰不健康的食物。我也不抽菸、不吸毒。我們盡一切努力保持謹慎。

相較於詹姆士與馬利克，洪在我的受訪者中，完全不具代表性。他不僅熟悉「健康精子」傳單上的大部分建議，也實際實踐了大部分建議。可能是因為他的老家在中國，那裡廣泛宣傳了汙染與吸菸對精子的影響。[27] 但是他的談話顯示，即使他指出了環

境汙染有重大影響，他仍把努力集中在自己的個人行為上：注意飲食、不碰酒精。諾拉・麥肯德里克（Norah MacKendrick）也在女性消費者身上發現類似的現象。她們為了管理「體內化學殘留物」（累積在身體組織中的毒素），會謹慎購物：購買有機食品、不買用 BPA 製造的嬰兒奶瓶等等。麥肯德里克指出，這種因應方式，等於把責任放在個別婦女肩上，未能解決汙染這個更大的集體性問題。[28] 洪的經驗顯示，男性也不能免於這種壓力，即使他呈現的還是一種傳統、男女有別的分工模式，亦即女性（他的妻子）負責搜尋資訊、鼓勵他遵循資訊列出的建議。

　　社會科學家早就注意到，個人如果無法顧好自己的健康，會招致指責、背負惡名，更別提會覺得焦慮以及罪惡感。[29] 當代女性對這些各式各樣的遭遇早就不陌生，但仍繼續承擔生殖結果的大部分責任。[30] 在下一章的結論，我會重提約翰，這個生活在虛構世界裡的虛構男主角。我以他作為本書的開頭，更完整地分析如何應用父體效應這個「充滿新鮮感」的知識，讓我們重新思考生殖健康的訊息。談論生殖健康時，如何讓男性更全面地受到關注，同時避免將精子受損這件事，變成男性個人的責任，畢竟這麼做容易讓那些社會弱勢的人蒙受汙名。

結論　男性生殖健康政治學

　　事實證明，要論證男性生殖健康這門學科缺了一角，絕非一件易事。我迎戰生醫知識對身體的霸權，並透過歷史文獻與當代訪談，努力確立何以男性身體不是生殖體的概念嚴重影響哪些知識被產製、這知識是否廣被宣傳、以及如何滲透到一般美國人的思維中。

　　這項研究既必要也急迫，加上當代美國社會政治的突發事件與緊急狀況，讓這項研究更是刻不容緩。美國出現各種不平等現象，彼此交織，影響生殖政治學。接下來，我摘要總結本書的主要論點，然後說明它如何影響學術界對性別與醫學知識的辯論。接著討論下一步該怎麼走，我為民眾，以及從事生醫研究、醫療照護、公衛等人士，提供了可能的路徑。

對男性生殖健康欠缺知識的後果

　　長期以來，社會對性別的假設是：女性的生物與社會能力（social capacities）根植於生殖；而男性的人生涵蓋更廣泛的面向。這樣的假設與想法為十九世紀末醫學開始邁向專科化注入了

動能。許多早期成立的專科，以及他們成為專門科別的假設，至今仍續存於我們社會，部分是因為專業醫師協會與醫學期刊等單位形成的基礎設施，建立了制度化的空間，有利知識的產製與累積。然而儘管生醫知識基礎不斷擴大，大家並未持續關注男性的健康對生殖的重要性。當然，許多領域的專家們對男性生殖體牽涉的面向都顯露興趣：生命科學家專注胚胎學、優生學家倡議生殖適度（reproductive fitness）、內分泌學家描述荷爾蒙的特徵、不孕症醫師分析精子的狀態。但是他們的努力無法凝聚變成單一、有組織的生醫研究領域，更別提形成一門專科。實際上，在性別被視為二元概念的基礎上，屢屢有人嘗試建立與婦科平行的「男科」，可惜屢試屢敗。因此，幾乎沒有專業的基礎設施，支持產製有關男性生殖健康的知識。直到今日，美國的男科專家依然屈指可數，他們的專業範圍往往侷限於與精子相關的技術層面。雖然男性生殖健康絕對可與多個專科扯上邊──泌尿科、性健康、不孕不育症、內分泌科，但是沒有任何一門專科，把男性生殖當成重點。男性生殖尚未形成一門專門科別。

沒有成立一門專科，以及普遍**不重視**男性的生殖體，這現象不僅存在於整個二十世紀，還一直持續到今日，影響了有關男性生殖健康的知識產製、推廣、接受度。從二十世紀至今，有關男性身體如何影響生殖結果，這類問題幾乎難以想像，所以沒有人提問。即使在生殖醫學領域，二十世紀期間，許多醫師也沒有考慮要對精子做個簡單的檢測與分析，卻對女性患者進行沒完沒了的檢測與手術。已有一些科學家和臨床醫師開始研究父體效應，

但是他們的假說遭遇異常強烈的反彈。幾個人表示，申請收集數據所需的資金時，遭遇各種刁難。即使研究取得了值得關注的結果，仍得忍受同業懷疑的眼光。

沒有生醫基礎設施，也沒有發展成熟的專門科別，僅極少量的知識被產製，卻難以被推廣。沒有任何一個聯邦機構專門負責男性的生殖健康，負責公布官方聲明，也沒有專業的醫學機構，鼓吹最新的發現，只能任個別記者追蹤這些研究，然後偶爾寫寫新聞發表於媒體。即便如此，報導焦點也往往侷限在男性的年紀、行為、暴露物會損害精子；僅在少之又少的情況下，他們才提到這些因素也會影響兒童的健康。

有關男性生殖健康的知識不多，這現象也會影響個別男性和女性的思維。由於鮮少人努力產製、推廣男性生殖健康的知識，因此有人試圖定義男性的生殖角色時，難免出現跌跌撞撞、停頓不前的現象。影響所及，男性的生殖角色就剩「三位一體」：發生性關係、製造精子、提供精子。除此之外，男性幾乎從未提及自己的年紀或身體健康對生殖結果的潛在影響。被具體問到對精子和卵子的看法時，他們的生物學知識深受性別與遺傳學的文化觀影響。幾乎所有受訪男性都道出傳統版本的精子故事：主動的精子，爭相想要穿透被動的卵子。但是較年輕、學歷較高的男性，也道出另外一種較平等的版本，稱精子與卵子是一個整體的兩半，彼此相遇、結合。男性獲悉父體效應以及「健康精子」資訊後的反應，只是凸顯了有關男性生殖健康的故事可能有不一樣的版本。男性對於自己的健康可能影響孩子的健康，表示既驚訝

又好奇，希望能與親友分享這訊息，儘管在男性生殖健康這個面向上，他們強調個人導向的解決方案。

本書分析了過去與當代哪些背景與發展，導致男性生殖健康長期遭到漠視，也為性別化的身體、醫學專科化、知識產製等社科研究做出實證貢獻。特別值得注意的是，這是第一次深入分析在一八九〇年代與一九七〇年代，有人希望男科能獨立成為一門專科做了哪些努力。也是第一次以開放式訪談，訪問一般男性對於生殖的看法。訪談結果提供了一些理論上和政策上的寓意。

文化的性別觀決定哪些知識不被產製

本書的核心主張是，文化的性別觀會影響哪些生殖知識被產製，哪些生殖知識被忽視也不被產製。更具體地說，由於性別的關聯性（relationality of gender，兩者彼此牽動，不能只單方面研究某個性別），以及長期以來認為性別是兩性（並且只有兩性）的二分法，導致女性身體與生殖健康之間長期存在關聯，以及男性的身體和生殖健康之間長期不存在關聯。值得注意的是，這些關聯性相互牽動，一如緒論中借用攝影師的隱喻。正是因為性別的關聯性，導致過於重視女性和生殖之間的關聯性。影響所及，關注於男性和生殖之間的關聯性，難免受到抑制。

此外，正如我在本書所指，這些關聯（女性與生殖緊密相關，男性與生殖無關）隨著時間推移，不斷被延續與強化，背後的推力是生物、文化、組織等環環相扣發展進程所形成的反饋迴

路。文化相信性差異（sex differences）的生物學意義，亦即男女都得為成孕提供生物素材，但是懷孕與分娩主要落在女體上。這樣的文化觀念，結合男體無懈可擊的文化觀，均不利建立以男性生殖健康為主的生醫基礎設施，連帶嚴重影響這類知識的產製與推廣，以及個人對生殖的概念。與其提問性別與生殖健康之間的關聯性（這種問題有預設的固定答案），不如強調反饋迴路的關聯性以及時間性，這有助於針對生殖健康和女體（而非男性身體）產生關聯的過程加以理論化。

實際上，這一切都不是一成不變。雖然性別化的身體與生醫界對生殖知識的產製，兩者的關聯已持續了一個多世紀，但我之所以選擇反饋迴路的隱喻，原因之一是這個隱喻並非一成不變。只要生物、文化或組織的發展進程有任何轉變，都可能影響攝影師的凝視焦距，進而改變呈現出來的「圖像」，亦即生醫知識、官方聲明、新聞報導、個人觀念等等。例如，跨性別學術研究以及行動倡議（activism）的可見度愈來愈高，已開始改變建構性和性別二元論的概念基礎。[1]一些提供生殖健康照護的業者已開始以「懷孕人士」取代孕**婦**，以利打破性別二元論的框架，也把尋求避孕、墮胎、產前照護的跨性男（transmasculine）以及非性別常規者（gender-nonconforming individuals）涵蓋進來。[2]如果能重新思考性別，把性別視為流動的或是一個光譜，若這種不一樣的性別觀能廣被社會接納，那麼這種文化思潮變革可能會影響一切，包括生醫科學家如何分類受試對象、用什麼方式提出研究問題、誰會求診、求診哪類醫療保健業者、醫患如何互動、以及

個體如何感受自己的生殖身體等等。

　　學者若有興趣研究無知如何形成，本書也提供一種新的分析方法。當然，父體效應是無知的一個實例，具有克羅桑（Croissant）分類學的特色。[3] 要改善父體效應這樣的無知現象，不僅是幾個事實需要被釐清，而是一大片被留白的廣闊知識領域，這結果不是有人故意混淆所致，而是因為生物、組織和文化過程相互交織作用使然，導致有關受損精子的問題變得超出想像。直到一九七〇年代，女權運動、以遺傳學為主的生物研究、以及其他各種活動，為社會變革提供養分，也為科學家鋪下坦途，讓他們開始提出不一樣的問題，例如男性的年紀、行為、暴露物會如何影響精子，進而影響子女的健康。

　　由於時間這個關鍵因素，今天的觀察者得以「看見」那些無知的現象，得以指出現在存在但以前沒有的知識。因此我改編了文化社會學的標準程序，讓這個標準程序得以擴及至分析無知，藉由在這個程序上再多一個步驟：追問知識從空白到被產製的期間發生了什麼。文化社會學家長期以來一直強調，不僅要關注研究的文化現象（例如一首歌、一幅畫、乃至法律規定或科學主張）如何從無到有，也要關注研究的文化現象如何被推廣以及被接受。[4] 把這三步驟框架（產製、推廣、接受）從廣泛的文化領域移植到無知這個特定的領域時，不要只問知識存在與否（產製），而是得再進一步追問知識被產製期間，發生了什麼？然後追問這知識被推廣的程度，以及被接納的程度為何？

　　說到男性的生殖健康，上述問題的答案對美國醫學專科化以

及無知之間的關聯性，提供了新的線索。本書的第一篇揭露了生物醫學基礎設施（包括專業協會、年會、醫學期刊等），攸關知識的產製和累積。本書的第二篇顯示，即便有關父體效應的新知開始被產製，因為醫界缺乏專注於男性生殖健康的專科，因此沒有太多組織努力推廣父體效應的新知，導致這類新知識不夠普及。影響所及，美國大眾普遍不清楚男性的身體健康可能影響子女的健康。

雖然學者擔憂醫療走向專科化，會讓身體被分割的零零碎碎，排除「全人式」的整體療法。[5] 但本書凸顯的是，**缺乏**專科化，可能導致哪些後果。本書也強調醫療專科化，將身體細分交由各專科診治時，得問幾個關鍵問題：專家和臨床醫師關注的對象是什麼？忽略的對象是什麼？將某些身體器官歸在同一科別，讓某類知識與某些身體部位產生關聯，背後取捨的過程如何影響哪些知識被產製？哪些知識被忽略？

下一步是什麼？

本書給大家的首要建議是，多關注男性的生殖健康，尤其是生醫研究員、從事醫療照護的人士、以及制訂公衛政策的專家。藉由關注男性的生殖體，專家能夠產製更多新知，並推廣給大眾知道。出爐的訊息愈來愈詳盡，尤其是男性的年齡、行為、暴露物對孩子健康的影響，可能進一步左右大家對生殖風險以及生殖責任的看法。

有關男性生殖健康的新知，也可能以令人驚訝的方式改寫性別政治學。懷胎與分娩都由女體包辦，這點長期以來在性別化期待（gendered expectations）以及性別化不平等待遇（gendered inequalities）占有重要地位。例如社會普遍認為，女性有了孩子，對工作不會那麼投入，導致企業不願僱用為人母的女性，給她們的工資也較低。[6]誰的身體是生殖體？對此，若能有不一樣的思維，或可產生漣漪效應，蔓延到圍繞性別打轉的社會進程。

　　但是究竟要**如何**提高對男性生殖體的關注，絕非一件易事。有許多複雜的面向需要考慮，其中不少問題根植於性別與醫療知識產製之間長期糾葛的關係。首先，針對生殖健康，如何能不複製問題叢生的慣用方式，讓男性的生殖體成為被清楚拍攝的對象？過去，這類生殖健康訊息通常聚焦在個別女體與行為上。此外，生殖健康往往披上道德的外袍，若誰的生殖健康出問題，將蒙上汙名。甚至會受到醫療監控，其惡果對已經被邊緣化的弱勢族群，諸如少數民族、窮人等等，特別有害。例如，在數百個個案裡，女性懷孕期間因行為不當而遭監禁。[7]臨床醫師與公衛官員可以利用父體效應這個「新」資訊，給社會一個機會，重新思考對生殖健康訊息的慣用方式，而非只是將男性加到被指責的名單中。亦即，這些訊息如何能將個人責任降到最低、避免怪罪個人，以及減輕個人的焦慮與內疚？

　　其中一個可能做法是提供的資訊涵蓋男女**兩性**的年紀與身體健康均會影響孩子的健康，**同時**強調結構與環境因素對生殖結果的重要性。為了說明這一點，回想一下緒論中關於約翰的小故

事。這是虛構的情節，男主角約翰努力遵循所有建議，為的是養出健康精子。可以肯定的是，世上的確有男性像約翰一樣，會和他們的女伴謹慎地規劃懷孕大計，提前幾個月開始花錢、花時間準備。約翰的所作所為或可降低生殖風險，至於降低的程度，尚待進一步研究確認（見第三章）。不過，他的做法究其根本屬於個人主義與消費主義：他自己找相關的書籍與雜誌、自己花錢購買特定的家用品、改吃昂貴的有機食品。然而約翰無法控制結構性與環境因素。其實任何一個人都無法完全掌控這些，但這些因素也會損害精子，並對小孩健康構成風險。

換一個框架看待生殖健康，讓我們關注的對象不僅限於女性以及個人，這改變不啻是一種典範轉移。如果**所有**身體（女性、男性、跨性人、非性別常規者、雙性人等等）在概念上都是（可能的）生殖體呢？此外，如果在強調個人因素的同時，也強調來自結構和環境的風險呢？這樣的雙重改變會如何影響我們對生殖責任的理解？與其將正確飲食以及遠離毒素的責任置於個別女性身上，官員們是否也應該扛起責任，加倍努力，確保**每個人**都能吃到健康食物？確保**沒有人**會接觸到有害化學物質？

同時，我們理應保持謹慎：若把所有身體都歸類為潛在的生殖體，這發展說不定很容易被挪用，為各種形式的社會控制提供理由，即便許多人對生孩子不感興趣，但社會可能透過非正式的規範，甚或是政府強勢監管。大家只消想想在二十世紀後半葉，羅馬尼亞獨裁者尼古拉・希奧塞古（Nicolae Ceauşescu）為了增加未來勞動人口，禁止墮胎，並在工廠定期對婦女驗孕，確保懷

孕女性保持懷孕狀態，未私自墮胎。[8] 這段歷史成為瑪格麗特‧愛特伍德（Margaret Atwood）經典小說《使女的故事》的靈感來源之一。

不過說到底，若能解決結構性與環境性的致病因素，將可嘉惠所有身體，不管他們是否有生殖力。此外，普及優質的醫療照護、降低種族與經濟不平等待遇、落實更嚴格的法規保護空氣與淨水等措施，也是另一個影響生殖的關鍵社會因素：全美大約有一半的孕婦未事先計畫。[9] 不同於約翰，每年有數百萬男性在另一半懷孕前，沒有制訂可充分履行的周詳計畫，因此他們不可能實踐「健康精子」傳單上列舉的措施（見第六章，圖九）。影響所及，對於那些不怎麼「努力」拚出健康孩子的人而言，唯有透過結構性干預，提高身體健康基準線的水位，才可能降低若干生殖風險。

我確實擔心，若強調男性參與生殖，多少會被倡議「男性權利」的人利用，導致美國女性原本就脆弱的生殖權被進一步侵蝕。過去數十年來，美國保守的活躍分子以及國會議員，愈來愈不利婦女取得安全與合法的墮胎管道，這對於經濟資源少得可憐的女性尤其不利。[10] 不難想像，這些活躍分子認為，最新研究發現了精子的重要性，因此男性應該獲得授權，對女性的身體有更大的主導權。所以容我在這本語氣平鋪直敘的學術書籍裡，不客氣地直言：只有懷胎的人，才應該有最終決定權，決定是否繼續懷孕。

正是因為考慮到這些複雜的因素，我接下來把焦點轉到向生

醫研究員、醫療保健業者以及制訂公衛政策的專家們，提出一些具體建議，希望他們多關注男性的生殖健康，並關注生殖健康如何受到個人、結構、環境等因素的影響。

生醫研究

今日關於男性生殖健康的生醫研究，特別是關於父體效應的生醫研究，受關注的程度為歷來之最，但是女性身體仍是生醫領域的主要（而且往往是唯一）焦點。二〇一八年，在學術搜尋引擎 Google Scholar 輸入「母體效應」關鍵詞，出來了八萬三千個結果，而「父體效應」則只出現六千四百個結果。[11] 就連國家衛生研究院都注意到這個差距，在網站上指出：「生殖健康是男性整體健康與福祉的重要的一環。討論生殖健康時，男性太常被忽略。」[12]

所以這裡所提的建議很明確：生醫研究員應該停止將女性身體視為承載生殖風險的唯一載體，而應擴大視野，把男性的潛在影響（例如年齡、行為、暴露物）包括在內。正如我在第三章結尾呈現的「生殖方程式」（圖六），目前還有大量的工作要做，才能確認男體健康會造成哪些風險，而他們的健康，不僅牽涉到個人因素，也包括結構性與環境性的因素。研究員必須量化每個因素造成的風險比、累積性影響，以及父體效應與母體效應如何相互作用。這些數據至為重要，因為只要焦距仍以女性身體為主，生醫研究員就會漏掉一些來自男體的未知風險。

問題是誰來做這項研究？如本書所述，生醫領域沒有針對男

性的生殖健康成立一門專科。一個做法是，倡議建立一門這樣的專科；或是擴大男科診療範圍，讓男科成為一個傘形科別，凡是研究或治療男性生殖體的科學家與臨床醫師，都可被納入傘下。不過這種把男性生殖健康與女性生殖健康分開對待的做法，與之前試圖成立與婦科「平行」科別的做法，如出一轍，倒頭來只會加劇性別二元化的現象。我的意思是，這會進一步強化人類只能被歸類為兩個完全分開以及「對立」的性別之一：男性或女性。如果生殖這個課題（現在沒有明講但大家習慣把生殖和女性聯想在一起），被明確地一分為二，分為女性生殖與男性生殖，也許大家會更關注男性生殖健康的重要性，但這麼做同時也會被用來替生物學（有問題）的主張（例如有關性與性別差異的主張）打下基礎。因此，出於邏輯與理論等理由，我認為，男性生殖健康的課題應該更深一層地納入**既有的**生醫基礎設施。

實際上，有多種機制可以使用，以利更多人投入男性生殖健康的相關研究。過去十年來，發表在醫學期刊的數篇文章提出一系列建議，其中許多建議至今都石沉大海，看不到任何進展。[13]例如，醫學院、護校、生物學學程等，應該在課程裡納入有關男性生殖健康的內容與教材。此外，這些單位可以對父體效應感興趣的研究員推出培訓專案，例如成立博士後獎學金。醫學培訓計畫（尤其是設在家醫科、內科、泌尿科、婦產科、小兒科、生殖內分泌科、母胎醫學、性健康、遺傳學等科別裡），可以確保住院醫師了解男性的年紀和健康對於下一代健康的重要性。聯邦機構可以帶頭強調男性生殖健康，並撥款指定給男性生殖健康的創

新研究。致力於健康或生殖的慈善機構，或是專注於某種疾病的基金會（而且是與父體效應相關的疾病）可以在財務上支持這一門新崛起的研究領域。專業醫學協會可以發表聲明，呼籲有必要對男性生殖健康進行更多的研究，並制訂臨床指南，供醫師在建議患者該注意哪些父體效應時參考。目前，聯邦機構的一些單位、醫學院有些系所以及專業醫學協會等，都有在關注「生殖健康」、「生殖醫學」。這些技術上無性別之分的術語可以被刻意地擴大，不僅包括女體的生殖力，也包括男性、跨性、非二元體（nonbinary bodies）等對象的生殖力。

個別的研究員也能發揮作用。他們在決定該怎麼研究生殖風險時，不妨納入父體效應的分析。這些因素可以有系統地結合現成的研究框架，例如「健康與疾病發展起源」（DOHad），該框架長期以來專注於母體效應。[14] 針對生育與健康的全國性調查，亦可把男性生殖健康加入問卷中。醫學期刊《小兒科》（Pediatrics）一位評論員指出，「現有的數據庫沒有一**個**研究以周產期（perinatal period）的父親為對象，也鮮少研究是全面長期地追蹤父親。」[15]

研究員把注意力轉向男性生殖健康時，必須避免對男體與女體的差異有任何的先驗假設。社會科學家指出，研究生殖健康時，**性**的定義與操作一直缺乏精確性。[16] 有關性別差異的想法往往被內建到研究設計裡，沒有被真正地研究與分析，這現象在「性別差異醫學」（gender-specific medicine）尤其普遍，該領域根植於生物本質主義（biological essentialism），端出長到看不

到盡頭的研究發現，換個詞重複證實生物性別的「真實性」。[17]

最後，人體試驗委員會（IRB，保護生醫實驗計畫受試對象的專責機構），可能必須開始考慮男性面臨的生殖風險。目前，以孕婦為對象的研究，會受到 IRB 額外審查，確保對胎兒的風險降到最低。若臨床研究使用的物質（例如化學品和藥物）可能損害精子，IRB 可能會把重心轉移到性別中立的問題上，要求研究員提供所有受試者的生殖計畫。此舉的目的是，廣泛評估每個研究的潛在利弊時，也會一併分析男性的生殖風險。

醫療保健

從生醫研究領域轉到臨床（把新知應用到臨床上），醫療保健機構必須開始定期向男性宣導生殖健康的訊息。目前，這樣的資訊交流尚未出現。我和男性受訪者對談時，他們表示，透過各式各樣的管道獲得零碎的訊息，例如社群媒體、部落格；與親友的對談；電視劇與紀錄片；高中與大學的性教育課、生物課、生理課；雜誌與書本。[18] 但是受訪男性從頭到尾幾乎隻字未提收到醫療保健機構提供這類訊息。有關男性生殖健康的調查屈指可數，顯示男性極不可能從臨床醫師那兒聽到關於父體效應或孕前健康的訊息。[19]

部分原因是男性鮮少看醫師。[20] 女性則不同，自成年後，會定期就醫檢查生殖器官。反觀男性，在青春期晚期接受體檢後，可能直到五十歲才第一次接受大腸鏡檢查，期間從未接受任何預防性體檢。[21] 男性就算就醫，就診時間往往也比女性短，不太有

時間聽取預防性健康資訊。[22]

因此醫學界該怎麼做？目前已有一些簡單可行的做法，例如孕前照護諮詢，這方案旨在協助已經計畫懷孕的人士評估自己該怎麼做，以利提高生出健康寶寶的機率。目前該服務提供的建議只針對女性，但是擴大討論內容，增加男性年紀、行為、暴露物會如何影響生殖結果，絕非難事。即便父體效應導致的風險有多高，目前仍無精準的統計數據，但現有的證據顯示，男性個人的所作所為多少能降低一些風險，例如減少使用某些物質，正視在家裡與職場會接觸的化學物質。此外，在生殖診所，異性戀夫妻找醫師諮商，希望醫師協助他們成功懷上寶寶，這時醫師可以花些時間對男性伴侶進行評估，並給他們一些建議，讓他們了解自己的生殖健康會影響受孕治療的成功率。

不太清楚的是，醫師要如何將觸角伸向那些不會主動搜尋生殖健康資訊的人。想必，多數男性在成年後，多少會因為各種原因而就醫，如勞工需提交體檢報告、定期測量血壓或膽固醇、生病等等。事實上，基層醫師已表態，稱他們最適合負責男性的生殖健康，例如「美國家庭醫師協會」在一篇論文中表示：「男性生殖健康應該是**每一次**健檢的項目之一。」[23] 一個做法是，醫師主動詢問男性的生殖計畫，一如醫師照例會詢問女性「這個關鍵問題」。[24] 若該男表示，有可能生孩子，那麼醫師可以提供建議，讓他了解父體效應的重要性。另外一個可能的場所是小兒科醫師的診間，小孩就診時，其父母可能會提到他們計畫再生一個孩子。為了讓醫師做足準備，從容因應這樣的話題，可在家醫

科、內科、小兒科的在職教育課程上，增加男性生殖健康的項目。在職教育可能還得教導學員如何處理尷尬場景，因為不僅病患，臨床醫師也可能不習慣討論男性的生殖體。在「男性健康」或「性健康」成為焦點後，[25] 臨床醫師可在看診時，想辦法挪些時間關注男性的生殖健康，特別是父體效應。

另一個可能接觸到男性的途徑是，利用女性定期到婦產科或生殖診所檢查的機會。鼓勵生殖健康診所在女性每一次就診時，詢問她們有無生孩子的計畫；如果她們表示有此計畫，醫師可以提供有關孕前健康的資訊，內容不僅針對女性，也針對男性。雖然許多就診女性的另一半是男性，但這些訊息也可以嘉惠希望透過人工受精懷孕的單身女性與女同志家庭。這一做法的邏輯有很多值得注意的地方；許多女性已會定期到生殖健康中心健檢，如果她們考慮懷孕，很可能有興趣了解男性的年紀、行為、暴露物對孩子有哪些影響。不過，這種方式的確會強化生育歸女性負責的觀念，讓她們不僅要負責管理自己的健康，還要負責男性的健康。

公共衛生

最後發現，男性與臨床醫師的互動畢竟不多，顯示若要推廣男性生殖健康的訊息，更有效的方式也許是發布廣義的公衛訊息。目前，這方面的努力少之又少（見第四章），所以我提出的明確建議是：公衛官員應該投入更多的資源宣導男性生殖健康的重要性；說明男性生殖健康不僅與個人因素有關，也受到結構性

與環境發展的影響；解釋精子受損，對下一代有何影響。官員可以製作傳單與病患手冊，分發給在地的衛生部門與家醫診所，並張貼在健康網站上，以及上傳到社群媒體與網友分享。此外，專注推廣生殖健康的非營利組織，例如「計畫生育協會」、「一毛錢進行曲」等等，可以努力宣導父體效應的重要性。政府官員可以考慮在酒精飲料、香菸、成藥、家裡與職場使用的化學物品上貼上警告標語，提醒男性使用這些物品可能對精子造成的傷害。聯邦監管機構得加倍努力，認真評估與規範有害化學物質以及其他汙染物。[26]

由於美國人鮮少知道父體效應的重要性，公衛官員也許應該設計一個全國性運動，向公眾宣導男性年齡、行為、暴露物對精子以及孩子健康造成的影響。我對男性受訪者進行訪談，希望了解他們對這類訊息的反應，訪談結果為這類努力提供了一個起步點。而公衛學者也呼籲官員，稱曝光這類數據，足以使推廣孕前健康照護更容易，讓大家更清楚孕前保健的知識。[27] 對於父體效應的訊息，最感興趣的可能是正在考慮生孩子的人，但是值得注意的是，接受訪談的大部分男性，對於自己的健康可能影響生殖結果，充滿了好奇心。他們形容這讓他們「大開眼界」，還有幾位男性要求我送他們一份我自製的「健康精子」傳單，以便與家人和朋友分享。不過近半數受訪男性希望了解更多細節：喝多少酒才算過量？哪些藥物會威脅生殖結果？多大年紀才算太老？一名男子總結道：「多不健康才叫不健康？」

有關上述問題，即使沒有百分之百標準答案，公衛官員還是

可以宣導男性生殖健康的重要性。只是有必要仔細思考、事前一絲不苟地測試，才能想出宣導效果最好的辦法。接受訪談的男士表示，善用幽默感以及社會對男子氣概的想法。其中一個人想出了一個口號「正港男子漢才能製造勇健精子」：另一個人建議借用美國陸軍招募的口號「成就你自己」。還有一人提到了一九八〇年代以來家喻戶曉的反毒廣告：平底鍋裡的煎蛋猶如吸毒的腦，而現在平底鍋裡的煎蛋換成了「吸毒的精子」。這種開玩笑、插科打諢的方式也許很有效，一如禁止亂丟垃圾的「別惹德州」運動，但是也會在不知不覺間強化了傳統的硬漢想法。

衛生官員也可以把男性生殖健康訊息融入現成的倡議，例如倡議注意孕前健康的「健康人二〇二〇」活動。[28] 再者，推廣「生殖正義」的學者與活躍分子使用人權框架，把焦點從個別婦女升級到健康社區，[29] 這種換個框架的關鍵做法也適用於宣導男性的生殖健康。而環保人士除了憂心內分泌干擾素的化學物質會破壞環境、影響精子數量之外，也可以進一步力陳，接觸這些化學物質也會損害精子內的 DNA，進而影響孩子的健康。放眼全球的國際組織，為了讓男性「參與」生殖健康，倡議男性是生殖的夥伴。[30] 這樣的論述框架可以輕易地升級，把焦點從男性作為社會支持網的一分子，升級到凸顯男性的身體健康攸關生殖結果。

在公衛的直接權限之外，教授健康或性教育課程的中學老師，也可以在課堂上增加有關男性生殖健康與父體效應方面的訊息。我採訪的幾位男性指出，他們最後一次聽到和男性生殖系統有關的知識是在高中。數位男性提到教會與健身房等場所也適合

宣導男性的健康攸關生殖結果。此外，生產家用精子測試組的公司，可以在產品裡納入有關男性年紀、行為、暴露物會損害精子的訊息。同樣地，針對準備懷孕的女性而設計的 Apps，例如有的追蹤排卵、有的提供一般助孕建議（如好孕大作戰 App），可以納入有關男性健康攸關生殖結果的訊息，儘管這也類似於要求婦產科醫師與女性患者談論她們的男性伴侶（見上一節的討論）。實際上，有生意頭腦的人士不久可能會抓住宣傳父體效應的賺錢機會；至少已有一家新創公司已鼓勵未來想要生孩子的男性趁年輕先冷凍自己的精子，稱這是「人生最好的投資」。[31]

・　・　・　・　・

　　生醫研究員、醫療保健業者、公衛官員紛紛採取措施，提高大家對男性生殖健康的關注力，但是措辭非常重要。目前沒有統一的術語，包括**父體效應、男性影響、男性孕前健康、健康精子**等說法，會被互換使用。若能想出統一的用詞，絕對有助於大眾習慣這樣的話題，並融會貫通不同來源的訊息。

　　同時，我們得認識優生學的悠久歷史，以及優生學對殘疾人士從古至今沒斷過的歧視。諸如「精子質量」等用語，一直在優生學歷史中發出回音，久久不散。大家不難想像「受損精子」一詞被用來描述「受損孩童」的情景。因此，有必要強調改善男性生殖健康的目的與不及之處：目的是降低生殖風險，同時要理解**消除**這類風險，讓生殖零風險，是不可能的。努力改善男性生殖健康之際，也努力建立更包容的社會，兩者相輔相成攜手並進，

讓能力不一的身體都能被社會接納。

最後的叮嚀

　　幾百年來科學研究顯示，知識形成後不意味它就這麼定了，甚至不見得正確。最近有關男性生殖健康的研究以及它對下一代的影響顯示，有關男性生殖健康的知識幾乎無法自外於知識產製緩慢、反覆堆疊的本質。再過五年或十年，可能會有新的發現與不同的詮釋。所以我們該怎麼面對男性生殖體這個剛開始成形、尚未受到太多關注的知識現況呢？實際上，在這同一本書裡，我一邊主張生殖被生物醫學概念化之後，被理解為社會建構的產物；一邊又主張我們應該以不同的角度思考生殖，以便進行更多的科學研究、爭取聯邦資金與公衛資源。這兩點看來似乎是矛盾現象。

　　我在本書仿效南希・圖阿納（Nancy Tuana）的做法，她分析了有關陰蒂知識的產製史，其中一個篇章她比較了一九七〇年代醫學教科書，以及女權主義健將集體創作的一本有關女性健康的手冊《我們的身體，我們自己》（*Our Bodies, Ourselves*）。在醫學教科書裡的女性生殖器剖面圖，陰蒂只是一個小點，甚至完全消失。但是在《我們的身體》裡，圖片又大又詳細，分成三個不同的結構：陰蒂體（shaft）、陰蒂頭（glans）、陰蒂腳（crura）。正如圖阿納所寫，《我們的身體》看來沒有提供有關陰蒂的最終「真相」，但是透過對比「圖」，凸顯「知－無知的

政治」（politics of knowledge-ignorance），這其實根源於長期控制和剝奪女人性慾與歡愉的合法性。[32] 同樣地，我認為對男性生殖健康無知，是生殖政治學重要的一環。

關於男性生殖健康的諸多問題，涵蓋科學、社會、政治等領域，尚未被提問，自然也沒有人回答。本書的最終目的是激勵大家提問這些問題。我們的社會裡，生殖風險與生殖責任主要落在女性身體裡。調整光圈，讓男性的生殖體也能成為清晰的焦點，這不僅可能改善男人與他們孩子的健康，也能重塑生殖政治學以及性別不平等待遇。

致謝

　　感謝所有協助這項研究的人士與機構。感謝所有提供指導、協助與支持的人士，並藉這次機會特別感謝……

　　教導我思考與寫作的老師們：堪薩斯州托皮卡市 Washburn Rural 中學的 Cindy Burgett；萊斯大學社會學教授以及大四論文指導老師 Elizabeth Long；加州大學洛杉磯分校研究所指導教授 Gail Kligman、Ruth Milkman、Abigail Saguy、Carole Browner、Stefan Timmermans。

　　在我研究與撰寫本書的六年裡，感謝照顧我們家孩子的了不起人士：在康乃狄克州 Hamden 市的 Tender Care 托兒所，包括 Lori Osber、Stephanie Scala、Karen D.、Elaina Cerilli、Kaleena Kafka、Marisa Montalto、Karen Cortezano、Kara Ventriglio、Jessica Marcolini、Jennifer Mingo、Shannon D.、Kaitlin DeFelice、Stephanie P.、Holly Rosa。在新港市的 United Community Nursery School 幼兒園：Betty Baisden、Laurine "Reenie" Wilson、Vonceil Floyd、Barbara Gagliardi、Lori Esposito、Lindsay Brelsford、Lance E. Ligon、Linda Sisson、Naomi Wilson、and Becky Baisden。加州紅木市 Sequoia Children's Center 安親班：Carol

McLalan、Rebecca Mayfield、Maria Adriano。

　　從百忙中撥冗分享他們經歷與觀點的受訪者。沒有他們慷慨相助與參與，這次研究不可能完成。

　　協助收集數據與不吝分享見解的碩士生研究助理：Celene Reynolds、Jenna Healey、Megann Licskai、Todd Madigan（他也為本書想出我們兩人都記得住的書名與通關密碼）、Dana Hayward、Vanessa Bittner、Elisabeth Becker、Ufuk Topkara。

　　圖書館員與檔案管理員分享他們豐富的知識，協助我找出我需要的資料：一毛錢進行曲的 David Rose、紐約醫學會的 Arlene Shaner、以及耶魯大學的 Melissa Grafe。

　　耶魯大學職員，他們提供非常有效率的行政支援：Pam Colesworthy、Lauren Gonzalez、Ellen Stevens、Cathy Volpe、Bess Connolly。

　　我所屬的社會學寫作小組成員，每一個月都有作品、連寫七年：Laura Carpenter、Joanna Kempner、Jennifer Reich。

　　評論草稿並與我討論這專案各個面向的同仁與朋友：Chitra Ramalingam、Isaac Nakhimovsky、Lani Keller、Topher Carroll、Laura Barraclough、Dan HoSang、Julia Adams、Vida Maralani、Mark Schlesinger、Scott Boorman、Phil Gorski、Jeff Alexander、Jonathan Wyrtzen、Emily Erikson、Fred Wherry、Andy Papachristos、Alka Menon、Eli Anderson、Julia DiBenigno、Jaimie Morse、John Evans、Andrew Deener、Marcia Inhorn、Joanna Radin、Naomi Rogers、Henry Cowles、

Anna Bonnell Freidin、Vanessa Agard-Jones、Gretchen Berland、Sean Brotherton、Danya Keene、Philipp Ziesche、Adele Clarke、Krista Luker、Ali Miller、Rayna Rapp、Emily Martin、Helena Hansen、Hannah Landecker、Angela Creager、Keith Wailoo、Christine Williams、Charles Bosk、Wanda Ronner、Margaret Marsh、Elizabeth Roberts、Stan Honig、Pierre Jouannet、Bill Petok、Rob Jansen、Nick Wilson、Owen Whooley、Charles Rosenberg、Kara Swanson、Jennifer Croissant、Jennifer Merchant、Janelle Lamoreaux、Anita Hardon、Ruth Levine、尤其感謝 Sarah Richardson。也特別感謝 Steve Epstein、Miranda Waggoner、John Warner、Linda Sebastian、Jeff Ostergren，閱讀完整的手稿，繼而提供非常中肯的建設性意見。

　　我的編輯極具耐心也鼎力支持我：加州大學出版社的 Naomi Schneider。

　　提供資金與時間贊助這次研究與寫作計畫的機構：耶魯大學、國家科學基金會、史丹佛大學行為科學高等研究中心。

　　我的父母：Guy Almeling 與 Linda Sebastian。

　　我的家人：Jeff、Clare、Cecil。

附錄一 研究方法

　　儘管整本書都提到了關於研究方法的一些細節，但這附錄旨在詳細說明收集與分析數據的完整過程，以便讀者能夠評估我論點的證據基礎。二〇一四年，我向「國家科學基金會」（National Science Foundation）提案申請研究計畫資金補助時，首次將這個研究專案概念化，我稱這次的研究目的是「研究過去與當代男性在生殖領域被忽視的現象，影響所及，男性生殖知識不足，導致哪些社會、臨床、政策後果。」我在收集與組織數據時，圍繞男性生殖體生醫知識的產製、宣導、接受打轉，時間始於十九世紀末至今，使用一系列歷史的、量化與質化的方法。

產製生醫知識

　　研究一開始，分析男性生殖貢獻的知識從何時開始被產製，以及如何被產製。此外，該知識如何受到不斷變化的文化常規、生醫知識、生醫基礎設施所影響。我也廣泛閱讀相關的歷史與社科文獻[1]，內容涵蓋荷爾蒙[2]、男性避孕[3]、精子[4]、性病學[5]、男性割禮[6]、男性陪產的經驗[7]、陽痿／勃起功能障礙[8]、男性不育

症[9]、以診所以外（如軍隊和體壇）男體為對象的研究。[10]

歷史學家注意到十九世紀下半葉，醫學專業化與專科化的重要性，我受到他們的啟發，開始尋找新興醫學專業關注男性生殖體的實例。閱讀 Ornella Moscucci 的婦科史與 Adele Clarke 的生殖醫學史時，讀到他們簡短提及了十九世紀末一個男科協會成立。這似乎是一個不錯的研究起點，但我在其他文獻都找不到這個男科協會的相關報導。我求助於歷史學的同事，和醫學史圖書館的館員交談，努力在歷史資料庫與文件中（諸如 Google Books, HathiTrust, ArchiveGrid, JSTOR, and the *Index Catalogue of the Library of the Surgeon-General's Office*）搜尋男科（andrology）這個關鍵詞或其他同義詞，包括男科專家（andrologist）、男科的（andrological）等。我也利用這些網站廣泛地搜尋提到男性生殖、精子、「生殖器官」等關鍵字的文獻。

以上述搜索結果為基礎，繼而追蹤會議紀錄、醫學會議報告、發表於醫學期刊的文章與投書、醫學教科書、訃文、重要人物的零星檔案資料（如個人書信、回憶錄、照片等），從中拼湊出十九世紀末男科出現的始末。我在第一章分析了這些資料，關注於文化上的性別觀念如何影響十九世紀末建立男科的行動，當時一群醫師試圖建立一門以男性身體為主要診治對象的專科。

鑑於二十世紀的許多資料都已數位化，因此男科組織在美國式微後的幾十年裡，還是蠻容易追蹤到男科偶爾在哪兒被提及。根據第三章統計模型 Ngrams 所示，在一九六〇年代末期，提到男科與男性生殖健康的次數呈現指數級成長。我沒有系統性地分

析整個二十世紀圍繞男性生殖體的專科化現象，反而決定比較與對比一八九〇年代與一九六〇年代末期這兩個關鍵期，前者建立男科的努力以失敗收場，後者則成功達陣。

對於一九六〇年代末的努力，我首先查閱了會議紀錄、訃文、回憶錄、早期出版的男科期刊（*Andrologie* in 1969, *International Journal of Andrology* in 1978, and the *Journal of Andrology* in 1980），以及專業協會的網站（例如 International Society of Andrology, American Society of Andrology）。我也查閱了「美國男科協會」存放在愛荷華州立大學的數位化檔案資料，包括該組織成立以來的信件和資料。我僱用了會說德語、西班牙語、和葡萄牙語的研究助理，追蹤參與建立男科這門專門科別的國際人物，以及他們之間的書信往來。除了文獻研究，也搭配了質化訪談，訪問當時男科這門專科成立期間的三位男科專家。[11] 為了提供額外的背景，我又增加了五個訪談，對象是知名科學家和臨床醫師，他們都是當今活躍於男性生殖健康領域的研究員。

在一九七〇年代，男科參與人士的相關訊息少之又少。例如，阿根廷科學家 Roberto E. Mancini 是 Comite Internacional de Andrologia 的共同創辦人，該組織後來成為「國際男科協會」（見第二章）。有個大家不太注意的網頁 NeglectedScience.com 可找到他的名字，該網站稱會納入「來自發展中國家傑出、被人遺忘科學家的生平簡介。」在搜尋有關 Mancini 的資訊時，我看到了 Roberto C. Mancini 的簡歷，他是內華達大學物理學家，畢業於布宜諾斯艾利斯大學。我寫了封電郵給他，詢問他是否認

識 Roberto E. Mancini，他好心地回覆了我的電子郵件，稱他是 Roberto E. Mancini 的兒子。然後花了約一個小時在電話中分享他父親的生平，並寄來了我在第二章提及的素材。

流通生醫知識

從生醫專科化轉到生醫知識產製，第三章就父體效應的研究做了文獻回顧。我們和 Jenna Healey 合作，她當時還是耶魯大學科學史與醫學史學程的研究生，我們首先粗略回顧了從一八八三年開始至二〇一五年發表在 JAMA（頂級醫學期刊）有關精子的文章。[12] 根據我們對 JAMA 文章觀察到的趨勢，決定將注意力縮小到一九七〇年以後有關父體效應的研究，以及相關的科學和醫學文獻。在 PubMed、ScienceDirect、以及 Google Scholar 等引擎上搜索時，輸入的關鍵詞包括「父體效應」、「男性介導的致病發育毒性」、「高齡父親」等。一旦發現了高水準的文獻，就會使用其參考書目，搜尋更多相關的研究文獻。我們排除了僅做男性不育的研究，納入有關男性的年紀、健康、行為、暴露物如何影響生殖結果與兒童健康的研究文獻。

為了研究有關父體效應的新知是否／如何傳播給更多的民眾認識，我和研究助理 Celene Reynolds 合作，搜尋聯邦衛生機構、專業醫學協會，也搜尋和健康、育兒相關的消費者網站、新聞媒體等，看看他們是否發表聲明或公布報告。根據幾千頁的資料，第四章的文本分析依舊沒有詳盡列出每筆和男性如何影響生殖結

果的相關資料。但是我的目標是關注男性在日常生活中可能聽到的各種訊息。

首先搜尋美國政府機構裡關注健康和疾病的部門（如 NIH、CDC、HHS 等），或是與疾病有關的單位（如環保署、職業安全衛生局、國防部）。我也搜尋國際組織的網站，例如世界衛生組織。由於沒有一個以男性生殖健康為導向的專門科別，所以第二階段的搜尋，目標是專業醫學協會發表的聲明。所以第一步得列出組織名單，這些組織專注於生殖健康、男性健康、以及初級衛生保健：美國醫學協會（AMA）、美國婦產科醫學會（ACOG）、美國生殖醫學會（ASRM）、美國家庭醫師協會（AAFP)、美國泌尿外科協會（AUA）以及 AUA 的病患網站泌尿科護理基金會（UCF）、男性生殖研究協會（SSMR）、美國男性健康協會（ASMH）、毒理學協會、美國醫學遺傳學和基因組學學院（ACMG）、營養飲食學會（AND）。在第三階段的搜尋，我搜尋和健康相關的高流量消費者網站（包括 WebMD、Mayo Clinic、Men's Health 等），以及育兒網站（Parents.com、What to Expect When You're Expecting)。

搜索上述機構的網站時，Celene 首先會查看首頁是否提到男性生殖健康、精子、受孕、孕前準備或是其他相關課題。然後她使用每個網站的搜尋功能，輸入「生殖健康」、「精子」、「男性健康」、「生殖危險」、「職場危險」等關鍵字。如果網站跳出科學或臨床報告，我並未將其納入樣本中，因為這些訊息已在第三章做了分析。我要找的資料是一般大眾能夠獲得的資訊。

我也努力確保第三章討論的科學研究能與第四章一般大眾能夠獲得的資訊，兩者在時間性上得以一致，因為我在二〇一五年的前幾個月，開始尋找第四章所需的資料，所以我在第三章的分析對象，限縮在二〇一五年之前發表的科學研究結果與發現。換言之，我並不指望科學文獻在尚未發表之前，找到為一般大眾所寫的資料。

分析有關父體效應的新聞報導時，我使用了兩種不同的搜尋策略。首先，我根據時序有系統地建立全國性新聞報導的樣本，所以我和 Celene 合作，以美國大報《紐約時報》為對象，搜尋一八八〇年至二〇一八年報導中，包括「精子」以及精子同源字的文章。[13] 為了第四章的文本分析，我分析了《紐約時報》一九六八年至二〇一八年的報導（N=138）。此外，為了納入更廣泛的新聞內容，第二種搜尋集中於新聞對兩本父體效應書籍所做的報導：分別是《男性的生理時鐘》（*The Male Biological Clock*），出版於二〇〇四年，作者是泌尿科醫師與媒體主持人哈里・費許（Harry Fisch）；另一本書籍是《父親重不重要？讓科學告訴你》（*Do Fathers Matter? What Science Is Telling Us about the Parent We've Overlooked*），出版於二〇一四年，作者是科學記者保羅・雷伯恩（Paul Raeburn）。兩本書都是為一般讀者而寫。我之前曾與 Abigail Saguy 合作，分析媒體如何報導科學，兩人設計了一套研究方法，這方法這次也派上用場。[14] 我使用 Nexis Uni 搜尋主要的大報、雜誌與電視新聞，搜尋兩本書問世後的兩年時間裡，新聞有無提到這兩本書（提到費許的報導

篇數 21，提到雷伯恩的報導篇數 19），這些數字不包括被其他新聞媒體轉載的次數。

整理與分析《紐約時報》文章時，讀到「一毛錢進行曲」倡議的公衛運動——「生孩子也是男人的事」。我聯繫紐時的檔案管理員 David Rose，表示我的研究關注於父體效應，於是他提供了專業的協助，不僅找出關於該運動的檔案，還找出其他可能有用的資料。[15] 為了了解該運動的起因，二〇一九年十一月我訪問了 Jennifer Howse，她在一九九〇年至二〇一六年擔任「一毛錢進行曲」的會長。

為了解析這些資料，我首先將他們分類，分別是對精子和／或小孩的影響，亦即區分為兩類，一邊是男性的年紀、行為、暴露物等因素對精子數、精子活力、精子形態的影響；另一邊是具體提到上述這些因素會損害精子進而影響小孩的健康。我也對資料中提到陽剛氣概（包括開玩笑或面露尷尬）、種族、階級等內容加以解析；文章鎖定的對象是女性或男性，抑或男女皆是；是否提到這是不一樣的「新」資訊；以及直接和有關女性生殖健康的大量訊息做一比較。最後，我分析提供男性建議的資訊，尤其是該建議是要求男性個人負責還是從結構性著手解決，抑或包括兩者。第四章使用的所有 PDF 文件皆已存檔，由作者本人保管。

值得注意的是，這種多管齊下的搜索方式還是有漏網之魚，包括社群媒體的貼文（如推特、臉書、部落格等等）以及臨床醫師和病患之間的對話。社群媒體現在是科學與生醫資訊流通的一個重要媒介，但是我人脈與資源不足，無法對這些平台進行系統

性搜索。未來關於父體效應的研究肯定能夠探索組織與個人之間呈現這些資訊的異同。組織多半以較正式的方式公告，個人則傾向在線上交換意見。我決定不觀察臨床醫師與患者之間的互動，因為研究顯示，醫師鮮少與男性患者討論這些問題，[16] 而蒐集這種數據非常耗時，就算投資了時間成本，也不太可能產生大量可用的數據。所以我改用一個變通方式，進行訪談時，會詢問男性受訪者，看診時醫護人員是否向他們提出這些問題。

接受生醫知識

本書的第三篇是對個別受訪者進行質化、開放式訪談，了解他們對男性生殖的看法，以及對於父體效應的生醫新知有何反應。獲得耶魯大學「人體試驗審議委員會」（IRB）批准後，我在二〇一四年至二〇一六年於東北部某個城市的某個社區招募一批受訪者。該城市居民的種族與經濟背景非常多元；十三萬居民中，約百分之三十五是非裔（黑人）、百分之三十二是白人、百分之二十七是拉美裔（西班牙裔）、百分之五是亞裔。[17] 雖然該城市有間研究型大學、一所教學醫學中心，吸引高學歷的勞動力，但是該城市逾四分之一居民生活在貧窮線之下：二〇一五年，一個四口之家平均年收入是二四二五〇美元。[18]

由於受訪者出自同一個城市，因此我遵循 Emily Martin 等學者的研究方法。Martin 的經典之作 *The Woman in the Body* 採訪了巴爾的摩的婦女，Kathryn Edin 與 Timothy Nelson 的研究對象是

低收入父親，受訪者是費城大都會區的男性。[19] 一如上述學者的研究，我的訪談結果不代表全國人口。我的研究目的是盡可能招募不同背景的男性受訪者，因此當大家在談論男性以及生殖時，盡可能捕捉到不同的聲音與見解。所以我採訪的受訪者在年齡、父母狀況、社經地位、種族等等，差異性頗大；我認為，上述條件都會影響他們對生殖、精子、以及父親身分的看法。我並未招募有過不育經歷的男性，因為已有多人做過這類訪談研究。[20] 我也不招募正在備孕或另一半已懷孕的男性，因為我擔心提供的資訊可能會讓他們焦慮不安，尤其是有關父體效應的確切風險（以及如何因應這些風險）仍存在不確定性（見第三章與結論）。

從二〇一四年十一月開始，研究助理 Todd Madigan 在該城市各地點（包括日用品店、大學、圖書館、咖啡廳、巴士站等）張貼廣告傳單。為了避免招募到對於生殖或準備當父親特別感興趣的男性，傳單用詞故意模糊不清，稱研究目的是了解男性的「生活經驗」。以下是廣告傳單的全文：

耶魯大學研究。徵男性志願者，年齡十八至四十九歲，接受一小時訪談，談論生活經驗。志願者可獲二十美元報酬。欲了解詳情，以及確認自己是否符合資格，請電（電話號碼）或是寫電郵至（電郵地址）。這個研究專案由耶魯大學社會學系教授主持。

人體試驗審議委員會（核准號碼）

我也在分類廣告網站 Craigslist 的臨時工作區以及志願者區刊登數位廣告。我刻意不在醫師的診間招募志願者，因為社科研究顯示，男性普遍不願看醫師，[21] 所以我心想，從診所招募來的男性受訪者，可能更懂生醫知識，接受生醫資訊的意願也較高。

　　收到男性來應徵，Todd 會先篩選，詢問對方年紀、種族（或族裔）、學歷、是否已為人父或是計畫要生孩子、是否受僱（以及工作性質）、如何得知這研究計畫等等。[22] 我將最低年齡定為十八歲，一來可避免違反 IRB 對採訪未成年人口的限制，也因為已有人針對青少年未婚當父親的問題做了研究。[23] 我將最高年齡定為四十九歲，除了反映「育齡女性別」把四十九歲定為最高年紀，也因為在美國，五十歲以上當父親的男性相對較少。我並未詢問性別認同的問題，採訪時，也沒有人提出這問題。我的廣告傳單的確要求「男性志願者」，而所有受訪者可能都是順性男（cis men）。

　　招募進展快速，我在二〇一四年十一月至二〇一五年二月進行了二十五次採訪。我持續地統計總數，確保樣本背景的多元性，必要時修改廣告傳單內容，以便吸引特定類別的男性志願者，例如「十八至四十九歲大學學歷男性」，或是「十八至四十九歲目前在職男性」等等。我對男性志願者是否會向男性採訪者提供不一樣的答覆，開始產生興趣，因此我培訓 Todd，由他進行了九次採訪。（當時我也懷孕，而且外表逐漸明顯，不想受訪者因為提問者懷孕而讓訪談複雜化。）結果，Todd 和我都聽到了類似的答覆（包括一些相當厭女的說法），而且我們訪談的時

間大致相同（我的採訪時間長了十分鐘左右）。這個經驗與之前的研究（採訪者是男是女有差嗎？）結果一致，亦即採訪者性別不會顯著地改變訪談內容。[24]

最初，我計畫訪問五十個男性，但我採訪到三十四個時而停下，因我的研究已到了資料「飽和」程度，這是質性研究的術語，意思是重複聽同一件事。一半的受訪男性較年輕（十八歲至二十九歲），一半的男性較年長（三十歲至四十九歲）。有孩子／沒有孩子的比例相當。半數男性社經地位較低，半數男性社經地位較高。所謂社經地位涵蓋了教育、收入、職業等綜合資訊。每個社經地位類別中，我設法涵蓋白人、黑人、拉丁裔、亞裔等受訪者。

當我開始分析訪談內容時，我決定以兩種方式擴大樣本群。首先，我注意到樣本中有兩個同志，就生殖問題提供了令人驚訝的異性戀觀點（見第五章）。這兩人正好是已婚夫婦，兩人都是HIV 帶原者（沒有任何跡象顯示兩人是夫妻，直到我在第二次訪談時才發現。幸運的是，他們的訪談是在某個週六上午進行，一個人先做完，立刻換另一個人登場，所以第一個人沒有時間向第二個人彙報內容。）我對他們的觀點很感興趣，但是當然無法根據他們兩次的訪談就聲稱這是「男同志」的看法。所以我決定訪談更多男同志，希望能比較他們與直男的觀點有何異同。我在同志酒吧外張貼廣告，也在 Craiglist 刊登數位廣告，另外也在當地 LGBTQ 社群的臉書網頁登廣告。其中一個廣告招募「男同志」，另一個廣告要求「與男子發生性關係的男子」（MSM），

因為並非所有 MSM 自認是同志。在二〇一六年六月，我對這些男子做了六次訪談，因此對男性的訪談總數增為四十次。

我擴大樣本的第二種方式是採訪女性，了解她們對男性生殖的看法。我分析對男性的訪談內容時，一直在想（觀眾也持續在問），女性被問到自己的生育角色時，是否會有不同的答覆。暫且不說，針對生殖問題，如果採訪的是女性，觀眾不太可能想知道男性會怎麼說。我的確認為，有必要採訪少數幾位女性，以求分析時，真正兼顧到**男女並重**，一如我在緒論所指，而非假設男性會給出不同於女性的答案。為了採訪女性，我使用相同的廣告傳單、招募方式、採樣策略以及面試指引，只有一樣不同，我在面試男性時多加了一個問題，詢問他們如何定義女性在生殖的角色。我在二〇一六年七月，採訪了十名女性，研究助理 Dana Hayward 在二〇一六年八月訪問了另外五名女性，所以受訪女性共計十五人。[25] 詳見第五章表 A 與附錄 B。

根據日期與時間，採訪在大學圖書館的小型會議室或是市中心一家咖啡廳後面安靜的用餐區進行。採訪通常持續一個小時左右（最短二十四分鐘，最長一一〇分鐘）。首先我會向每位受訪者出示 IRB 同意書，上面解釋了可用匿名以及遵守保密性，並要求允許錄音。為了建立融洽關係，也為了讓訪談符合傳單中提到的「生活經歷」，我會先詢問受訪者的日常生活、童年、就學與就業的經歷等等。然後問了幾個關於家庭和孩子的問題，才順勢銜接到男性生殖的課題。關於生殖的開放式問題（你如何描述男性在生殖中的角色？你如何描述精子和卵子之間的關係？）讓

受訪者得以用自己的語言表達看法。按照質性訪談的慣例，我會參考他們答覆的重要內容，因此這部分的訪談盡可能由受訪者主導，而非研究員。[26]

不過在訪談的後半部，我採用研究員主導的方式，具體詢問他們對父體效應的認識與了解程度，以及他們如何得知這些知識，引導他們說出與臨床醫師、媒體消息、家庭、友人之間的互動。然後我拿出第六章（圖九）的傳單給每個受訪者看，傳單內容的文字敘述難度大約是十年級程度，內容根據三篇文章的訊息和文字：Frey et al. (2008) 刊登於期刊的文章〈男性孕前保健須知〉、CDC 網站上的一篇文章〈男性孕前健康資訊〉、以及 Mayo Clinic 網站上的文章〈健康精子〉。至於閱讀能力似乎有問題的受訪者，我準備把問題念出來給他們聽，但是他們隨後的評論與問題讓我確認，他們的閱讀與理解力沒有問題，只有一個人需要我念出問題，因為他忘了攜帶眼鏡。

我不確定男性會對生殖和精子有多少話要說，但因為之前與捐精者的訪談（他們非常擅長表達），讓我深受鼓舞。此外，Edin and Nelson 的報告也發現，「非常容易說服父親和我們交談」。[27] 訪談時有許多笑聲，而且一些男性對於明明是討論「生活經歷」，沒想到後來話題變成健康精子，的確表示驚訝，但是每一個人都回答了問題。每個訪談都會先簡介傳單內容的最新證據基礎。結尾時，我也會主動回答受訪者的問題，並簡短解釋這次研究的目標。以下是完整的訪談指南。

訪談指南

被告知後同意，把表格交給受訪者之前，提到一，匿名（改變姓名以及任何可被識別的細節）；二，研究目的是撰寫學術文章與一本書。

- 想想你現在每天的生活，請說一下你每天的生活。（提示：日常例行活動、工作、家庭）。
  - 你能告訴我，你的童年與青春期的生活嗎？
  - 能說說你高中與大學的經歷嗎？
  - （若有約會對象／結婚）你怎麼認識你的女友／伴侶／配偶？

- 你有小孩嗎？
  - **若是：** 你的孩子幾歲了？第一個孩子出世時，你幾歲？有了第一個孩子後，你過著什麼樣的生活？你當時努力想要個孩子嗎？另一半嘗試懷孩子時，你有沒有做什麼改變？
  - **若否：** 將來你是否希望有孩子？
    - **若是：** 當你有了孩子，你希望過怎樣的生活？如果你和另一半正努力懷孩子，你會做些改變嗎？

- 現在我要問你一些一般性的問題……
  - 想想孩子從無到有的過程，如果有人請你描述男人的生殖角色，你會怎麼說？
  - 如果有人問你卵子與精子的關係，你會怎麼說？
  - 如果一個男的和一個女的打算生孩子，但女的尚未懷孕，你知道男人是不是可以做些什麼提高未來孩子的健康機率嗎？

    若是：你記得從哪裡獲知這些資訊？
  - 研究顯示，高齡女性比較可能生出唐氏症小孩，你認為男性的年齡對孩子的健康有影響嗎？

    若是：你記得從哪裡獲知這些資訊嗎？
  - 你是否和醫師討論過生孩子的事？

    若是：你能回顧那次的談話嗎？你獲得哪些建議？
  - 你是否曾與家人或朋友討論過生孩子的問題？

    若是：請幫我回顧一下那些談話。

- 現在我想讓你讀一些東西，然後你可以用你喜歡的方式，說說你的心得。答案沒有對錯之別。（然後把〈健康的精子〉的傳單拿出來給他們。）
  - 請幫我回顧一下那些談話。
    - 如果你現在打算生個孩子，你的醫師給了你這些資訊，你會怎麼回應？
    - 你是否希望醫師和你討論這些資訊？
    - 你認為你的伴侶／配偶會對這些訊息有何反應？

—所以這就是你的回應。現在我希望你想想你認識的人（一般人），你認為你認識的這些人對這些訊息會有何反應？

—**釐清問題**：我會提及程度不一但支持這些風險的證據。例如，醫師知道，每天抽菸兩包以上會增加精子受損的風險；但醫師並不知道，飲食要多不健康以及每天一杯酒造成的影響有多大。換言之，醫師對某些訊息較有把握，而對某些訊息較無把握。這是否會影響你對這些訊息的反應？

—醫師對這些問題了解不多，部分是因為他們研究精子健康的時間並不長，多數有關生殖的研究係以女體以及懷孕為主。你對於醫界何以過了這麼久才開始問到男性精子健康的問題，有什麼看法？

• 現在我要提出幾個摘要性問題。

—若你必須選出三個詞描述男性的生殖角色，這三個詞是什麼？（若有任何一詞未在採訪中被廣泛討論，請他們詳加說明。）

—許多男性聽到這訊息，感到意外，因為訊息太新，也未流通廣傳。想像你被賦予重任，負責設計一個公衛運動，讓男性知道這一訊息，你會怎麼做？

（請對方進一步說明以下訪談過程中未回答到的問題：年紀、種族、婚姻狀況、子女、教育、職業、屋主／租戶、宗教、性取向）

—這些就是我的所有問題。回想一下訪談的內容，你還有什麼

要補充的嗎？〔停頓〕有什麼我沒有問但你認為重要需要提的事嗎？

—我們有一些小小報酬，感謝你撥冗接受採訪（遞給他們裝了二十美元的信封）。當然，若你對本研究有任何問題，我很樂意回答。

質性數據分析

總共五十五個訪談，悉數錄音，並由 Verbal Ink 將錄音檔轉成文字，然後我會完整聽每段錄音，邊聽邊再次確認聽打是否正確，並在必要時，做些小編輯。然後我將文字檔存入 Nvivo，這個軟體可以允許反覆編碼。首先，我對男性的訪談進行編碼。第一步，根據訪談的問題進行編碼，（例如男性對於生殖問題的回應，然後是他們對卵子／精子問題的回應）。同時，我也快速瀏覽文字稿的子集，找出出現的主題，例如男性談論到女性的身體、用動物做類比、提到種族／階級／性傾向。然後我將主題代碼應用於所有男性的採訪。我也進行文本搜尋，找出反覆出現的單字和片語（例如受精、種子），但是我盡量把這種比較偏機械性的編碼方式降到最低。類似的編碼結構也應用到女性採訪的文字稿，這會在另一篇文章獲得更完整的分析。

透過系統性編碼男性與女性受訪內容，我得以分析他們對男性生殖與精子的看法，找出其中的模式。具體而言，我借鑒以前

的研究與理論，以及訪談數據中出現的主題，自創一種分析方式，讓個人敘述與整體敘述得以平衡，亦即讓個人之間細微的差異和整體敘述的模式之間取得平衡。為了確保質性分析的嚴謹性，我首先會在訪談數據中，找出一個模式，然後計算次數，驗證該模式在我的樣本中普遍存在。例如，我開始注意到有兩個不同版本的精子故事時（見第五章），就對文本進行搜尋，尋找精子（以及精子的同源字，例如種子、精液、細胞等），以便找出男性描述精子的所有例子。然後我用 Excel 軟體，統計有多少男士說到「主動精子與被動卵子的故事」與「卵子與精子是一個整體的兩半」，以及這些故事的附屬部分（例如「說到精子進入卵子」、「提到大量的精子」、「提到一個精子讓卵子受精／勝利」）。第五章與第六章呈現的統計數據，以及使用到的量化詞（如「絕大多數」、「一些」、「約半數受訪者」）都是根據這樣的計算。不過，這些數據不代表可以概括地適用於更廣泛的人群。這些統計數據只是反映我樣本中受訪者在描述生殖時的特定傾向（或是沒有這樣的傾向）。如果大家都說了某一點，或是沒有一個人說到某一點，那麼我會把這現象作為一個粗略的指標，顯示某個想法相對地突出或重要。如果樣本中有一定比例的受訪者說到某一點，我接著會根據年齡、種族、學歷、為人父與否、或是其他與某觀點相關的人口統計學等背景，從中找出模式。

附錄二 訪談者名單

化名	年齡	種族／族裔	性取向	學歷	職業	社經地位	關係·子女（年齡）
男性							
Aaron	43	白人	同志	高中同等學歷、修了若干大學課程	學生	較高	已婚（另一半是湯姆）·無
Angelo	39	白人	異性戀	法學院畢	律師	較高	已婚·一兒（四歲）
Antoine	36	非裔	MSM	高中畢	屋瓦工	較低	單身·二子女（四歲與八歲？）
Avi	23	白人	？	研究所學生	學生	較高	單身·零
Bobby	35	白人	異性戀	四年制大學畢	非營利機構	較高	已婚·三子女（二、六、八歲）
Bruce	38	非裔	異性戀	高中畢	校工	較低	離婚·一兒（十七歲）

父產科：孩子的健康不能只靠卵子！男性生殖醫學重磅登場

化名	年齡	種族／族裔	性取向	學歷	職業	社經地位	關係・子女（年齡）
Chad	26	白人	異性戀	碩士學位	失業	較高	認真交往的女友，無
Craig	46	白人	雙性戀	上了一年大學	製造業工人	較低	單身，無
Daniel	23	波多黎各人	異性戀	四年大學畢	研究員	較高	有約會對象，無
David	48	白人	異性戀	上了一學期大學	兼職（領身障福利）	較低	單身，無
Deshawn	32	非裔	異性戀	高中畢	保全（臨時代班）	較低	有認真交往女友，一兒（七歲）
Dustin	27	波多黎各人	異性戀	高中畢	失業	較低	單身，一兒（被州政府安置照顧）
Elijah	21	非裔	異性戀	社區大學學生	學生	較低	有認真交往女友，無
Gabe	24	非裔	異性戀	唸過一陣子大學	失業	較低	單身，無
Gary	41	非裔	異性戀	唸過一陣子大學	劇車司機	較低	有重要另一半，七子女（二至十八歲）
George	49	非裔	異性戀	十一年級	修繕雜工	較低	有重要另一半，一女（二十七歲）

化名	年齡	種族／族裔	性取向	學歷	職業	社經地位	關係、子女（年齡）
Henri	28	白人	同志	博士學位	研究員	較高	已婚、無
Hong	29	華裔	異性戀	博士後學者	研究員	較高	已婚、一兒（一歲）
James	19	白人	異性戀	大學生	學生	較高	有認真交往女友，無
John	46	波多黎各／白人	異性戀	八年級	失業	較低	單身、一女（十四歲）
Josh	33	印尼裔	異性戀	MBA	學生	較高	已婚、二子女（四歲、八歲）
Kenneth	49	白人	異性戀	大學畢	辦公室主管	較高	離婚有女友、一兒（二十五歲）
Luke	28	白人	異性戀	大學畢	非營利機構職員	較高	單身
Malik	28	非裔	異性戀	高中畢	失業	較低	離婚有女友、三子女（三至七歲）
Mark	38	白人	異性戀	大學畢	護士	較高	單身
Matt	40	波多黎各／白人	異性戀／MSM	八年級與高中同等學歷	店員	較低	單身、二子女（被州政府安置照顧）
Michael	49	白人	異性戀	大學畢	業務	較高	有交往女友、零
Nathan	31	白人	異性戀	高中畢	失業	較低	單身、零

化名	年齡	種族／族裔	性取向	學歷	職業	社經地位	關係・子女（年齡）
Neeraj	45	印地安人	異性戀	上過一陣子大學	非營利機構職員	較高	單身・零
Nick	33	白人	同志	大學畢	失業	較高	單身・零
Patrick	29	白人	異性戀	高中畢	失業並申請身障補助	較低	單身・一子（三歲）
Rob	49	白人	異性戀	高中畢	兼職（身障福利）	較低	單身・一兒（二十三歲）
Seth	23	越南裔	同志	大學畢	兼職俱樂部公關	較高	單身・零
Tom	33	白人	同志	公共管理碩士	市府員工	較高	已婚（對象是Aaron）・零
Tony	45	非裔／拉丁裔	異性戀	大學畢	音控工程師	較高	離婚・一兒（兩歲？）
Travis	33	白人	異性戀	大學畢	失業	較高	已婚・零
Victor	43	白人	同志	碩士	失業	較低	單身・零
Wei	24	華裔	異性戀	研究所學生	學生	較高	已婚・零
Will	18	非裔／白人	異性戀	異性戀	大學生	較高	單身・零

化名	年齡	種族／族裔	性取向	學歷	職業	社經地位	關係、子女（年齡）
女性							
Bianca	35	拉丁裔	異性戀	大學畢	居家清潔員	較低	單身，一子女
Caitlin	39	白人	異性戀	高中畢	失業	較低	已婚，四子女
Carmen	35	白人	異性戀	一年大學	非營利機構	較高	離婚，兩子女
Heather	27	非裔	異性戀	上過一陣子大學	失業	較低	單身，一子女
Jada	22	非裔	異性戀	大學畢	調酒師	較高	單身，零
Jennifer	38	白人	異性戀	上過一陣子大學	失業	較高	單身，零
Joy	29	華裔	異性戀	碩士畢	研究所學生	較高	單身，零
Lisa	37	白人	同性戀	副學士學位	音樂家	較高	單身，零
Mary	35	白人	異性戀	碩士	初級救護技術員	較高	離婚，零
Meg	27	白人	異性戀	大學畢	教師	較高	有交往對象，零
Monique	30	非裔	異性戀	十年級	失業	較低	有固定交往男友、二子女（六歲、十一歲）
Sarah	29	白人	異性戀	大學畢	家庭主婦	較高	已婚，一子女

父產科：孩子的健康不能只靠卵子！男性生殖醫學重磅登場

化名	年齡	種族／族裔	性取向	學歷	職業	社經地位	關係・子女（年齡）
Sonia	21	拉丁裔	異性戀	上過一陣子大學	失業	較低	單身・零
Teresa	37	白人	異性戀	高中同等學歷、上過一陣子大學	托嬰保姆	較低	已婚・四子女（六至十七歲）
Tracey	30	非裔	異性戀	高中同等學歷	收銀員	較低	與男友同居・五子女（五至十一歲）

註釋

緒論

1. Dayet al. 2016; Paul and Robaire 2013.
2. Carey 2012; Kong et al. 2012; Lambert et al. 2006.
3. CDC 2015; Mayo Clinic 2012.
4. Richardson forthcoming.
5. Moscucci 1990.
6. ACOG 2018; ASRM 2013.
7. Markens et al. 1997; Waggoner 2017.
8. Epstein 2007.
9. Ginsburg and Rapp 1991: 330；參見 Murphy 2012。
10. Almeling 2015.
11. Ginsburg and Rapp 1991: 330；加了強調符號。
12. 見例如：Hays 1996; Hochschild 1983; Laslett 和 Brenner 1989; Thorne 1993。
13. 見例如 Collins 2000; Rubin 1993。
14. Yanagisako and Collier 1990; see also Haraway 1991; Barad 2006.
15. Martin 1991.
16. Oudshoorn 1994; Richardson 2013.
17. Almeling 2011.
18. Fausto-Sterling 2000: 254; Almeling 2015.
19. Jasanoff 2004.
20. Tuana 2004: 195.
21. Proctor and Schiebinger 2008; Frickel et al. 2010; Gross and McGoey 2015.
22. Mills 2007; Oreskes and Conway 2011; Kempner et al. 2011.
23. Croissant's 2014 discussion: 6–9 濃縮摘錄。

24. Fausto-Sterling 2000.

25. 見 例 如：Anderson 2006; Braun 2014; De Block a 和 Adriaens 2013; Riessman 1983; Roberts 2011; Shah 2001; Wailoo 2001。

26. Luna and Luker 2013; Roberts 1997; Stern 2005; Davis 2019.

27. Epstein 2007: 52.

28. Epstein 2007; Welch et al. 2012.

29. 關於婦科學，見Moscucci 1990。關於介入，見Bell 2014；Davis Floyd 1992; Katz Rothman 1986。關於避孕，見Oudshoorn 1994; Wat kins 2001。關於政治影響力，見Luker 1984; Joffe et al. 2004。

30. 泌尿學有別於婦科學，鎖定男性與女性的泌尿系統。有少部分泌尿科專家專攻男性不孕症，但整體而言，它不像婦科學那樣，包含男性生殖健康所有項目。這是在 20 世紀初期，泌尿學家創立正式泌尿學時蓄意的決定，我會在第一章進一步詳論。

31. 美國國家兒童健康與人類發育研究院 2013a；亦見 CDC2010。相同說法到 2019 年 11 月仍見於 NIH（美國國家衛生研究院）網站。

32. Oudshoorn 2003.

33. 關於避孕與墮胎，見 Gordon 1976; Kligman 1998; Luker 1984; Roberts 1997。關於懷孕，見 Bridges 2011; Katz Rothman 1986; Mar tin 1992; Waggoner 2017。關於產前檢驗，見 Browner and Press 1995; Rapp 1999。關於分娩，見 Davis-Floyd 1992; Jordan 1983。

34. Daniels 2006; Greene and Biddlecom 2000; Inhorn et al. 2009.

35. 關於避孕，見 Gutmann 2007; Oudshoorn 2003。關於不孕，見 Barnes 2014; Becker 2000; Inhorn 2012。關於分娩，見 Leavitt 2010; Reed, 2005。關於捐精，見 Almeling 2011; Mohr 2018; Wahlberg 2018。有些人可能將 Marsiglio 的《有生殖力的男性》（*Procreative Man*）（1998）加進清單，但我認為它過於生物決定論，無法與生殖的社會學方法一致。

36. Inhorn et al. 2009; Loe 2004; Mamo and Fishman 2001.

37. Adams and Savran 2002; Pascoe and Bridges 2015.

38. Epstein 2007.

39. See, e.g., Corea 1985; Morgen 2002; Ruzek 1978.

40. 舉一具體例子。研究基因檢測首度發布結果的學者主張，關於女性與家庭生活連結較深的文化推測，導致相對地研究認為男性在基因方面的責任較強。（例如：Hallowell 1999）然而，這些研究部分僅以女性

為樣本，作者以假設的性別差異來敘述男性。事實上，在追蹤研究中，研究人員收集男性提供以經驗為依據的資料，出乎意料發現，男性在面臨基因危機時，也會對家人帶有強烈基因責任感。（例如：Hallowell et al. 2006）

41. Wood 2015.

42. Carrigan et al. 1985; Connell 2000.

43. Daniels 2006: 6–7，參見 Courtenay 2000; Rosenfeld and Faircloth 2006，有更多關於男性氣概與健康的一般討論，包括男性與精力、身強體壯、有效發揮功能的身體之間的關聯性。

44. Almeling and Waggoner 2013.

45. 此論點亦適用《科學的男子氣概》（Milam and Nye, 2015）中引人入勝的文集。

46. Connell 1987: 140.

47. Oudshoorn 1994.

48. Epstein 2007.

49. Richardson 2013.

50. Richardson 2013: 16, 17, 2.

51. 見歷史學者就應該更關注暫時性 (Kowal et al. 2013) 和長期持續性觀點 (例如 : Bock von Wülfingen et al. 2015) 的呼籲。

52. Benford and Snow 2000; Berger et al. 1973; Mulvey 1999.

53. Tsai et al. 2008; Collins 2012.

54. Hacking 1995: 370。參見 Navon 2019。科學研究學者已發展出豐富語彙，檢視人們、構想、科技和組織如何一起形成知識。例如：Oudshoorn 形容「社會技術網絡」為「技巧、知識、機構、專家和社會團體的網絡」。(2003: 12) Epstein 發展出「生命政治範式」概念，意指「構想、標準、正式程序以及不連貫理解的架構，具體說明對衛生、醫藥和身體的關切，如何成為生物醫學與國家政策的一致焦點 (2008: 17)。這兩位學者都沒討論反饋迴路本身。我視他們的概念為構成反饋迴路的關鍵元素。此外，為與更多近期性別學者直接關注身體、荷爾蒙、染色體與配子的學術研究一致，很重要的是將 Oudshoorn 和 Epstein 編入目錄的生物過程與文化過程及組織過程一起考量。

55. Griswold 1987; Petersen and Anand 2004.

56. Duden 1991.

57. Weisz 2006.
58. Daniels 2006; Frey et al. 2008.

第一章

1. Eyre 2013.
2. Fulsås and Rem 2017: 173; Soloski 2013.
3. Brandt 1985: 12.
4. 易卜生的劇作聚焦在一名的風流父親把梅毒傳染給兒子，但 Soloski (2013) 主張，確切的傳染模式 (例如：生物學的、道德的、社會的) 被刻意模糊。
5. 瓦瑟曼梅毒檢驗法在 1906 年首度被提及（Brandt 1985: 40)。
6. Van Buren and Keyes 1874: 541.
7. Fischer 2009.
8. Gamble 1997; Reverby 2009.
9. 「訃聞：湯馬斯・布利澤・柯林」1888；Moscucci 1990: 28。
10. Darby 2005.
11. Curling 1843: 437.
12. Porter 2004; Rogers 1998; Starr 1982; Warner 1997.
13. Abbott 1988; Warner 2003; Weisz 2006.
14. Rosen 1944; Stevens 1966; Weisz 2006.
15. 就「關鍵時刻」見例如：Mahoney 2000; Thelen 2000。遵循歷史制度主義的社會學家和政治科學家，在更廣泛討論「路徑依賴」（path dependence）時發展出「關鍵時刻」概念。然而，他們主要關切的是政治與經濟過程，我檢視了醫學研究所在組織過程中，文化的基本角色（用性別文化常規形式）。感謝 Julia Adams 在這一點提供獲益良多的對話。
16. Moscucci 1990.
17. Moscucci 1990: 7.
18. Moscucci 1990: 31，引述 Robert Barnes 醫師在 Quain《醫藥辭典》(1882) 的說法。
19. Moscucci 1990: 34.
20. Moscucci 1990: 157–58.
21. Moscucci 1990: 101–2.
22. Clarke 1998: 38.

23. 現今約百分之十到百分之十五的異性戀夫婦有不孕問題。臨床醫師估計原因為「男性因素」占三分之一,「女性因素」占另三分之一,剩餘三分之一原因「不明」。(Chandra et al. 2013;國家兒童健康與人類發育研究所 2016)

24. Marsh and Ronner 1999; Pfeffer 1993.

25. Oudshoorn 1994: 17.

26. Oudshoorn 1994: 50, 76–80.

27. Oudshoorn 1994: 26, 53.

28. Oudshoorn 2003; Watkins 2001.

29. Oudshoorn 1994: 80 強調為筆者所加。

30. Gordon 1976.

31. 《1973 年波士頓女性健康叢書;Kline 2010; Murphy 2012》。

32. Luna and Luker 2013; Ross and Solinger 2017: 9.

33. Darby 在 2005 的論文中將遺精稱為「性病史一環」(284),但有鑑於它被視為跟陽萎、不孕有關(287),很輕易就被歸為「生殖」疾病。相同地,Brandt (1985: 6) 將「性、疾病和醫學」列為他經典研究的主要主題,但沒有以下任何一個詞出現在索引:生殖、為人父、小孩或後代。

34. Moscucci (1990: 32),Clarke (1998: 40) 和 Daniels (2006: 33) 提到這篇社論但未提供其他上下文。Benninghaus (2012) 分析男性不孕如何成為「醫學課題」,用了「婦科醫生當男科醫生」(強調符號)小標題,但她未論及任何專科學會,寫道:「顯然將男體與其生殖能力變成現代醫學一個課題不需設立新專科。婦科醫生相當樂於檢查男女伴侶患者,若有必要進一步檢查,皮膚科、性病學、心理學和性學專家將被邀請加入(663)。

35. 1866 年范布倫的教授職銜從「一般與描述解剖學」改成「生殖泌尿系統」。「紐約大學醫學院教職員」1855;「貝爾維尤醫院醫學院－紐約市 1866-1867 會議」1866。

36. 在一篇分析美國南北戰爭期間泌尿系統受傷的論文中,Herr(2004) 主張眾多在戰場受傷的男性,提供那一代醫生磨練外科手術技巧的經驗。

37. Keyes 1980: 14–15; Keyes Jr. 1928。欲知更多里科德的事,請見 Oriel 1989。部分基斯的回憶錄精簡版在 1977 年《泌尿學》期刊重刊。

38. 「訃聞:愛德華‧勞倫斯‧基斯,醫學博士」1924;Keyes Jr. 1928;

Wishard 1925。

39. Carlisle 1893: 110; Keyes Jr. 1928: 729.

40. 華生 (1896: 616) 形容馬斯汀為「大會創辦人」。

41. Weisz 2006: 82.

42. Zorgniotti 1977: 95.

43. 馬斯汀寫給基斯的原始信件似乎未留存 (Zorgniotti 1977: 95)，但基斯的回信有留下。這不是基斯和馬斯汀首次通信。馬斯汀在 1879 年《波士斯醫學與外科期刊》發表文章，促使基斯寫信給他，信一開頭禮貌寫著：「我讀到您關於前列腺狹窄的病例，深感興趣」但信件結尾卻指稱如果馬斯汀「若無法分辨您的指尖和膀胱之間是否有有機阻塞物的話！！！嗯，如果是這樣的話，我要說的是，懇請不要動手術，交給其他專科。基斯敬上 (Keyes 1882)。」不清楚這是否是他們第一次交流，或是在開玩笑或侮辱。無論如何，馬斯汀在 4 年後想找人組織生殖泌尿協會時找上基斯。

44. Keyes 1980: 26.

45. 重印在 Zorgniotti 1977 的信件。

46. Bowen 2013.

47. 重印在 Zorgniotti 1977 的信件。同位醫師，來自波士頓的 Edward Wigglesworth 醫師在當年對美國皮膚科協會發表會長演說時，提出相同論點，他說生殖泌尿手術是「出自皮膚科的一個不同專科，其中當然包括梅毒。」（「美國皮膚科協會：第 10 屆年會。」1886: 301）

48. 除了基斯，出席者還包括 A. T. Cabot and F. B. Greenough (波士頓); P. A. Morrow, F. N. Otis, F. R. Sturgis 和 R. W. Taylor (紐 約); F. W. Rockwell (布魯克林); R. Park (水牛城); 和 J. W. White (費城)。以信件和電報表達不克出席遺憾的有 J. H. Brinton，J. P. Bryson, A. S. Garnett，G. C. Greenway，S. W. Gross，W. H. Hingston，J. N. Hyde，C. H. Mastin 和其他人。

49. Zorgniotti 1977: 92.

50. Morrow 1886: 380 強調為筆者所加。

51. 這場會議的議事錄刊登在《皮膚和生殖泌尿疾病期刊》，「協會議事錄：美國生殖泌尿外科醫師協會」1887: 266–67。

52. 這裡我注意到 Frickel(2014; 參見 Hilgartner 2014) 提到當演員（且不僅分析師）找出知識的落差，藉以警告在研究「該做而未做的科學」時，應避開目的論。

53. Black 1875: vi.

54. 《書評：婦女疾病臨床手冊》1882: 513。

55. Wells，「剖腹手術的流行」1891 in Moscucci 1990: 1。

56. AAGUS 1911: 30.

57. AAGUS 1911: 32. 這個協會的新名稱已見於 1890 年 7 月 14 日的《醫藥新聞》，上有篇 J. William White 所寫關於尿道炎的報告，指出它已於 1890 年 6 月在美國賓州阿爾圖納「男科與梅毒學協會」會議被提及。

58. Gyneco-(或 gynaeco-) 是一個造字元素，意味「女性、雌性」，源自希臘語 gynaiko- 的拉丁語形式。造字元素 andro- 意味「男性、雄性、男子氣概」，源自希臘語 andro-。（線上字源學辭典，n.d., s.v. "andro-," https://www.etymonline.com/word/andro-, and s.v."gyneco-,"https://www.etymonline.com/word/gyneco-,accessed February 12, 2020)。

59. 1837 年德國醫師兼教授 Moritz Ernst Adolph Naumann 在其《診所手冊》序言寫道，由於男科向來大都被歸到「婦科」，他希望聚焦男科，將「對整體病理學帶來類似成果豐碩的追溯效力」(iv)。Naumann 的書隔年在《醫學成就年鑑》(Sachs 1838: 174)，因其「全然男科，針對男性生殖器病理情況的相關概述」廣受好評。1878 年 Ernst Fürstenheim 在柏林醫學協會會議上提議將「新造字男科」，「與婦科這個字平行」。他進一步主張「醫師應比以往更積極關注這個男性性器官疾病」(Waldenburg 1979: 502–3)。Fürstenheim 的學生 Carl Posner 於美國泌尿協會 1902 成立時，獲任命為榮譽會員，他也在評論一本關於泌尿與生殖系統的書時，倡導使用男科一詞 (Posner 1884: 1839)。

60. 我與講德語的研究助理 Vanessa Bittner 一起找在前一個註釋提到的醫師與 AAGUS(美國生殖泌尿外科醫師協會) 創設會員是否有直接關聯，但無所獲。請見 Warner (2003) 和 Bonner (1963) 談美國醫師前往法國和德國。

61. "Memoranda" 1887: 25, emphasis added.

62. Mauss 1973; Oudshoorn 1994; Scheper-Hughes and Lock 1987.

63. 關於性別異同的辯論非始於 19 世紀。見 Schiebinger 1993 and Laqueur 1990 分析之前幾個世紀，已提及當時關於生物醫學的討論。

64. Hopwood 2018; Jordanova 1995。Barbara Duden 主張在「生殖」這個新字出現之前，「沒有單一詞彙能涵蓋受精、懷孕、孕期和生產」

(1991: 28)。

65. William Acton 在他的《生殖器官的功能和疾病》(1875) 第 1 頁註釋提到「在接下來幾頁，以下幾個字『生育的（generative）』、『有性繁殖的（sexual）』、『生殖的（reproductive）』皆為同義字；在某些例子它們之間可能會有些差別，但因極其細微，我不需再提示。」參見 Niblett 1863，他將「性系統」(2)、「生殖器官失調」(3) 和「生育器官」(6) 這幾個詞交互使用。Beaney 1883 也將「生殖器官」、「女性和男性的性系統」、「性器官」和「生育器官」交互使用。

66. Van Buren and Keyes 1874; Acton 1875; Morrow 1893.

67. 只談男性的文本例子包括：《陽痿、不孕和男性器官相關疾病的實用論文》(Gross 1887)、以及《男性生育器官疾病》(Jacobson 1893)。Jackson（1852）的《生殖器官注意事項：疾病、原因和治療》，有各別章節，標題為「男性與他們的疾病」那章專門探討遺精，「女性和她們的疾病」那章涵蓋更多領域。

68. Butlin 1892。在某些例子，特定部位的疾病成了整本書的主題，像 Curling 的《睪丸、精索和陰囊疾病的實用論文》(1843)，和 Lallemand 的《遺精原因、症狀和治療的實用論文》(1853)。僅少數歷史性研究以特別觀點探討男性身體，包括陰莖 (Friedman 2001)，割包皮 (Darby 2005) 和睪固酮 (Hoberman 2005; Oudshoorn 1994; Sengoopta 2006)。

69. Benninghaus (2012) 和 Vienne (2018) 挑戰 Laqueur 所稱 19 世紀的科學家主要都聚焦在性別差異性，他們兩人主張也有相當多科學家注意到性別相似性。這些醫學論文有許多探討男性的篇章，為支持他們的論點提供額外證據。

70. Curling 1843.

71. Delaney 1991.

72. Beaney 1883: 33–34。參見 Jackson 1852: 29，增加強調符號，凸顯女性與男性的相異性。

73. Lee 1890: 289–90.

74. Gasking 1967; Vienne 2018。19 世紀對比較解剖學、動物學和植物學感興趣的科學家偶爾會使用「精液學」這個術詞，Joseph Thomas 在他的《綜合醫學辭典》，將它定義為「生理學的分支，探討精液的分泌與本質。」

75. Vienne 2018: 1(增加強調符號)。

76. Marsh and Ronner 1999; Benninghaus 2012: 647.

77. Moscucci 1990: 2, 32，在原文增加強調符號。

78. Weisz 2006.

79. "Annotations" 1888: 336.

80. "Lancet: London: Saturday, August 25, 1888" 1888: 379.

81. 《刺胳針：倫敦：星期六，1888 年 10 月 27 日》1888: 826。《刺胳針》在將近 15 年後再刊出同一主題，重批「泌尿和生殖泌尿外科醫師」專業，嘲弄 Hugh Cabot 在美國泌尿科協會第 10 屆年會會長的演說「回答（過）肯定的問題」，「泌尿科有資格被視為專科？」（綜合專科與尤其是生殖泌尿外科，1912:398）。

82. 《社論：美國生殖泌尿外科醫師協會》1889: 38–39。

83. 《醫藥新聞》1890a: 1520。

84. 《男科作為一門專科》1891: 691。

85. 在 3 年 1 次的大會首屆開幕發言中，主辦者討論到組成聯合組織之必要，因為有太多專科協會會議得參加，而且醫師們常對不只一種專業領域感興趣。（《美國內外科醫師大會議事錄：第一屆 3 年 1 度大會 1889: xxiii–xxvii》）。他們承諾會留意不必要的專科，要求加入大會的新協會必須獲執行委員會全體一致投票同意才行（《會議紀錄》1888: xxxii）。

86. 《美國內外科醫師大會議事錄：第 2 屆 3 年 1 次會議，1892: 37–38》。

87. 《美國內外科醫師大會議事錄：第 2 屆 3 年 1 次會議，1892: 37–38》。

88. 《男科作為一門專科》1891: 691。

89. Brandt 1985; Hoganson 1998; Kampf 2015; Pfeffer 1993.

90. Rotundo 1993: ch. 8; Kline 2001: 9.

91. 見例如：Sicherman 1977。

92. MacFadden 1900: 5–6; see also Marsh 1988: 177–78.

93. Putney 2001.

94. 感謝 Carolyn Roberts 就此論點與我進行助益良多的對話。

95. Foucault 1980; Hall 1983; Largent 2008; Somerville 2000; Stein 2015: 17–18, 23, 147, 245.

96. Stein 2015: 171.

97. Stanton et al. 1973 (1881); Wollstonecraft 1967 (1792).

98. Brandt 1985:11-13。Brandt 提到其他人批評這些數字太高，但這裡重點在於，這些疾病廣泛傳播到引起醫藥專業人士和大眾注意。

99. Worboys 2004: 43.
100. Brandt 1985: 9, 16; Pfeffer 1993.
101. Kline 2001: 9.
102. Moscucci 1990: 32; Rosen 1942: 349.
103. Fischer 2009; Porter 2004; Whooley 2013.
104. Ettinger 2006: 6; Leavitt 1986: 62; Whorton 2002: 17; Fischer 2009.
105. Fischer 2009: 191–92.
106. 《社論：美國生殖泌尿外科醫師協會》1889: 38（強調符號）。
107. Fischer 2009: 2.
108. Fischer 2009: 5.
109. Fischer 2009: 5, 28, 33.
110. 此廣告重刊於美國醫學會刊物 *Nostrums and Quackery*（Cramp 1921: 387）。它是眾多見於 19 世紀末報紙的廣告範本之一。見美國醫學會的《歷史健康詐騙與另類醫學全集》，內含 6 盒 1885 年到 1973 年間的廣告、信件和有關「男性疾病」的其他資料。
111. Beaney 1883: v–vi.
112. Lallemand 1853: xii.
113. Evans 1915; Fischer 2009.
114. Fischer 2009.
115. Cooper 1845: 70.
116. Curling 1843: 107.
117. Cooper 1845: 47; Curling 1843: 437, 489.
118. 《男科作為一門專科》1891: 691。
119. Andrew Abbott 寫過某些特別醫學專科的失敗或消失，例如：因科技和編制變化導致「鐵路外科醫師」不見。(1988: 92) 由於男科從未被確立，我設定在它（試圖）推出的失敗時間點，而非它已蓬勃發展一段時間。
120. Mark 1911。Clap 是性病的俗稱，通常指淋病。
121. Guiteras 1905: 338.
122. Guiteras 1905; Zorgniotti 1976: 283, 287; see also Hay 1910: 1459–60.
123. 見 Zorgniotti 1977 的美國生殖泌尿外科醫師協會和 Guiteras 1905 的泌尿外科協會的創始會員名單。
124. Keyes and Keyes Jr. 1906: v–v.
125. 基斯獎、美國生殖泌尿外科醫師協會 (AAGUS.org，強調符號)。

126. 這最初是 Daniels 2006 的論點。Clarke 1998: 10 也如此建議，克拉克寫道直到 20 世紀下半，才有少數男性生殖的研究。

127. Benninghaus 2012: 662。參見 Kampf 2015。此主張早期版本見於 Parsons 1977。

第二章

1. Schirren 1969。我們請會說德語的研究助理 Vanessa Bittner 幫忙翻譯了這篇文章的標題和開頭幾句話。

2. Krause and Schreiber 2018。參見「德國男科協會」（German Society for Andrology）的「歷史」（Geschichte）頁面。(Deutsche Gesellschaft fur Andrologie; https://www.dg-andrologie.de/gesellschaft.html)

3. Jordan 與 Niermann(1969) 在他們為新期刊撰寫的文章《德國男科發展現況》，也提過兩次婦科與男科應「緊密合作」。十五年後，Schirren 在回顧生涯時，又再次將男科與婦科相提並論：「如果可以的話，男科和婦科應處在「同個屋簷下」，更緊密合作，共同治療不孕夫妻，這才是最合理的情況。」(1985: 122，強調為筆者所加)

4. Kevles 1995; Kluchin 2009.

5. Oudshoorn 1994.

6. Cutler and Miller 2005; Tomes 1998.

7. 這個時期討論男性生殖體的歷史研究並不多，且大多從 JAMA1891 年的那篇社論直接跳到 1960 年代末期的研究，1960 年代末期才開始有男科協會成立，並舉行會議和出版期刊 (例如 Clarke 1998: 40; Oudshoorn 1994: 79–80)。Moscucci (1990) 也提到英國在 1920 與 1930 年代，出現許多專門治療不孕不育症的「男科診所」(33)，還提及 Walker 於 1923 年撰寫的一篇文章 (32–33)，我會在註釋 17 討論這篇文。Daniels (2006: 33) 有提到 Harald Siebke 撰寫的一篇文章，我會在本章檢視這篇文。然而，在上述的這些研究中，男科歷史的部分都只用了短短幾行字簡單帶過。

8. Brandt 1985.

9. Oudshoorn 2003: 6.

10. Almeling 2011; Marsh and Ronner 1999.

11. Kline 2001; Richardson 尚未出版。

12. Fischer 2009.

13. Dorland 1900: 43。有類似的定義出現在《顧爾德醫學、生物及其相

關科學圖解辭典》（*Gould's Illustrated Dictionary of Medicine, Biology and the Allied Sciences*）(1894)：「1. 人類科學，尤指男性科學。2. 有關男性泌尿生殖疾病的科學」(77)。網路搜尋結果也顯示，在哲學和人類學領域中「男科」意指「男性學」(study of man)(如「地質學」或「神學」)，但「男性學」這個解釋過去並不能用來指涉男性醫學。(例如：〈無謂的批評〉1841;〈男科〉Smith 1909: 48–49; Long 1885)

14. Corner 1910: v。早在 3 年前，Corner 就已透過同個出版社出版過這本書，1910 年的這個版本似乎只有稍微修訂過。Corner 在早期版本的序中並沒有大力呼籲成立一門診治「男性疾病」的科別，不過，仍然有明確區分「生殖道」與「尿道」的差別，並表示書中的重點會放在「生殖道」的部分。(Corner 1907: v)。

15. Corner 1910: vi–vii.

16. 〈男性疾病〉1913: 670。

17. 〈評《基層全科醫學領域裡的男性疾病》〉1910: 880。13 年後，Kenneth Walker 撰寫了一本《男性生殖器疾病》，與 Corner 的著作一樣屬於「牛津醫學出版系列」（Oxford Medical Publications），他也在書的開頭感嘆，相較於婦科，男科「仍未受到應有的肯定，但這一天一定會到來。」Walker(1923: v) 在對 Corner 先前的著作表達感激時，也提出類似論點，認為男性疾病應有別於泌尿科疾病，而非也被歸類在「泌尿生殖科」。毫不意外的是，《英國醫學期刊》批評了 Walker 區別這兩種疾病的論點，認為沒必要另立一門專科，但除此之外，大多對他的這本書讚譽有加。（〈書評〉1924: 386）

18. Forsbach n.d.

19. Vienne 2006; 參見 Schultheiss and Moll 2017。

20. Siebke 1951: 635。感謝 Vanessa Bittner 協助我將德語翻譯為英語。

21. Clarke 1998: 10.

22. Jones 2013; May 2013; Patterson 2001.

23. Gordon 2002; Reagan 1998.

24. D'Emilio 1983; Faderman 2015; Reumann 2005.

25. Kline 2010; Morgen 2002.

26. Penny Light 2012: 105; Leavitt 2010.

27. Messner 1997.

28. Kline 2001; Roberts 1997; Schoen 2005; Stern 2005.

29. Feimster 2009; Oswald 2013; Richeson 2009.

30. Murphy 2017.

31. Connelly 2008: 157; 人口委員會 1978; Sinding 2000; Teitelbaum 1992: 66。

32. Balasubramanian 2018: 43; Oudshoorn 2003: 22.

33. Keettel et al. 1956; Swanson 2012; Swanson 2014.

34. Almeling 2011.

35. Oudshoorn 2003: 250n8.

36. 〈避孕專家華倫‧尼爾森〉1964; Nelson; Nelson 1964: 252; Oudshoorn 2003: 71–72。

37. 不同文獻在提到俱樂部的成立狀況時，對於成立時間有不同說法，有 1965 年 (Steinberger 1978: 56)、1968 年 (Rosemberg 1986: 101)，還有範圍更廣的 1960 年代 (Sherins 2014: 47)。有幾篇文獻聲稱，Nelson 有參與俱樂部的成立過程，這代表俱樂部在他於 1964 年過世前就應該已經成立。Steinberger (2010: 115) 曾在他的回憶錄中提到，俱樂部曾為了紀念尼爾森而重新命名。

38. 有關 Mancini(1914–1977) 生平的細節，來自我於 2018 年 8 月 6 日對他的兒子 Roberto C. Mancini 所做的訪談，他是內華達大學（University of Nevada）物理系教授。Mancini 的兒子也好心提供了許多資料，例如〈生殖研究中心簡史，1966 年 –2011 年〉（*Breve Historia del Centro de Investigaciones en Reproducción* (1966–2011)）（作者為 Alberto J. Solari），以及一篇刊登於該中心會報 (Boletin Informativo) 並向 Mancini 致敬的文章〈向羅伯托‧曼奇尼教授致敬 (1914 年 –1977 年)〉（Homenaje al Prof. Dr. Roberto E. Mancini〔1914–1977〕）。生殖研究中心的成立目的在於進行人類生殖學的基礎與應用研究。上述資料可透過原作者授權取得。

39. Eliasson 1976; Rosemberg 1986.

40. 某位來自法國的醫師科學家曾在 2018 年接受訪談時，提到曾於 1970 年代與來自各國的學者互通書信、參觀彼此的實驗室以及參加研討會，他特別提及許多本章提及的人物，例如 Carl Schirren、J. K. Sherman 以及 Rune Eliasson。這位法國醫師科學家在 1970 年代是少數幾位研究男性不育症的學者，他後來於 1990 年代初成功在法國推動成立了男科學系。

41. Rosemberg and Paulsen 1970: vii.

42. 德國婦科醫師 Siebke 早在 1950 年代，就曾建議以「夫科醫師」

(Mannerarzt) 與 婦 科 醫 師 (Frauenarzt) 相 互 對 應 (Siebke 1951)，
但 Jordan 與 Niermann，甚 至 是 Schirren，在 1969 年 為《男 科》
（*Andrologie*）創刊號撰文時都沒有提到 Siebke。不過，在 1976 年，
時任「國際男科委員會」（CIDA）會長的 Rune Eliasson，在就職演
講中有表示率先採用「男科」（andrology）一詞的是 Siebke(1978:
7–8)。到了 1985 年，Schirren 在為他的生涯撰寫回憶錄時，他承認
率先採用「男科」一詞的人應為 Siebke，並寫道：「過了好多年，
當時負責診治男性生殖疾病的醫師，才願意接受「男科」這個用語
(118)。」

43. Niemi 1987: 201.
44. Eliasson 1978: 7.
45. 〈關於國際男科學會（前身為國際男科委員會）〉1982: 349。
46. Steinberger 2007: 101–2, 166.
47. Lamb 2009.
48. Lamb 2009; Lukaszyk 2009.
49. Rosemberg 1986: 73.
50. Sherins 2014: 28.
51. Rosemberg 1975.
52. Mancini 的兒子曾在我訪談他時，提起小時候在布宜諾斯艾利斯，他
    們家曾邀請羅森伯格醫師來家中作客。
53. Mancini et al. 1965.
54. Cooney 2004.
55. Cooney 2004; Rosemberg et al. 1974; Schaffenburg et al. 1981.
56. Rosemberg 1975.
57. Steinberger 1975.
58. ASA 檔案與歷史委員會 2016: 168。
59. Belker et al. 2006.
60. ASA 1975.
61. Steinberger 1978: 57.
62. Steinberger 1978: 57。我原本希望 Steinberger 的回憶錄會提供更多有
    關 ASA 成立過程的細節，但他對職業生涯的回顧只止於 1971 年。
63. Steinberger 1982: 211，強調為筆者所加。
64. Steinberger 1982: 211.
65. 精子銀行創辦人訪談，2006。某位法國醫師科學家於 2014 年接受訪

談時，曾表示在法國遇到類似狀況：「在 1960 年代末期，我想研究男性不育症，但我找不到有研究相關領域的醫療機構。後來到了 1970 年代，慢慢有相關機構成立，也開始有人在醫學研討會討論這個新興領域在做的研究。」他之後也在訪談中表示，他們當時的研究重點是「精子功能與製造過程的機制」。

66. 泌尿科醫師訪談，2015。
67. ASA 檔案與歷史委員會 2016: 99。
68. 《國際男科期刊》（*International Journal of Andrology*）和《男科檔案》（*Archives of Andrology*）皆創刊於 1978 年。《男科檔案》已於 2007 年停刊，而《國際男科期刊》則是與《男科期刊》合併，兩者合併的原因都出於資金問題，同時也為了提升期刊的「影響指數」（一種衡量學術期刊知名度與影響力的指標）(Carrell and Rajpert-Meyts 2013; Meistrich and Huhtaniemi 2012)。
69. Bartke 2004: 844.
70. ASA 檔案與歷史委員會，2016，〈ASA － 我們的歷史：第 30 屆年會，華盛頓州，西雅圖〉。當我在回顧這段歷史時，研究助理 Megann Licskai 在電郵中建議我上 Google 搜尋「保險套帽子」（condom hat），我也建議讀者上網自行搜尋。
71. Rosemberg 1986: 74.
72. ASA 2018.
73. ASA 檔案與歷史委員會，2016，〈ASA － 我們的歷史：第三十屆年會，華盛頓州，西雅圖〉。
74. Clarke 1998; Marks 2001; May 2010; Oudshoorn 1994.
75. 德國醫師 Jordan 與 Niermann 在男科（Andrologie）期刊創刊號的首篇文章指出，當時的社會思潮是男性不育症日益受到關注的主因 (1969: 3)。
76. Ayanian et al. 2002; Brennan et al. 2004; Sahni et al. 2016.
77. Leinster 2014; Detsky et al. 2012; Rosenthal et al. 2005; Thompson et al.2005.

第三章

1. 根據 Pechenick et al. 2015，以 Google Books 語料庫為依據的 Ngram 分析，不能用來直接衡量一個字或詞的流行程度，主要因為語料來源大多為科學文獻，我使用 Ngram 分析只是為了表示普遍趨勢。

2. 我於 2018 年 12 月用 Google 的 Ngram Viewer 分析時，搜尋關鍵字為「男科＋男科醫師＋男科醫師們」（andrology + andrologist + andrologists + Andrology + Andrologist + Andrologists）。我當初搜尋時，最新資料的年分為 2008 年。

3. 我於 2018 年 12 月用 Google 的 Ngram Viewer 分析時，搜尋關鍵字為「男性生殖健康＋男性生殖＋女性生殖健康＋女性生殖」（male reproductive health + men's reproductive health + male reproduction + men's reproduction, female reproductive health + women's reproductive health + female reproduction + women's reproduction），我原本還打算用大寫搜尋每個詞，但 Ngram 分析工具有字數限制，無法再添加更多字。我當初搜尋時，最新資料的年分為 2008 年。

4. Marincola 2009.

5. Fawcett 1976: 249.

6. Steinberger 1982: 213.

7. 我於 2018 年 12 月用 Google 的 Ngram Viewer 分析時，搜尋關鍵字為「男科＋男科醫師＋男科醫師們／產科＋產科醫師＋產科醫師們／泌尿科＋泌尿科醫師＋泌尿科醫師們／婦科＋婦科醫師＋婦科醫師們」（andrology+andrologist+andrologists, obstetrics+obstetrician+obstetricians, urology+urologist+urologists, gynaecology+gynaecologist+gynaecologists+gynecology+gynecologist+gynecologists），我原本還打算用大寫搜尋每個詞，但 Ngram 分析工具有字數限制，無法再添加更多字。我當初搜尋時，最新資料的年分為 2008 年。

8. Guzick et al. 2001; WHO 1980。在 1930 年代前，判斷男性不育症的主要依據為精蟲活力 (Moench 1930)。從 1940 年代至今，判斷依據包括三個基本面向：精蟲活力、精蟲形態以及精蟲數。Seymour 與 Benmosche 曾在某篇說明如何用電子顯微鏡評估精子健康的文中寫道：「就精蟲形態來說，一般的折射式顯微鏡只能看出精蟲頭部的輪廓以及精蟲尾部的數目與大致長度，完全看不到其他更精密的細節。基本上，我們對精細胞所知甚少，目前對精細胞的了解可歸納為三個部分：1) 精蟲活力 2) 放大倍率 2000 倍以下所見的精細胞大致形態，以及 3) 精液中每立方公分的精細胞數量。」(1941: 2489)

9. Daniels 2006; de Jong et al. 2014; Frey et al. 2008.

10. 有關性傳染病，見例如：Brandt 1985。有關勃起障礙，見例如：McLaren 2008 and Loe 2004。有關不育症，見例如：Pfeffer 1993 and

Marsh and Ronner 1999。有關男性避孕丸，見例如：Oudshoorn 2003。

11. Waggoner 2017; Frey et al. 2008; Almeling and Waggoner 2013.

12. Paltrow and Flavin 2013.

13. Daniels 2006: 112.

14. Brandt 1985; Daniels and Golden 2000; Kampf 2015.

15. Richardson and Stevens 2015.

16. Crean and Bonduriansky 2014; 參見 Curley et al. 2011: 306，文中表示「不同文獻對於『父體效應』對後代發展的影響，都有不同的解釋。」

17. Curley et al. 2011.

18. Ramlau-Hansen et al. 2007; Rubes et al. 1998.

19. 研究身心障礙議題的學者與社會運動參與者，都曾對「先天缺陷」這個用語表示反對，因為這意味著一個孩子是「有缺陷的」。不幸的是，現今這個用語仍然很普遍，若我使用其他替代用語，如「先天障礙」（disabilities at birth）或「先天失調」（birth disorders）等，可能會模糊文章的焦點。因此，當醫學文獻或組織提及「先天缺陷」時，我依舊保留原本的用語（如下一章的「一毛錢進行曲」，March of Dimes）。

20. 有關流產，參見 De La Rochebrochard and Thonneau 2002; Kleinhaus et al. 2006; Lambert et al. 2006。有關出生體重，參見 Shah 2010。有關其他疾病，參見 Paul and Robaire 2013。有關這些議題的其他引用文獻，參見註釋 29–30、34–43、51、54–58、60、63、56–67、72、77、80–82。

21. 這些研究通常採用回溯性病例對照研究法（retrospective case-control studies），但有些關於跨代遺傳效應（transgenerational effects）的研究則採用歷史性世代研究法（historical cohort studies）。

22. Friese and Clarke 2012; Pound and Bracken 2014.

23. 在尋找有關父體效應的科學與醫學文獻時，我和研究助理 Jenna Healey 在 PubMed、ScienceDirect 以及 Google Scholar 上搜尋了「父體效應」、「致病發育毒性」（male-mediated developmental toxicology）以及「高齡父親」（advanced paternal age）。當我們找到品質優良的相關論文時，就利用那篇論文的參考文獻來尋找其他相關研究。我們排除只關注男性不育症的研究，並納入有關男性年齡、行為及暴露物質，如何影響生殖結果和後代健康的研究。

24. 若能有系統地比較現有支持各種父體效應的證據，以及支持母體效應

說法的證據（例如聲稱女方不應飲酒，或在孕期間吃魚時應慎選），想必會有相當有趣的發現。

25. Frey et al. 2012.

26. Porter 2018: 282, 300.

27. Penrose 1955: 313.

28. 我感謝 Rayna Rapp 提出這個可能性；當科學家首次發現父體效應與新生兒染色體異常之間缺乏明確相關性時（例如：Martin and Rademaker 1987），他們排除了父親年齡與生理健康會影響生殖結果的可能性，因此並未進一步研究。由於我尚未仔細分析過此一說法，因此我鼓勵未來的研究人員能更有系統地檢視這個可能性。

29. Friedman 1981; Jones et al. 1975; Murdoch et al. 1972.

30. Goriely and Wilkie 2012.

31. Bordson and Leonardo 1991: 397.

32. 美國生育協會，1991。美國技術評估局（US Office of Technology Assessment）曾於 1987 年對精子銀行做過調查，結果顯示多數精子銀行確實要求捐精者年齡應不超過 40 歲（美國技術評估局 1988）。

33. 參見 Paul and Robaire 2013。

34. Choi et al. 2005; Murray et al. 2002.

35. Malaspina 2001; Reichenberg et al. 2006.

36. Carey 2012; Kong et al. 2012.

37. Hultman et al. 2011.

38. Brown et al. 2002.

39. Sipos et al. 2004.

40. Frans et al. 2008.

41. Buizer-Voskamp et al. 2011.

42. Yang et al. 2007.

43. Urhoj et al. 2014.

44. Zhang et al. 2017.

45. Friedman 1981: 748, 745.

46. Toriello and Meck 2008: 457–59; 參見 Ramasamy et al. 2015。

47. Thacker 2004: 1683.

48. Bray et al. 2006: 852; 參見 Sartorius and Nieschlag 2010。

49. van der Zee et al. 2013。強調為筆者所加。

50. Frickel 2004; Sale 1993。自 1970 年施行職業安全衛生法（Occupational

Safety and Health Act）後，政府隨即成立了職業安全衛生署
（Occupational Safety and Health Administration），以及一間隸屬於美
國疾病管制中心（CDC）的研究機構，名稱為美國國家職業安全衛生
研究所（National Institute for Occupational Safety and Health）(https://
www.osha.gov/about.html)。

51. Curley et al. 2011; Day et al. 2016.
52. Bonde 2010: 155; Davis 1991: A27.
53. Alexander 2010; Ortiz and Briggs 2003.
54. Aitken 2013; Anderson et al. 2014.
55. DeMarini 2004; Soares and Melo 2008.
56. Laubenthal et al. 2012; Linschooten et al. 2013.
57. Secretan et al. 2009; 參見 Lee et al. 2009。
58. Milne et al 2012: 52; 參見 Aitken 2013。
59. La Vignera et al. 2013.
60. Vassoler et al. 2014.
61. Knopik et al. 2009.
62. de Jong et al. 2014; Jensen et al. 2014.
63. Vassoler et al. 2014.
64. Gilardi et al. 2018.
65. Curley et al. 2011; Rando 2012; Schagdarsurengin and Steger 2016.
66. Kaati et al. 2002.
67. Chen et al. 2006.
68. Jimenez-Chillaron et al. 2009.
69. Anderson et al. 2006.
70. Ng et al. 2010.
71. Hepler 2000.
72. Cordier 2008; Daniels 1997; Friedler 1996; Moline et al. 2000.
73. Bingham and Monforton 2001.
74. Friedler 1996.
75. See, e.g., Stevens 1977: 1.
76. Bingham and Monforton 2001.
77. Fabia and Thuy 1974.
78. Daniels 1993: ch. 3.
79. "Sins of the Fathers" 1991; Friedler 1996; Marcus 1990.

80. Savitz et al. 1994.

81. Magnusson et al. 2004.

82. Cohen et al. 1980。Schrader and Marlow 2014。Friedler (1985) 在暴露於笑氣中的老鼠上也曾發現類似的影響。

83. Dubrova et al. 2002; Dubrova et al. 1996; Gardner et al. 1990; Parker et al. 1999.

84. Anderson et al. 2014; Little et al. 2013; Tawn et al. 2015。有趣的是，一開始聲稱癌症與輻射有相關性的研究都發表於知名期刊，如《英國醫學期刊》和《刺胳針》，有關車諾堡核災的研究則是發表於《自然》，之後，雖然有許多駁斥這些研究的論文，但都是發表於影響力較低且領域特定的期刊。因此，相較於得到零實驗結果的研究，發現父體暴露情況會帶來風險的研究受到較高的關注。

85. Miles 1997; Reagan 2016.

86. 世界衛生組織和聯合國環境署 2013; Levine et al. 2017; Pacey 2013。

87. Anderson et al. 2014: 86; 參見 Cordier 2008。

87. Anderson et al. 2014: 86; see also Cordier 2008.

88. Clawson and Clawson 1999; Lipton and Ivory 2017.

89. Daniels 2006: 109–115; 引述自 115, 202n14。參見 Thacker 2004: 1685 中 Dolores Malaspina 有關性別偏見如何「導致科學進展停滯不前」的言論。

90. Daniels 2006: 151.

91. Pembrey et al. 2014; 參見 Braun et al. 2017 和 Sharp et al. 2018。

92. Goldin and Katz 2011.

93. Bowles 2018.

94. 有關父體效應和母體效應的相互作用，參見 Curley et al. 2011: 307。

95. 有關社會條件（尤其是社經不平等）何為影響健康與疾病的主因，參見 Link and Phelan 1995 和 Phelan et al. 2010。有關醫學上對於男女各自對生殖之貢獻的不同說法，參見 Almeling and Waggoner 2013。

第四章

1. Fissell and Cooter 2003.

2. 社群媒體（例如 Twitter 和臉書）也是當代討論健康和生殖的重要網站，但未包含在本分析中。

3. Daniels 1997: 602.

4. Campo-Engelstein et al. 2016.

5. LaRossa 1997; Townsend 2002.

6. 雖然我一直到完成分析後才找到康伯・恩格斯坦等人在 2016 年發表的文章，但看到那篇文章讓我振奮，他們對有關生殖系統衰老的報紙文章做內容分析時，也使用了類似的縮小搜索策略。

7. 我的樣本比丹尼爾斯的樣本大，丹尼爾斯只找到 1985 年至 1996 年間於《紐約時報》發表的四篇關於父體影響的文章（1997：601）。會有落差可能是因為搜索詞彙不同，或因為現在有更多文獻數位化，因此更容易搜索。

8. 有關父體對小孩影響的文章統計也包含在有關父體對精子影響的文章統計中。

9. 美聯社（Associated Press）1976: 23。

10. Nagourney 1999.

11. See, e.g., Kolata 1996b: C1.

12. Brody 1981; Shulevitz 2012: SR1. 布羅迪於 1965 年加入《紐約時報》，擔任醫學和生物學記者。截至 2018 年 11 月，根據《紐約時報》網站上的簡歷顯示，她仍在撰寫自 1976 年以來就一直定期撰寫的「個人健康」專欄。幾篇關注精子的「個人健康」專欄文章也包含在此樣本中。

13. WebMD 2014.

14. Mayo Clinic Staff 2012.

15. Bouchez 2006.

16. Campo-Engelstein 2016; Daniels 1997.

17. Angier 2001: F4.

18. Stellman and Bertin 1990: A23.

19. Lewin 1988: A24.

20. Lewin 2001: WK4.

21. Angier 1994: C12.

22. Rabin 2009: A12.

23. Bowles 2018.

24. 美國新聞編輯協會（American Society of News Editors）之新聞編輯部人口普查，www.asne.org。

25. 該類別有 49 篇文章；10 篇無署名作者。

26. Mayo Clinic Staff 2014.

27. Fetters 2015.

28. Greenfield 2013.

29. Sgobba 2015.

30. Heid 2014; Sgobba 2015.

31. What to Expect 2015.

32. Parents.com 2015.

33. Murkoff 2015.

34. Kolata 1996a: E4; Shulevitz 2012.

35. 讀者應注意我對這些素材的內容分析只包括文字，而不包括這些文章多半會附帶的（通常是庫存的）男性照片。例如，CDC 關於男性孕前健康的網站上有一張黑人男性的照片。未來的研究人員可能要重新審視性別、種族和階級之間交集的問題，並注意選擇用來說明這些問題的圖像種類。

36. Daniels 1997.

37. 美聯社 1991: B8。

38. Kolata 1999: A16.

39. Davis 1991: A27.

40. Crane 2014: ST1.

41. Showalter 1997.

42. Bowles 2018.

43. Goode 2001: A20.

44. Fisch 2004; Healey in preparation. 至 2015 年，健康與育兒網站已經採用男性生物時鐘的比喻來討論高齡父親的潛在後果。（例如梅約診所的頁面「健康精子」和「當爹年紀」；WebMD 的「男性也有生物時鐘」；和男性健康雜誌中引用 Harry Fisch 的「當父母的最佳年紀」）

45. Rabin 2005: A5.

46. Jayson 2005.

47. Campo-Engelstein et al. 2016.

48. 請見，例如 Lewin 2001。

49. Kong ct al. 2012.

50. Carey 2012: A1.

51. Ellin 2016.

52. Belkin 2009: SM12.

53. McGrath 2002: E11.

54. Raeburn 2014a.

55. 男性健康雜誌 2015 年編輯群；Fetters 2015。

56. MacKendrick 2018.

57. Epstein 2007.

58. Prins and Bremner 2004.

59. Bowles 2018.

60. 國家兒童健康及人類發展研究院（National Institute of Child Health and Human Development）2013a。

61. 國家兒童健康及人類發展研究院 2013b。

62. NIH 2015.

63. CDC 2013.

64. CDC 2014.NIH 和 CDC 等聯邦機構可以連到彼此關於男性生殖健康的頁面以及專業組織的網站，例如美國生殖醫學協會（American Society for Reproductive Medicine），以及消費者健康網站，例如梅約診所和計畫生育協會。

65. CDC 2015; Waggoner 2017.

66. CDC 2010: 4.

67. CDC 2010: 21.

68. NIOSH 1996.

69. CDC 網站上也轉載了同樣的說明資料。

70. NIOSH 1996（附強調）。

71. 請見，例如 Miles 1997；美國國防部 1994。

72. ASRM 2012; ACOG 2012.

73. ACOG 2013.

74. ASRM 2015.

75. Messing and Östlin 2006; WHO 及聯合國環境規劃署（United Nations Environment Programme）2013。

76. Barker et al. 2007.

77. 與「一毛錢進行曲」前會長珍妮佛‧豪斯於 2019 年 11 月 21 日訪談內容。

78. 「男性角色新聞記者會」於 1991 年 12 月 5 日的建議談話，在「一毛錢進行曲」資料庫之「男性在生殖健康的角色 1991」資料夾中，「媒體關係」：1980–2005 第一卷：內部事務，33 箱中的第 6 箱。

79. 新的「生孩子也是男人的事」小冊子附隨在發送給媒體聯絡人的的印

刷信中，在這封印刷信裡，公關經理寫到他們已經接到「數百通電話」，並認為這就是大紐約區分會要製作該小冊子的原因。（例如，1992 年 5 月 18 日 Jonathan Moskowitz 致 Max Gomez，在「一毛錢進行曲」檔案庫之「『生孩子也是男人的事公衛運動：大紐約區分會1992」資料夾中，「媒體關係」：1980–2005 第一卷：內部事務，33箱中的第 6 箱。）

80. 這個由全國辦公室印製的「爹地，這也是你的孩子」單折頁小冊子（印製日期為 1982 年 2 月），有多份保存在「一毛錢進行曲」的檔案庫中。也有標題相同但增加到三折頁的小冊子（印製日期為 1991年 10 月）。還有一份於 1991 年「男性角色新聞記者會」舉行前一天發送的備忘錄，裡面包含了一份打字筆記，主張這本小冊子不應放在新聞資料袋中，因為它「把父親的角色描述為只有支持功能。」另有一份手寫的回覆建議應該要包含，因為這會為記者提供另一個潛在的故事切入角度。相關紀錄並無顯示該手冊是否有放入新聞資料袋。（Martha 於 1991 年 12 月 5 日寫給 Mark 的備忘錄，在「一毛錢進行曲」檔案庫之「討論環境健康和生殖風險的編輯部午餐會」資料夾中，「媒體關係」：1980–2005 第 6 卷：國家通訊顧問委員會，33 箱中的第 22 箱。）

81. 在「一毛錢進行曲」檔案庫中，這本小冊子最早的發行日期為 1993年 1 月，作者署名為大紐約區分會。檔案庫中沒有 1992 年 6 月發行的原版小冊子，但有兩份文件顯示，在拿小冊子來推行全國公衛運動前，全國辦公室對小冊子的設計和文案做了微幅變動。首先，在大紐約區分會 1992 年秋季通訊中，有一張照片是一位新聞播報員舉起1992 年發行的小冊子，小冊子的首頁上男人抱著孩子的圖片和原版相同，但圖片更大，占據了整個首頁（「大紐約區分會的『男性角色』公衛運動大獲成功」，「一毛錢進行曲」生育缺陷基金會大紐約區分會，「超音波影響力通訊」（1992 年秋，第 1 至 2 頁）不管是該通訊文章和大紐約區分會的新聞稿（「大紐約區一毛錢進行曲發布給準爸爸的資訊指南」，1992 年 6 月 4 口）都轉載了小冊子中的文字，大部分內容看起來都與 1992 年 6 月和 1993 年 1 月的版本相同，但我無法逐字比較。通訊文章和新聞稿都保存在「一毛錢進行曲」檔案庫之「『生孩子也是男人的事』公衛運動，大紐約區分會 1992」資料夾中，「媒體關係」：1980–2005，第一卷：內部事務，33 箱中的第6 箱。

82. 新聞稿和通訊文章都在在「一毛錢進行曲」檔案庫之「　『生孩子也是男人的事』公衛運動，媒體報導 1993」資料夾中，「媒體關係」：1980–2005 第一卷：內部事務，33 箱中的第 6 箱。

83. 例如，請見 1993 年 2 月 2 日和 1993 年 4 月 19 日的備忘錄，保存在「一毛錢進行曲」檔案庫之「　『爹地，這也是你的孩子』公衛運動，新聞稿和印刷公益廣告 1993」資料夾中，「媒體關係」：1980–2005，第一卷：內部事務，33 箱中的第 6 箱。

84. 與「一毛錢進行曲」前會長珍妮佛・豪斯於 2019 年 11 月 21 日的訪談內容。

85. 與「一毛錢進行曲」檔案保管員大衛・羅斯（David Rose）於 2018 年 11 月 30 日的個人交談。此外，行銷會議的員工紀錄和 1990 年代上半「主要里程碑」的內部清單，都沒有列出「生孩子也是男人的事」活動，這顯示這個活動不是主要關注對象。
除了「生孩子也是男人的事」運動之外，近年來「一毛錢進行曲」只有兩次活動在關注男性的生殖健康。關於士兵接觸橙劑是否會導致他們的孩子殘疾的議題，該組織也有參與，但並未參與大規模的公共教育活動。（例如，「一毛錢進行曲」檔案庫中，「政府事務辦公室」資料夾中的「毒物、除草劑、殺蟲劑、橙劑 1979–1984」，和「公共關係（二）」資料夾中的橙劑 1984 和橙劑 1985–1988）。「一毛錢進行曲」還與 Alpha Phi Alpha 兄弟會合作，鼓勵有色人種青少年父親發揮「責任感」，但「領導力檔案夾」中並未提及父親的影響。

86. 保存在「一毛錢進行曲」檔案庫中，「一毛錢進行曲」國家辦公室，「孕前提前思考運動 1995–1996」資料夾中的「提前思考：你以後會有孩子嗎？」，教育和健康促進紀錄資深副總裁：1988–2002，第一卷：教育和健康計畫，23 箱中的第 6 箱。

第五章

1. 請見，例如 Furstenberg 1988; Marsiglio et al. 2001。

2. LaRossa 1997; Townsend 2002.

3. 這種說法的一個可能例外是威廉・馬西利奧（William Marsiglio）及其同事對男性的「生殖身分」和「生殖意識」進行的一系列研究（例如，Marsiglio 1998；Marsiglio 和 Hutchinson 2002）。然而，這些研究的基礎是以近乎本質主義的觀點看待生物性男性雄風、關於異性戀的假設、以及因推測父權代理而排除真正開放式問題。此外，雖然他

們有些受訪者偶爾會討論精子和受孕的問題，但他們更關注男性對當爹的看法。

4. 我和男性進行了 31 次訪談，我也聘請男性研究助理陶德・麥迪根（Todd Madigan）進行了 9 次採訪，以測試訪員性別效應是否存在；我在「附錄 A：方法」中否定了此效應可能存在。

5. 性別學者可能會對我選擇「角色」這個詞感到驚訝，因為性別角色方法已經被證明為錯誤，最大的原因是由於此方法將特徵描述為靜態和不變（例如，Connell 1987；Lopata an Thorne 1978）。然而，我想選擇一個各種教育程度的男人都容易理解的詞，我也想引出程式化的敘述，看看這些男性的回答中是否出現明顯的常態。因此，我的問題重點不在他們自己特定的生育經驗。相反的，我問的是一般來說「男人」在生育上扮演的角色。

6. 關於把停頓當作一種數據的其他例子，請見 Fullwiley 2007。

7. Abdill 2018; Anderson 1999; Edin and Nelson 2013; Haney 2018.

8. Townsend 2002.

9. 「幫寶適」是紙尿褲的品牌名稱，「優生」是嬰兒配方奶粉的品牌名稱。

10. Goldberg et al. 2014; Pew Research Center 2015.

11. Almeling 2015.

12. 請見，例如 Schneider 1968。

13. 請見，例如 Franklin 2013; Strathern 1992; Thompson 2005. 關注遺傳學最新發展的社會科學家也有類似情況，他們發現生物學的意義具有相當大的可塑性。個人沒有將 DNA 視為宿命，而是將遺傳訊息納入他們已經形成的身分、家庭關係和政治承諾中。（例如 Gibbon and Novas 2008; Lock et al. 2007.）

14. Almeling 2011.

15. Ragoné 1994.

16. 例外情形，請見 Almeling 2011: 第五章關於精子捐贈者對於生物遺傳相關性的看法。

17. Almeling 2015.

18. 為了讓男性和女性訪談內容相似，我先詢問女性受訪者關於男性在生殖中的作用，然後再詢問關於女性在生殖中的作用。

19. Almeling 2011; Bangerter 2000; Moore 2007; Wagner et al. 1995.

20. Martin 1991.

21. 這個過程的專有名詞是「趨化性」（chemotaxis）；請見 Eisenbach 和 Giojalas 2006。

22. Nettleton 2015.

23. 可惜我直到完成了幾次採訪後才想到這個問題，因此本節的計數 N 為 33。在發問時，我們交替使用字詞順序，詢問一半男性「一個卵子和一個精子」，另一半男性則問「一個精子和一個卵子」。我對卵子／精子問題的回答進行編碼時，注意到一些男性對精子的描述與他們對生殖問題的回答不同。為了確保我有記錄到人們在訪談中談論精子的不同方式，我用「精子或精液或細胞或種子」對全部五十五次訪談的完整逐字稿做了文本搜尋。本節還包含來自該文本搜尋結果的編碼。

24. Martin 1991. 為了避免讀者認為臨床醫生的這種觀點已經過時，我在 2018 年參加了一場生育會議，當時一位婦產科主任將體外受精（IVF）的過程描述為「取一個卵子和大約五萬個精子，放在一滴油中，讓最優秀的男人勝出」在解釋如何進行單一精蟲顯微注射（ICSI）時，他引用了 1980 年代的一個卡通人物：「把一個看起來像赫曼的精子直接注入卵子中。」

25. Gasking 1967.

26. 請見，例如 McElheny 2012。

27. Delaney 1986.

28. Chavkin 1992；另請參閱紀錄片「船舶」（Vessel），這部片是關於麗貝卡・貢培茨（Rebecca Gomperts）博士所創立的的組織「浪之女」（Women on Waves）。

29. 請見馬修・古特曼（Matthew Gutmann）的著作《解決男人問題》（Fixing Men, 2007），關於把男性概念化為受「生理衝動」驅動，是如何排除了對男性性行為的社會學分析，本書有相關討論。另針對1850 年代以來在描述精子於受精過程中的作用時如何提及精子的類動物特徵，見 Florence Vienne (2018: 13) 的歷史分析。

30. Almeling and Waggoner 2013.

31. 這裡的訪談者是之前註釋第 4 點介紹過的男性研究助理。

32. 為了定義平等主義，我們回顧了人口委員會（Population Council）和公益組織 Promundo 所建立社會概況調查（General Social Survey）和性別平等男性量表 (GEMS) 中使用的問題。

33. 研究助理戴娜・海渥（Dana Hayward）和我的評分者間信度很高，表示我們在大多數分類上都有共識。我們討論了我們不確定的受訪者，

判斷哪種描述最符合哪種分類，並共同決定在排除七位後將其他所有受訪者分配到一個類別。

34. 本圖表的數據包括了被歸類為或多或少具平等看法的男性，及被問到卵子和精子問題的男性。

35. 請見，例如 Fischer and Hout 2006; Pampel 2011. 我沒有發現受訪男性的種族或訪談者的性別在平等主義方面有差異。

36. 類似研究請見 Milam 2010，她在性擇（sexual selection）的生物學研究中，對「女性選擇」這個概念做了歷史分析，她認為同一組生物學「事實」可以透過性別的視角來詮釋，結果導致對於人類求偶產生不同的主張。

37. Schelling 1978: 22.

38. Jaggar 1983.

39. Conrad and Markens 2001.

40. 請見，例如 Oudshoorn 1994; Richardson 2013; Roberts 2011。

第六章

1. See, e.g., Conrad 1992; Link and Phelan 1995.

2. MacKendrick 2018; Markens et al. 1997; Waggoner 2017.

3. 更多有關生殖史限於女體的研究，請參閱緒論和第一章。有關近來生物醫學研究指控對母親的指責，參見 Richardson et al. 2014.

4. 保羅確實有一個兒子，但即使男性尚未為人父，仍傾向把未來的孩子想像是男性。

5. 被問到這個問題的 39 名男性中，5 人回答男性什麼也做不了。因此本表的百分比是根據 34 人統計。若低於百分之十五男性回答做了某行動，這行動就不會納入表中。

6. Healey in preparation.

7. Fisch 2004.

8. Cutler and Lleras-Muney 2010.

9. 鑑於說法的「相似性」，我以為熟悉父體效應研究的男性受訪者更有可能說出第五章所述的第二個版本精子故事，然而 9 位男性中只有兩位講了。

10. Bird and Rieker 2008; Courtenay 2000.

11. Daniels 2006.

12. LaRossa 1997; Townsend 2002.

13. Bianchi 2000; Craig et al. 2014.
14. Doucet 2017; Hays 1996; Shirani et al. 2012.
15. Leavitt 2010.
16. 五分之一男性問到這些訊息是否正確。
17. Ajzen 1991; Rosenstock et al. 1988.
18. Clarke et al. 2010; Lupton 1995. 感謝與 Liz Roberts 針對這點的對話，從中受益良多。
19. 我進行這些訪談後的幾年裡，隨著反疫苗運動（Reich 2016）以及氣候變遷否定論（Oreskes and Conway 2011）的崛起，這種懷疑論更顯著。
20. See, e.g., Benjamin 2016; Reverby 2009.
21. Luna and Luker 2013; Roberts 1997.
22. 這段引文又冗又長，我做了很大程度的編輯，刪除有關對非裔的種族歧視，將重點放在他對貧窮的評論上。
23. See, e.g., Krieger 2001; Link and Phelan 1995; Shim 2014.
24. Reed 2009; see also Inhorn and Wentzell 2011.
25. Conrad and Schneider 1980.
26. Krieger 2001.
27. Lamoreaux in progress; Wahlberg 2018.
28. MacKendrick 2018. 另見 Valdez 2018，分析科學家研究「環境」與環境的表徵遺傳影響，這些科學家如何將「個人責任」推給孕婦。由人類學家 Anita Hardon 領導的「化學青年」研究計畫提供了全新思維，以新的觀點看待世界各地的化學物品以及身體 (www.chemicalyouth.org; Hardon et al. 2017)。
29. Bayer 2008; Link and Phelan 2001.
30. Landsman 2008; Markens et al. 1997.

結論

1. Bettcher 2014; Lampe et al. 2019; Schilt and Lagos 2017.
2. 見例如 Smith 2019。
3. Croissant 2014（於《無知的產製》的緒論中描述）。
4. Griswold 1987; Petersen and Anand 2004.
5. 見例如 Lawrence and Weisz 1998。
6. Blair-Loy 2003; Correll et al. 2007; Daniels 2006.

7. Paltrow and Flavin 2013.

8. Kligman 1998.

9. Finer and Zolna 2016; Stevens 即將出版。

10. Ibis Reproductive Health 2017.

11. 我於 2018 年 6 月 12 日搜尋，在谷歌搜尋引擎找到類似比率的結果。

12. 我第一次見到這段宣稱，是 2013 年在 NIH 的網頁條目「男性的生殖健康」（www.nichd.nih.gov/health/topics/menshealth），該條目直到 2019 年 9 月時仍在那。

13. Bond et al. 2010; CDC 2010; Frey et al. 2008; Kotelchuck and Lu 2017.

14. Sharp et al. 2018.

15. Garfield 2018: 2, 強調為筆者所加。

16. Krieger 2003; Springer et al. 2012.

17. Annandale and Hammarstrom 2011.

18. 我並未就每一個分類做正式的計算，但它們仍是依被提及的頻率大略的排序的。

19. Mitchell et al. 2012; Shawe et al. 2019.

20. Bird and Rieker 2008; Courtenay 2000.

21. 美國預防服務工作組發布針對多項疾病的預防服務，包含了癌症篩檢 (www.uspreventiveservicestaskforce.org) 這些建議根植於經驗證據。現今，NIH 推薦男人應該自 50 歲起開始進行大腸癌篩檢，但不建議在青少年與成年時期進行睪丸癌篩檢。針對女性，則是建議依照年紀，每 3 到 5 年進行一次子宮頸癌篩檢。

22. Courtenay 2000.

23. AAFP 2015。強調為筆者所加。另見 O'Brien et al. 2018; Warner and Frey 2013。

24. Allen et al. 2017.

25. Epstein and Mamo 2017.

26. MacKendrick 2018.

27. Gavin et al. 2014; Shawe et al. 2019.

28. Healthy People 2020, Topics and Objectives, www.healthypeople.gov/2020/topics-objectives, accessed November 23, 2019.

29. See, e.g., Ross and Solinger 2017.

30. Greene et al. 2006.

31. Legacy, www.givelegacy.com, accessed October 18, 2019.

32. Tuana 2004: 200–209.

附錄一

1. Clarke 1998; Daniels 2006; Moscucci 1990; Pfeffer 1993.
2. Oudshoorn 1994; Sengoopta 2006.
3. Gutmann 2007; Oudshoorn 2003.
4. Vienne 2018.
5. Brandt 1985; Worboys 2004.
6. Carpenter 2010; Darby 2005.
7. Leavitt 2010; Reed 2005.
8. McLaren 2008; Tiefer 1994; Wentzell 2013.
9. Barnes 2014; Becker 2000.
10. Brandt 1985; Messner 1992.
11. 其中三個採訪是為我的上一本書 *Sex Cells* (2011)。
12. 我們對 sperm 一詞（包括 spermatozoa, sperms, spermatology 等）進行關鍵字搜索，找出 576 篇文章；semen，205 篇；seminal fluid，34 篇；和 insemination，113 篇。透過標題和摘要，Jenna 挑出其中 68 篇可能相關的文章。
13. 為了找出《紐約時報》的文章，我們搜索了 Historical Newspapers 資料庫裡 1860 年至 2011 年檔案，ProQuest 資料庫 2012 年至 2013 年檔案和 Nexis Uni 資料庫 2014 年至 2018 年的檔案，因為每一個資料庫都提供上述期間最全面的搜索。嘗試了不同的搜索策略後，我們最後決定時間範圍是 1860 年至 1960 年，搜索 "sperm"、"seminal" 和 "semen"；這產生了大約 3,000 個結果，Celene 審了大標題，去蕪存菁後，將數目縮小到 96。在 1960 年至 2018 年期間，我們搜索了 "sperm OR semen"，得到了大約 5,100 篇文章（包括一些重複）。Celene 僅留下男性如何影響生殖結果的文章（去掉關於男性生育能力、精子捐贈、體外受精等文章），因此文章最後減到 610 篇。從 1880 年代到 1960 年代發表的文章，提供了背景脈絡，並偶爾為我指出生物醫學關注男性的重要歷史時刻。
14. Saguy and Almeling 2008.
15. 我在 2018 年 11 月 30 日，於「一毛錢進行曲」紐約州白原市的總部閱覽的資料如下：
Media Relations, 1980–2005, Series 1: Internal Affairs (Box 6 of 33)

Media Relations, 1980–2005, Series 2: Public Affairs (Box 17 of 33)

Media Relations, 1980–2005, Series 6: NCAC (Box 22 of 33)

Senior Vice President for Education and Health Promotion Records: 1988–2002, Series 1: Education and Health Programs (Box 6 of 23)

"Think Ahead" Public Health Campaign kit

Project Alpha binder

Office of Government Affairs (loose folders)

16. Mitchell et al. 2012.

17. U.S. Census Bureau, QuickFacts, www.quickfacts.census.gov.

18. Office of the Assistant Secretary for Planning and Evaluation, U.S. Department of Health and Human Services, 2015 Poverty Guidelines, September 3, 2015, www.aspe.hhs.gov/2015-poverty-guidelines.

19. Martin 1992; Edin and Nelson 2013.

20. See, e.g., Barnes 2014; Becker 2000.

21. Bird and Rieker 2008; Courtenay 2000.

22. 最後一個問題是我完成前面幾次採訪後添加的,因為我發現一些受訪者提到他們的朋友,而我不想納入可能已經略知訪談性質的受訪者。

23. See, e.g., Kiselica 2008; Weber 2012.

24. See, e.g., Flores-Macias and Lawson 2008; Padfield and Procter 1996.

25. 茲卡病毒成為新聞焦點,記者開始報導,茲卡病毒可能透過精子傳播後,我擔心新增的受訪者(同志、MSM、女性等)可能對男性生殖健康有不同的看法。實際上,採訪中沒有人提到茲卡病毒,他們的回應與我在第一輪採訪中聽到的大致相似。

26. Weiss 1994.

27. Edin and Nelson 2013:15.

參考書目

AAFP. 2015. "Preconception Care (Position Paper)." American Association of Family Physicians. www.aafp.org/about/policies/all/preconception-care.html.

AAGUS. 1911. *A Brief History of the Organization and Transactions of the American Association of Genito-urinary Surgeons, October 16th, 1886 to October 16th, 1911.* New York: Pub. for the Association.

Abbott, Andrew. 1988. *The System of Professions: An Essay on the Division of Expert Labor.* Chicago: University of Chicago Press.

Abdill, Aasha M. 2018. *Fathering from the Margins: An Intimate Examination of Black Fatherhood.* New York: Columbia University Press.

ACOG. 2012. "Evaluating Infertility." American College of Obstetricians and Gynecologists FAQ 136. Accessed March 29, 2015. www.acog.org.

——. 2013. "A Father's Guide to Pregnancy." American College of Obstetricians and Gynecologists FAQ 032. Accessed March 29, 2015. www.acog.org.

——. 2018. "Well-Woman Visit." American College of Obstetricians and Gynecologists Committee Opinion no. 755. www.acog.org/Clinical-Guidance-and-Publications/Committee-Opinions/Committee-on-Gynecologic-Practice/Well-Woman-Visit.

Acton, William. 1875. *The Functions and Disorders of the Reproductive Organs in Childhood, Youth, Adult Age, and Advanced Life considered in Their Physiological, Social, and Moral Relations.* London: J. & A. Churchill.

Adams, Rachel, and David Savran, eds. 2002. *The Masculinity Studies Reader.* Hoboken, NJ: Wiley-Blackwell.

Aitken, R. J. 2013. "Human Spermatozoa: Revelations on the Road to Conception." *F1000 Prime Reports* 5:39.

Ajzen, Icek. 1991. "The Theory of Planned Behavior." *Organizational Behavior and Human Decision Processes* 50(2):179–211.

Alexander, Michelle. 2010. *The New Jim Crow: Mass Incarceration in the Age of*

父產科：孩子的健康不能只靠卵子！男性生殖醫學重磅登場

Colorblindness. New York: New Press.

Allen, Deborah, Michele Stranger Hunter, Susan Wood, and Tishra Beeson. 2017. "One Key QuestionR: First Things First in Reproductive Health." *Maternal and Child Health Journal* 21(3):387–92.

Almeling, Rene. 2011. *Sex Cells: The Medical Market for Eggs and Sperm*. Berkeley: University of California Press.

——. 2015. "Reproduction." *Annual Review of Sociology* 41(1):423–42.

Almeling, Rene, and Miranda R. Waggoner. 2013. "More and Less Than Equal: How Men Factor in the Reproductive Equation." *Gender & Society* 27(6):821–42.

"American Dermatological Association: The Tenth Annual Meeting Held at Greenwich, Conn." 1886. *Journal of Cutaneous Diseases Including Syphilis* 4:10.

American Fertility Society. 1991. "Revised Guidelines for the Use of Semen Donor Insemination: 1991." *Fertility and Sterility* 56(3):396–96.

American Society of Andrology Records, 1975–ongoing, MS 410, Iowa State University Library Special Collections and University Archives, Ames, IA.

Anderson, D., T. E. Schmid, and A. Baumgartner. 2014. "Male-Mediated Developmental Toxicity." *Asian Journal of Andrology* 16(1):81–88.

Anderson, Elijah. 1999. *Code of the Street: Decency, Violence, and the Moral Life of the Inner City*. New York: W. W. Norton.

Anderson, Lucy M., Lisa Riffle, Ralph Wilson, Gregory S. Travlos, Mariusz S. Lubomirski, and W. Gregory Alvord. 2006. "Preconceptional Fasting of Fathers Alters Serum Glucose in Offspring of Mice." *Nutrition* 22(3):327-31.

Anderson, Warwick. 2006. *Colonial Pathologies: American Tropical Medicine, Race, and Hygiene in the Philippines*. Durham, NC: Duke University Press. " Andrology as a Specialty." 1891. *JAMA* 17(18):691.

ASA. 1975. Sign-up sheet for the inaugural meeting of American Society of Andrology in Detroit 1975. American Society of Andrology Records, 1975–ongoing, MS 410. Iowa State University Library Special Collections and University Archives.

——. 2018. "About the ASA." www.andrologysociety.org.

ASA Archives & History Committee, ed. 2016. *40 and Forward: American Society of Andrology Celebrating 40 Years*. Schaumburg, IL: American Society of Andrology. www.andrologyamerica.org/uploads/2/4/1/9/24198611/

asa40yearsdigitalcompleteb.pdf.

Angier, Natalie. 1994. " Genetic Mutations Tied to Father in Most Cases." *New York Times,* May 17, 1994. www.nytimes.com/1994/05/17/science/geneticmutations-tied-to-father-in-most-cases.html.

——. 2001. " New Rules in Sperm and Egg's Cat-and-Mouse Game." *New York Times,* February 27, 2001. https://www.nytimes.com/2001/02/27/science/new-rules-in-sperm-and-egg-s-cat-and-mouse-game.html

Annandale, Ellen, and Anne Hammarstrom. 2011. " Constructing the'Gender-Specific Body': A Critical Discourse Analysis of Publications in the Field of Gender-Specific Medicine." *Health* 15(6):571–87. "Annotations." 1888. *Lancet* 132(3390):331–40.

ASRM. 2012. "Optimizing Male Fertility." Accessed March 28, 2015. www.asrm. org.

——. 2013. "American Society for Reproductive Medicine's 'Waiting to Have a Baby?' Campaign." Accessed March 28, 2015. www.asrm.org.

——. 2015. "Alcohol and Drug Use." Accessed March 28, 2015. www.asrm.org.

Associated Press. 1976. "Injury to Fetuses Is Traced in Study to Vinyl Chloride." *New York Times,* February 4, 1976: 23. www.nytimes.com/1976/02/04/archives/injury-to-fetuses-is-traced-in-study-to-vinyl-chloride.html.

——. 1991. "Study Links Cancer in Young to Fathers' Smoking." *New York Times,* January 24, 1991. www.nytimes.com/1991/01/24/us/study-linkscancer-in-young-to-fathers-smoking.html.

Atwood, Margaret. 1985. *The Handmaid's Tale.* New York: Fawcett Crest.

Ayanian, John Z., Mary Beth Landrum, Edward Guadagnoli, and Peter Gaccione. 2002. "Specialty of Ambulatory Care Physicians and Mortality among Elderly Patients after Myocardial Infarction." *New England Journal of Medicine* 347(21):1678–86.

Balasubramanian, Savina. 2018. "Motivating Men: Social Science and the Regulation of Men's Reproduction in Postwar India." *Gender & Society* 32(1):34–58.

Bangerter, Adrian. 2000. "Transformation between Scientific and Social Representations of Conception: The Method of Serial Reproduction." *British Journal of Social Psychology* 39(4):521–35.

Barad, Karen. 2006. *Meeting the Universe Halfway: Quantum Physics and the Entanglement of Matter and Meaning.* Durham, NC: Duke University Press.

Barker, Gary, Christine Ricardo, and Marcos Nascimento. 2007. *Engaging Men and Boys in Changing Gender-Based Inequity in Health: Evidence from Programme Interventions.* Geneva: WHO Press.

Barnes, Liberty. 2014. *Conceiving Masculinity: Male Infertility, Medicine, and Identity.* Philadelphia: Temple University Press.

Bartke, Andrzej. 2004. "Early Years of the *Journal of Andrology.*" *Journal of Andrology* 25(6):1.

Bayer, Ronald. 2008. "Stigma and the Ethics of Public Health: Not Can We but Should We." *Social Science & Medicine* 67(3):463–72.

Beaney, James George. 1883. *The Generative System and Its Functions in Health and Disease.* Melbourne: F. F. Bailliere.

Becker, Gay. 2000. *The Elusive Embryo: How Women and Men Approach New Reproductive Technologies.* Berkeley: University of California Press.

Belker, Arnold, Jean Fourcroy, Rex Hess, Steve Schrader, Richard Sherins, Carol Sloan, and Anna Steinberger. 2006. "Announcement of the Eugenia Rosemberg Endowment Fund." *Journal of Andrology* 27(3):2.

Belkin, Lisa. 2009. "Your Old Man." *New York Times Magazine,* April 1, 2009. www.nytimes.com/2009/04/05/magazine/05wwln-lede-t.html.

Bell, Ann V. 2014. *Misconception: Social Class and Infertility in America.* New Brunswick, NJ: Rutgers University Press.

"Bellevue Hospital Medical College—City of New York, Sessions for 1866–67." 1866. *American Journal of the Medical Sciences* 52:299.

Benford, Robert D., and David A. Snow. 2000. "Framing Processes and Social Movements: An Overview and Assessment." *Annual Review of Sociology* 26(1):611–39.

Benjamin, Ruha. 2016. "Informed Refusal: Toward a Justice-Based Bioethics." *Science, Technology, & Human Values* 41(6):967–90.

Benninghaus, Christina. 2012. "Beyond Constructivism?: Gender, Medicine and the Early History of Sperm Analysis, Germany 1870–1900." *Gender & History* 24(3):647–76.

Berger, John, Sven Blomberg, Chris Fox, Michael Dibb, and Richard Hollis. 1973. *Ways of Seeing.* New York: Viking Press.

Bettcher, Talia. 2014. "Feminist Perspectives on Trans Issues." In *Stanford Encyclopedia of Philosophy,* spring 2014 ed., edited by Edward N. Zalta. https://plato.stanford.edu/archives/spr2014/entries/feminism-trans/.

Bettendorf, Gerhard. 1995. "Rosemberg, Eugenia." In *Zur Geschichte der Endokrinologie und Reproduktionsmedizin: 256 Biographien und Berichte,* edited by Gerhard Bettendorf, 460–61. Berlin, Heidelberg: Springer Berlin Heidelberg.

Bianchi, Suzanne M. 2000. "Maternal Employment and Time with Children: Dramatic Change or Surprising Continuity?" *Demography* 37(4):401–14.

Bingham, Eula, and Celeste Monforton. 2001. "The Pesticide DBCP and Male Infertility." In *Late Lessons from Early Warnings: The Precautionary Principle 1896–2000,* edited by Poul Harremoes, 203–13. Luxembourg: Office for Official Publications of the European Communities.

Bird, Chloe, and Patricia Rieker. 2008. *Gender and Health: The Effects of Constrained Choices and Social Policies.* New York: Cambridge University Press.

Black, Donald Campbell. 1875. *On the Functional Diseases of the Urinary and Reproductive Organs.* London: J. & A. Churchill.

Blair-Loy, Mary. 2003. *Competing Devotions: Career and Family among Women Executives.* Cambridge, MA: Harvard University Press.

Bock von Wulfingen, Bettina, Christina Brandt, Susanne Lettow, and Florence Vienne. 2015. "Temporalities of Reproduction: Practices and Concepts from the Eighteenth to the Early Twenty-First Century." *History and Philosophy of the Life Sciences* 37(1):1–16.

Bond, M. Jermane, Joel J. Heidelbaugh, Audra Robertson, P. A. Alio, and Willie J. Parker. 2010. "Improving Research, Policy and Practice to Promote Paternal Involvement in Pregnancy Outcomes: The Roles of Obstetricians–Gynecologists." *Current Opinion in Obstetrics and Gynecology* 22(6):525–29.

Bonde, J. P. 2010. "Male Reproductive Organs Are at Risk from Environmental Hazards." *Asian Journal of Andrology* 12(2):152–56.

Bonner, Thomas N. 1963. *American Doctors and German Universities.* Lincoln: University of Nebraska Press.

"Book Notice: Male Diseases in General Practice." 1910. *New York Medical Journal* 91:880–81.

"Book Review: A Clinical Hand-book on the Diseases of Women." 1882. *Ohio Medical Journal* 1(11):513.

Bordson, B. L., and V. S. Leonardo. 1991. "The Appropriate Upper Age Limit for Semen Donors: A Review of the Genetic Effects of Paternal Age." *Fertility and*

Sterility 56(3):397–401.

Boston Women's Health Book Collective. 1973. *Our Bodies, Ourselves.* New York: Simon and Schuster.

Bouchez, Colette. 2006. "Men May Have Biological Clocks, Too." WebMD. www. webmd.com/men/features/guys-biological-clock#1.

Bowen, Elliot G. 2013. "Mecca of the American Syphilitic: Doctors, Patients, and Disease Identity in Hot Springs, Arkansas, 1890–1940." PhD diss., State University of New York at Binghamton.

Bowles, Nellie. 2018. "Manosphere in a Panic: Are Your Swimmers in Peril?" *New York Times,* July 26, 2018: D1. www.nytimes.com/2018/07/25/style/sperm-count.html.

Brandt, Allan M. 1985. *No Magic Bullet: A Social History of Venereal Disease in the United States since 1880.* New York: Oxford University Press.

Braun, J. M., C. Messerlian, and R. Hauser. 2017. "Fathers Matter: Why It's Time to Consider the Impact of Paternal Environmental Exposures on Children's Health." *Current Epidemiology Reports* 4(1):46–55.

Braun, Lundy. 2014. *Breathing Race into the Machine: The Surprising Career of the Spirometer from Plantation to Genetics.* Minneapolis: University of Minnesota Press.

Bray, Isabelle, David Gunnell, and George Davey Smith. 2006. "Advanced Paternal Age: How Old Is Too Old?" *Journal of Epidemiology and Community Health* 60(10):851–53.

Brennan, T. A., R. I. Horwitz, F. Duffy, C. K. Cassel, L. D. Goode, and R. S. Lipner. 2004. "The Role of Physician Specialty Board Certification Status in the Quality Movement." *JAMA* 292(9):1038–43.

Bridges, Khiara. 2011. *Reproducing Race: An Ethnography of Pregnancy as a Site of Racialization.* Berkeley: University of California Press.

Brody, Jane E. 1981. "Sperm Found Especially Vulnerable to Environment." *New York Times,* March 10, 1981: C1. www.nytimes.com/1981/03/10/science/spermfound-especially-vulnerable-to-environment.html.

——. 1991. "Personal Health." *New York Times,* December 25, 1991: 64. www.nytimes.com/1991/12/25/health/personal-health-422091.html.

Brown, A. S., C. A. Schaefer, R. J. Wyatt, M. D. Begg, R. Goetz, M. A. Bresnahan, J. Harkavy-Friedman, J. M. Gorman, D. Malaspina, and E. S. Susser. 2002. "Paternal Age and Risk of Schizophrenia in Adult Offspring." *American*

Journal of Psychiatry 159(9):1528–33.

Browner, Carole, and Nancy Press. 1995. "The Normalization of Prenatal Diagnostic Screening." In *Conceiving the New World Order: The Global Politics of Reproduction,* edited by Faye Ginsburg and Rayna Rapp. Berkeley: University of California Press.

Buizer-Voskamp, Jacobine E., Wijnand Laan, Wouter G. Staal, Eric A. M. Hennekam, Maartje F. Aukes, Fabian Termorshuizen, Rene S. Kahn, Marco P. M. Boks, and Roel A. Ophoff. 2011. "Paternal Age and Psychiatric Disorders: Findings from a Dutch Population Registry." *Schizophrenia Research* 129(2):128–32.

Butlin, Henry T. 1892. "Three Lectures on Cancer of the Scrotum in Chimneysweeps and Others." *British Medical Journal* 2(1644):1–6.

Campo-Engelstein, Lisa, Laura Beth Santacrose, Zubin Master, and Wendy M. Parker. 2016. "Bad Moms, Blameless Dads: The Portrayal of Maternal and Paternal Age and Preconception Harm in U.S. Newspapers." *AJOB Empirical Bioethics* 7(1):56–63.

Carey, Benedict. 2012. "Father's Age Is Linked to Risk of Autism and Schizophrenia." *New York Times,* August 23, 2012. www.nytimes.com/2012/08/23/health/fathers-age-is-linked-to-risk-of-autism-and-schizophrenia.html.

Carlisle, Robert J, ed. 1893. *An Account of Bellevue Hospital with a Catalog of Medical and Surgical Staff from 1736 to 1894.* New York: Society of the Alumni of Bellevue Hospital. https://archive.org/details/accountofbellevu00carl.

Carpenter, Laura M. 2010. "On Remedicalisation: Male Circumcision in the United States and Great Britain." *Sociology of Health & Illness* 32(4): 613–30.

Carrell, Douglas T., and Ewa Rajpert-Meyts. 2013. "A New Era of 'Andrology.' " *Andrology* 1(1):1–2.

Carrigan, Tim, Bob Connell, and John Lee. 1985. "Toward a New Sociology of Masculinity." *Theory and Society* 14(5):551–604.

CDC. 2010. *Advancing Men's Reproductive Health in the United States: Current Status and Future Directions—Summary of Scientific Sessions and Discussions, September 13, 2010. Atlanta, Georgia.* National Center for Chronic Disease Prevention and Health Promotion, Division of Reproductive Health. www.cdc.gov/reproductivehealth/ProductsPubs/PDFs/Male-Reproductive-Health.pdf.

——. 2013. "Infertility FAQs." Reproductive Health. Accessed March 28, 2015. www.cdc.gov/reproductivehealth/Infertility/index.htm#3.

——. 2014. "Reproductive Health." Accessed March 28, 2015. www.cdc.gov.

——. 2015. "Preconception Health and Health Care: Information for Men." Accessed March 28, 2015. www.cdc.gov/preconception/men.html.

Chandra, Anjani, Casey Copen, and Elizabeth Hervey Stephen. 2013. "Infertility and Impaired Fecundity in the United States, 1982–2010: Data From the National Survey of Family Growth." *National Health Statistics Reports* 67:1–18.

Chavkin, Wendy. 1992. "Women and Fetus: The Social Construction of Conflict." *Women & Criminal Justice* 3(2):71–80. "Cheap Lecturing." 1841. *New York Herald. January* 4, 1841: 2.

Chen, T. H., Y. H. Chiu, and B. J. Boucher. 2006. "Transgenerational Effects of Betel-Quid Chewing on the Development of the Metabolic Syndrome in the Keelung Community-Based Integrated Screening Program." *American Journal of Clinical Nutrition* 83(3):688–92.

Choi, Ji-Yeob, Kyoung-Mu Lee, Sue Kyung Park, Dong-Young Noh, Sei-Hyun Ahn, Keun-Young Yoo, and Daehee Kang. 2005. "Association of Paternal Age at Birth and the Risk of Breast Cancer in Offspring: A Case Control Study." *BMC Cancer* 5(1):143.

Clarke, Adele. 1998. *Disciplining Reproduction: Modernity, American Life Sciences, and "the Problems of Sex."* Berkeley: University of California Press.

Clarke, Adele, Janet Shim, Laura Mamo, Jennifer Fosket, and Jennifer R. Fishman. 2010. *Biomedicalization: Technoscience, Health, and Illness in the U.S.* Durham, NC: Duke University Press.

Clawson, Dan, and Mary Ann Clawson. 1999. "What Has Happened to the US Labor Movement? Union Decline and Renewal." *Annual Review of Sociology* 25(1):95–119.

Cohen, E. N., H. C. Gift, B. W. Brown, W. Greenfield, M. L. Wu, T. W. Jones, C. E. Whitcher, E. J. Driscoll, and J. B. Brodsky. 1980. "Occupational Disease in Dentistry and Chronic Exposure to Trace Anesthetic Gases." *Journal of the American Dental Association* 101(1):21–31.

Collins, Patricia Hill. 2000. *Black Feminist Thought: Knowledge, Consciousness and the Politics of Empowerment.* New York: Routledge.

Collins, Randall. 2012. "C-Escalation and D-Escalation." *American Sociological Review* 77(1):1–20.

Connell, R. W. 1987. *Gender and Power: Society, the Person, and Sexual Politics.* Cambridge, UK: Polity Press.

——. 2000. *The Men and the Boys.* Berkeley: University of California Press.

Connelly, Matthew James. 2008. *Fatal Misconception: The Struggle to Control World Population.* Cambridge, MA: Belknap Press of Harvard University Press.

Conrad, Peter. 1992. "Medicalization and Social Control." *Annual Review of Sociology* 18:209–32.

Conrad, Peter, and Susan Markens. 2001. "Constructing the 'Gay Gene' in the News: Optimism and Skepticism in the US and British Press." *Health* 5(3):373–400.

Conrad, Peter, and Joseph Schneider. 1980. *Deviance and Medicalization: From Badness to Sickness.* Philadelphia: Temple University Press.

Cooney, Elizabeth. 2004. "She Gave Infertile Women Hope, Then Babies." *Worcester (MA) Telegram & Gazette,* June 7, 2004: C1.

Cooper, Astley. 1845. *Observations on the Structure and Diseases of the Testis.* Philadelphia: Lea & Blanchard.

Cordier, S. 2008. "Evidence for a Role of Paternal Exposures in Developmental Toxicity." *Basic & Clinical Pharmacology & Toxicology* 102(2):176–81.

Corea, Gena. 1985. *The Mother Machine: Reproductive Technologies from Artificial Insemination to Artificial Wombs.* New York: Harper and Row.

Corner, Edred M. 1907. *Diseases of the Male Generative Organs.* London: Frowde.

——. 1910. *Male Diseases in General Practice: An Introduction to Andrology.* London: Frowde.

Correll, Shelley, Stephen Benard, and In Paik. 2007. "Getting a Job: Is There a Motherhood Penalty?" *American Journal of Sociology* 112:1297–338.

Courtenay, Will H. 2000. "Constructions of Masculinity and Their Influence On Men's Well-Being: A Theory of Gender and Health." *Social Science & Medicine* 50:1385–401.

Craig, Lyn, Abigail Powell, and Ciara Smyth. 2014. "Towards Intensive Parenting? Changes in the Composition and Determinants of Mothers' and Fathers' Time with Children 1992–2006." *British Journal of Sociology* 65(3):555–79.

Cramp, Arthur J. 1921. *Nostrums and Quackery.* Chicago: American Medical Association.

Crane, Dan. 2014. "Banking on My Future as a Father." *New York Times,* April 4, 2014. www.nytimes.com/2014/04/06/fashion/diary-of-a-sperm-banker.html.

Crean, Angela J., and Russell Bonduriansky. 2014. "What Is a Paternal Effect?" *Trends in Ecology & Evolution* 29(10):554–59.

Croissant, Jennifer L. 2014. "Agnotology: Ignorance and Absence or Towards a Sociology of Things That Aren't There." *Social Epistemology* 28(1):4–25.

Curley, J. P., R. Mashoodh, and F. A. Champagne. 2011. "Epigenetics and the Origins of Paternal Effects." *Hormones and Behavior* 59(3):306–14.

Curling, Thomas Blizard. 1843. *A Practical Treatise on the Diseases of the Testis, and of the Spermatic Cord and Scrotum.* Philadelphia: Carey and Hart.

Cutler, David M., and Adriana Lleras-Muney. 2010. "Understanding Differences in Health Behaviors by Education." *Journal of Health Economics* 29(1):1–28.

Cutler, David, and Grant Miller. 2005. "The Role of Public Health Improvements in Health Advances: The Twentieth-Century United States." *Demography* 42(1):1–22.

D'Emilio, John. 1983. "Capitalism and Gay Identity." In *Powers of Desire: The Politics of Sexuality,* edited by Anne Snitow, Christine Stansell, and Sharon Thompson. New York: Monthly Review Press.

Daniels, Cynthia R. 1993. *At Women's Expense: State Power and the Politics of Fetal Rights.* Cambridge, MA: Harvard University Press.

——. 1997. "Between Fathers and Fetuses: The Social Construction of Male Reproduction and the Politics of Fetal Harm." *Signs* 22(3):579-616.

——. 2006. *Exposing Men: The Science and Politics of Male Reproduction.* New York: Oxford University Press.

Daniels, Cynthia R., and Janet Golden. 2000. "The Politics of Paternity: Foetal Risks and Reproductive Harm." In *Law and Medicine: Current Legal Issues 2000,* vol. 3, edited by Michael Freeman and Andrew Lewis. Oxford, UK: Oxford University Press.

Darby, Robert. 2005. *A Surgical Temptation: The Demonization of the Foreskin and the Rise of Circumcision in Britain.* Chicago: University of Chicago Press.

Davis, Dana-Ain. 2019. *Reproductive Injustice: Racism, Pregnancy, and Premature Birth.* New York: New York University Press.

Davis, Devra Lee. 1991. "Fathers and Fetuses." *New York Times,* March 1, 1991: A27.

Davis-Floyd, Robbie. 1992. *Birth as an American Rite of Passage.* Berkeley: University of California Press.

Day, Jonathan, Soham Savani, Benjamin D. Krempley, Matthew Nguyen, and

Joanna B. Kitlinska. 2016. "Influence of Paternal Preconception Exposures on Their Offspring: Through Epigenetics to Phenotype." *American Journal of Stem Cells* 5(1):11.

De Block, Andreas, and Pieter R. Adriaens. 2013. "Pathologizing Sexual Deviance: A History." *The Journal of Sex Research* 50(3–4):276–98.

de Jong, A. M., R. Menkveld, J. W. Lens, S. E. Nienhuis, and J. P. Rhemrev. 2014. "Effect of Alcohol Intake and Cigarette Smoking on Sperm Parameters and Pregnancy." *Andrologia* 46(2):112–17.

De La Rochebrochard, Elise, and Patrick Thonneau. 2002. "Paternal Age and Maternal Age Are Risk Factors for Miscarriage: Results of a Multicentre European Study." *Human Reproduction* 17(6):1649–56.

Delaney, Carol. 1986. "The Meaning of Paternity and the Virgin Birth Debate." *Man* 21(3):494–513.

Delaney, Carol Lowery. 1991. *The Seed and the Soil: Gender and Cosmology in Turkish Village Society.* Berkeley: University of California Press.

DeMarini, David M. 2004. "Genotoxicity of Tobacco Smoke and Tobacco Smoke Condensate: A Review." *Mutation Research/Reviews in Mutation Research* 567(2):447–74.

Detsky, A. S., S. R. Gauthier, and V. R. Fuchs. 2012. "Specialization in Medicine: How Much Is Appropriate?" *JAMA* 307(5):463–64.

Dorland, W. A. Newman. 1900. *The American Illustrated Medical Dictionary: A New and Complete Dictionary of the Terms Used in Medicine, Surgery, Dentistry, Pharmacy, Chemistry, and the Kindred Branches, with Their Pronunciation, Derivation, and Definition.* Philadelphia and London: W. B. Saunders.

Doucet, Andrea. 2017. *Do Men Mother?* 2nd ed. Toronto: University of Toronto Press.

Dubrova, Yuri E., G. Grant, A. A. Chumak, V. A. Stezhka, and A. N. Karakasian. 2002. "Elevated Minisatellite Mutation Rate in the Post-Chernobyl Families from Ukraine." *American Journal of Human Genetics* 71(4):801–9.

Dubrova, Yuri E., Valeri N. Nesterov, Nicolay G. Krouchinsky, Vladislav A. Ostapenko, R. Neumann, D. L. Neil, and A. J. Jeffreys. 1996. "Human Minisatellite Mutation Rate after the Chernobyl Accident." *Nature* 380(6576):683–86.

Duden, Barbara. 1991. *The Woman beneath the Skin: A Doctor's Patients in*

Eighteenth-Century Germany. Cambridge, MA: Harvard University Press.

Edin, Kathryn, and Timothy J. Nelson. 2013. *Doing the Best I Can: Fatherhood in the Inner City.* Berkeley: University of California Press.

"Editorial: The American Association of Genito-Urinary Surgeons." 1889. *Journal of Cutaneous and Genito-Urinary Diseases* 7:38–40.

Editors of *Men's Health.* 2015. "The Best Foods for Making Babies: Chow Down on This Grub for First-Class Semen." *Men's Health,* March 30, 2014. www.menshealth.com/nutrition/a19532243/the-best-foods-for-yourpenis

Eisenbach, Michael, and Laura C. Giojalas. 2006. "Sperm Guidance in Mammals – An Unpaved Road to the Egg." *Nature Reviews Molecular Cell Biology* 7(4):276–85.

Eliasson, Rune. 1976. "Presidential Message." *Andrologia* 8(3):i.

——. 1978. "Opening Remarks." *International Journal of Andrology* 1(s1):7–10.

Ellin, Abby. 2016. "Single, 54, and a New Dad." *New York Times,* August 6, 2016.

Epstein, Steven. 2007. *Inclusion: The Politics of Difference in Medical Research.* Chicago: University of Chicago Press.

——. 2008. "Culture and Science/Technology: Rethinking Knowledge, Power, Materiality, and Nature." *American Academy of Political and Social Science* 619:165–82.

Epstein, Steven, and Laura Mamo. 2017. "The Proliferation of Sexual Health: Diverse Social Problems and the Legitimation of Sexuality." *Social Science & Medicine* 188:176–90.

Ettinger, Laura Elizabeth. 2006. *Nurse-Midwifery: The Birth of a New American Profession.* Columbus: Ohio State University Press.

Evans, W. A. 1915. "A Campaign against Quacks." *American Journal of Public Health* 5(1):30–35.

Eyre, Richard. 2013. "In the Spirit of Ibsen." *The Guardian,* September 20, 2013. www.theguardian.com/stage/2013/sep/20/richard-eyre-spirit-ibsenghosts.

Fabia, J., and T. D. Thuy. 1974. "Occupation of Father at Time of Birth of Children Dying of Malignant Diseases." *British Journal of Preventive & Social Medicine* 28(2):98–100.

Faderman, Lillian. 2015. *The Gay Revolution: The Story of the Struggle.* New York: Simon & Schuster.

Fausto-Sterling, Anne. 2000. *Sexing the Body: Gender Politics and the Construction of the Body.* New York: Basic Books.

Fawcett, D. W. 1976. "The Male Reproductive System." In *Reproduction and Human Welfare: A Challenge to Research: A Review of the Reproductive Sciences and Contraceptive Development,* edited by Roy Orval Greep, Marjorie A. Koblinsky, and Frederick S. Jaffe, 165–277. Cambridge, MA: MIT Press.

Feimster, Crystal Nicole. 2009. *Southern Horrors: Women and the Politics of Rape and Lynching.* Cambridge, MA: Harvard University Press.

Fetters, K. Aleisha. 2015. "4 Ways to Make Your Sperm Stronger, Faster, and More Fertile." *Men's Health,* March 5, 2015. www.menshealth.com/sexwomen/ fertility-cheat-sheet.

Finer, Lawrence B., and Mia R. Zolna. 2016. "Declines in Unintended Pregnancy in the United States, 2008–2011." *New England Journal of Medicine* 374(9):843–52.

Fisch, Harry. 2004. *The Male Biological Clock.* New York: Free Press.

Fischer, Claude S., and Michael Hout. 2006. *Century of Difference: How America Changed in the Last One Hundred Years.* New York: Russell Sage Foundation.

Fischer, Suzanne Michelle. 2009. "Diseases of Men: Sexual Health and Medical Expertise in Advertising Medical Institutes, 1900–1930." PhD diss., University of Minnesota. ProQuest.

Fissell, Mary, and Roger Cooter. 2003. "Exploring Natural Knowledge: Science and the Popular." In *The Cambridge History of Science,* vol. 4, *Eighteenth-Century Science,* edited by Roy Porter, 129–58. Cambridge, UK: Cambridge University Press.

Flores-Macias, Francisco, and Chappell Lawson. 2008. "Effects of Interviewer Gender on Survey Responses: Findings from a Household Survey in Mexico." *International Journal of Public Opinion Research* 20(1):100–10.

Forsbach, Ralf. n.d. "'Euthanasie' und Zwangssterilisierungen im Rheinland (1933–1945)." Epochen & Themen, Portal Rheinische Geschichte. www.rheinische-geschichte.lvr.de/.

Foucault, Michel. 1980. *The History of Sexuality.* New York: Vintage Books.

Franklin, Sarah. 2013. *Biological Relatives: IVF, Stem Cells, and the Future of Kinship.* Durham, NC: Duke University Press.

Frans, E. M., S. Sandin, A. Reichenberg, P. Lichtenstein, N. Langstrom, and C. M. Hultman. 2008. "Advancing Paternal Age and Bipolar Disorder." *Archives of General Psychiatry* 65(9):1034–40.

Frey, K. A., Richard Engle, and Brie Noble. 2012. "Preconception Healthcare: What

Do Men Know and Believe?" *Journal of Men's Health* 9(1):25–35.

Frey, K. A., S. M. Navarro, M. Kotelchuck, and M. C. Lu. 2008. "The Clinical Content of Preconception Care: Preconception Care for Men." *American Journal of Obstetrics and Gynecology* 199(6 Suppl 2):S389–95.

Frickel, Scott. 2004. *Chemical Consequences: Environmental Mutagens, Scientist Activism, and the Rise of Genetic Toxicology.* New Brunswick, NJ: Rutgers University Press.

——. 2014. "Absences: Methodological Note about Nothing, in Particular." *Social Epistemology* 28(1):86–95.

Frickel, Scott, Sahra Gibbon, Jeff Howard, Joanna Kempner, Gwen Ottinger, and David J. Hess. 2010. "Undone Science: Charting Social Movement and Civil Society Challenges to Research Agenda Setting." *Science, Technology, &Human Values* 35(4):444–73.

Friedler, Gladys. 1985. "Effects of Limited Paternal Exposure to Xenobiotic Agents on the Development of Progeny." *Neurobehavioral Toxicology and Teratology* 7(6):739–43.

——. 1996. "Paternal Exposures: Impact on Reproductive and Developmental Outcome: An Overview." *Pharmacology Biochemistry and Behavior* 55(4):691–700.

Friedman, David M. 2001. *A Mind of Its Own: A Cultural History of the Penis.* New York: Free Press.

Friedman, J. M. 1981. "Genetic Disease in the Offspring of Older Fathers." *Obstetrics & Gynecology* 57(6):745–49.

Friese, Carrie, and Adele E. Clarke. 2012. "Transposing Bodies of Knowledge and Technique: Animal Models at Work in Reproductive Sciences." *Social Studies of Science* 42(1):31–52.

Fullwiley, Duana. 2007. "Race and Genetics: Attempts to Define the Relationship." *BioSocieties* 2(2):221–37.

Fulsas, Narve, and Tore Rem. 2017. *Ibsen, Scandinavia and the Making of a World Drama.* Cambridge, UK: Cambridge University Press.

Furstenberg, Frank. 1988. "Good Dads—Bad Dads: Two Faces of Fatherhood." In *The Changing American Family and Public Policy,* edited by Andrew Cherlin, 193–218. Washington, DC: Urban Institute Press.

Gamble, V. N. 1997. "Under the Shadow of Tuskegee: African Americans and Health Care." *American Journal of Public Health* 87(11):1773–78.

Gardner, M. J., M. P. Snee, A. J. Hall, C. A. Powell, S. Downes, and J. D. Terrell. 1990. "Results of Case-Control Study of Leukaemia and Lymphoma among Young People near Sellafield Nuclear Plant in West Cumbria." *British Medical Journal* 300(6722):423–29.

Garfield, Craig F. 2018. "Toward Better Understanding of How Fathers Contribute to Their Offspring's Health." *Pediatrics* 141(1):e20173461.

Gasking, Elizabeth B. 1967. *Investigations into Generation.* Baltimore: Johns Hopkins University Press.

Gavin, L., S. Moskosky, M. Carter, K. Curtis, E. Glass, E. Godfrey, A. Marcell, N. Mautone-Smith, K. Pazol, N. Tepper, and L. Zapata. 2014. "Providing Quality Family Planning Services: Recommendations of CDC and the U.S. Office of Population Affairs." *MMWR Recommendations and Reports* 63(RR-04):1–54.

Gibbon, Sahra, and Carlos Novas. 2008. *Biosocialities, Genetics and the Social Sciences.* New York: Routledge.

Gilardi, Federica, Marc Augsburger, and Aurelien Thomas. 2018. "Will Widespread Synthetic Opioid Consumption Induce Epigenetic Consequences in Future Generations?" *Frontiers in Pharmacology* 9:702.

Ginsburg, Faye, and Rayna Rapp. 1991. "The Politics of Reproduction." *Annual Review of Anthropology* 20:311–43.

Goldberg, Abbie E., Nanette K. Gartrell, and Gary Gates. 2014. *Research Report on LGB-Parent Families.* Los Angeles: Williams Institute, UCLA Law School. https://williamsinstitute.law.ucla.edu/wp-content/uploads/lgb-parent-familiesjuly-2014.pdf.

Goldin, Claudia, and Lawrence F. Katz. 2011. "Putting the "Co" in Education: Timing, Reasons, and Consequences of College Coeducation from 1835 to the Present." *Journal of Human Capital* 5(4):377–417.

Goode, Erica. 2001. "Father's Age Linked to Risk of Schizophrenia in Child." *New York Times*, April 12, 2001. www.nytimes.com/2001/04/12/us/father-sage-linked-to-risk-of-schizophrenia-in-child.html.

Gordon, Linda. 1976. *Woman's Body, Woman's Right: A Social History of Birth Control in America.* New York: Viking Press.

——. 2002. *The Moral Property of Women: A History of Birth Control Politics in America.* Urbana: University of Illinois Press.

Goriely, Anne, and Andrew O. M. Wilkie. 2012. "Paternal Age Effect Mutations and Selfish Spermatogonial Selection: Causes and Consequences for Human

Disease." *American Journal of Human Genetics* 90(2):175–200.

Gould, George M. 1894. *An Illustrated Dictionary of Medicine, Biology and Allied Sciences.* Philadelphia: P. Blakiston.

Greene, Margaret E., and Ann E. Biddlecom. 2000. "Absent and Problematic Men: Demographic Accounts of Male Reproductive Roles." *Population and Development Review* 26(1):81–115.

Greene, Margaret, Manisha Mehta, Julie Pulerwitz, Deirdre Wulf, Akinrinola Bankole, and Susheela Singh. 2006. *Involving Men in Reproductive Health: Contributions to Development.* Background paper prepared for United Nations Millennium Project report *Public Choices, Private Decisions: Sexual and Reproductive Health and the Millennium Development Goals.* Washington, DC: Millennium Project. www.unmillenniumproject.org/documents/Greene_et_al-final.pdf.

Greenfield, Paige. 2013. "Strengthen Your Sperm in an Hour." *Men's Health,* October 22, 2013. www.menshealth.com/sex-women/a19536281/strengthenyour-sperm-in-an-hour.

Griswold, Wendy. 1987. "A Methodological Framework for the Sociology of Culture." *Sociological Methodology* 17:1–35.

Gross, Matthias, and Linsey McGoey, eds. 2015. *Routledge International Handbook of Ignorance Studies.* London and New York: Routledge.

Gross, Samuel Weissel. 1887. *A Practical Treatise on Impotence, Sterility and Allied Disorders of the Male Sexual Organs.* Philadelphia: Lea Brothers.

Guiteras, Ramon. 1905. "The American Urological Association." *American Journal of Urology* 1:3.

Gutmann, Matthew. 2007. *Fixing Men: Sex, Birth Control, and AIDS in Mexico.* Berkeley: University of California Press.

Guzick, David S., James W. Overstreet, Pam Factor-Litvak, Charlene K. Brazil, Steven T. Nakajima, Christos Coutifaris, Sandra Ann Carson, Pauline Cisneros, Michael P. Steinkampf, Joseph A. Hill, Dong Xu, and Donna L. Vogel. 2001. "Sperm Morphology, Motility, and Concentration in Fertile and Infertile Men." *New England Journal of Medicine* 345(19):1388–93.

Hacking, Ian. 1995. "The Looping Effects of Human Kinds." In *Causal Cognition: A Multidisciplinary Debate,* edited by Dan Sperber, David Premack, and Ann James Premack, 351–83. Oxford, UK: Clarendon Press.

Hall, Jacquelyn Dowd. 1983. "'The Mind That Burns in Each Body': Women, Rape and Racial Violence." In *Powers of Desire: The Politics of Sexuality,* edited by Anne Snitow, Christine Stansell, and Sharon Thompson. New York: Monthly Review Press.

Hallowell, Nina. 1999. "Doing the Right Thing: Genetic Risk and Responsibility." *Sociology of Health & Illness* 21:597–621.

Hallowell, Nina, Audrey Arden-Jones, Rosalind Eeles, Claire Foster, Anneke Lucassen, Clare Moynihan, and Maggie Watson. 2006. "Guilt, Blame and Responsibility: Men's Understanding of Their Role in the Transmission of BRCA1/2 Mutations within Their Family." *Sociology of Health & Illness* 28(7):969–88.

Haney, Lynne. 2018. "Incarcerated Fatherhood: The Entanglements of Child Support Debt and Mass Imprisonment." *American Journal of Sociology* 124(1):1–48.

Haraway, Donna. 1991. "A Cyborg Manifesto: Science, Technology and Socialist Feminism in the Late Twentieth Century." In *Simians, Cyborgs and Women: The Reinvention of Nature,* edited by Donna Haraway. New York: Routledge.

Hardon, Anita, and the Chemical Youth Collective. 2017. "Chemical Youth: Chemical Mediations and Relations at Work." Member Voices. *Fieldsights,* November 20, 2017. https://culanth.org/fieldsights/chemical-youth-chemicalmediations-and-relations-at-work.

Hay, Eugene Carson. 1910. "Correspondence: A Proposed Section on Genito-Urinary and Venereal Diseases." *JAMA* 54:2.

Hays, Sharon. 1996. *The Cultural Contradictions of Motherhood.* New Haven, CT: Yale University Press.

Healey, Jenna Caitlin. In preparation. "On Time: Age, Technology, and Reproduction in Modern America." Unpublished manuscript.

Heid, Markham. 2014. "How Your Drinking Habit Could Hurt Your Sperm." *Men's Health,* October 3, 2014. www.menshealth.com/health/a19525769/howyour-drinking-habit-hurts-your-sperm/.

Hepler, Allison L. 2000. *Women in Labor: Mothers, Medicine, and Occupational Health in the United States, 1890–1980.* Columbus: Ohio State University Press.

Herr, Harry W. 2004. "Urological Injuries in the Civil War." *Journal of Urology* 172(5, part 1):1800–1804.

Hilgartner, Stephen. 2014. "Studying Absences of Knowledge: Difficult Subfield or Basic Sensibility?" *Social Epistemology Review and Reply Collective* 3(12):5.

Hoberman, John M. 2005. *Testosterone Dreams: Rejuvenation, Aphrodisia, Doping.* Berkeley: University of California Press.

Hochschild, Arlie. 1983. *The Managed Heart: Commercialization of Human Feeling.* Berkeley: University of California Press.

Hoganson, Kristin L. 1998. *Fighting for American Manhood: How Gender Politics Provoked the Spanish-American and Philippine-American Wars.* New Haven, CT: Yale University Press.

Hopwood, Nick. 2018. "The Keywords 'Generation' and 'Reproduction.' " In *Reproduction: Antiquity to Present Day,* edited by Nick Hopwood, Rebecca Flemming, and Lauren Kassell. Cambridge, UK: Cambridge University Press.

Hultman, C. M., S. Sandin, S. Z. Levine, and P. Lichtenstein. 2011. "Advancing Paternal Age and Risk of Autism: New Evidence from a Population-Based Study and a Meta-analysis of Epidemiological Studies." *Molecular Psychiatry* 16(12):1203.

Ibis Reproductive Health. 2017. "Abortion Coverage Bans on Public and Private Insurance: Access to Abortion Care Limited for Millions of Women." Publications, August 2017. https://ibisreproductivehealth.org/sites/default/files/files/publications/Impact%20of%20insurance%20bans%20formatted%208.17.pdf.

Ibsen, Henrik. 2009 (1881). *Ghosts.* www.gutenberg.org/files/8121/8121-h/8121-h.htm. "Information about the International Society of Andrology (ISA), (Formerly CIDA)." 1982. *Journal of Andrology* 3(5):349–52.

Inhorn, Marcia. 2012. *The New Arab Man: Emergent Masculinities, Technologies, and Islam in the Middle East.* Princeton, NJ: Princeton University Press.

Inhorn, Marcia, Tine Tjornhoj-Thomsen, and Helene Goldberg, eds. 2009. *Reconceiving the Second Sex: Men, Masculinity, and Reproduction.* New York: Berghahn Books.

Inhorn, Marcia C., and Emily A. Wentzell. 2011. "Embodying Emergent Masculinities: Men Engaging with Reproductive and Sexual Health Technologies in the Middle East and Mexico." *American Ethnologist* 38(4):801–15.

Jackson, James Caleb. 1852. *Hints on the Reproductive Organs: Their Diseases, Causes, and Cure on Hydropathic Principles.* New York: Fowlers and Wells.

Jacobson, W. H. A. 1893. *The Diseases of the Male Organs of Generation.* Philadelphia: Blakiston.

Jaggar, Alison. 1983. *Feminist Politics and Human Nature.* Totowa, NJ: Rowman and Allenheld.

Jasanoff, Sheila, ed. 2004. *States of Knowledge: The Co-Production of Science and Social Order.* London: Routledge.

Jayson, Sharon. 2005. "Is That Ticking Sound a Male Biological Clock?" *USA Today,* March 7, 2005.

Jensen, T. K., S. Swan, N. Jorgensen, J. Toppari, B. Redmon, M. Punab, E. Z. Drobnis, T. B. Haugen, B. Zilaitiene, A. E. Sparks, D. S. Irvine, C. Wang, P. Jouannet, C. Brazil, U. Paasch, A. Salzbrunn, N. E. Skakkebaek, and A. M. Andersson. 2014. "Alcohol and Male Reproductive Health: A Cross-sectional Study of 8344 Healthy Men from Europe and the USA." *Human Reproduction* 29(8):1801–9.

Jimenez-Chillaron, J. C., E. Isganaitis, M. Charalambous, S. Gesta, T. Pentinat-Pelegrin, R. R. Faucette, J. P. Otis, A. Chow, R. Diaz, A. Ferguson-Smith, and M. E. Patti. 2009. "Intergenerational Transmission of Glucose Intolerance and Obesity by In Utero Undernutrition in Mice." *Diabetes* 58(2):460–8.

Joffe, C. E., T. A. Weitz, and C. L. Stacey. 2004. "Uneasy Allies: Pro-Choice Physicians, Feminist Health Activists and the Struggle for Abortion Rights." *Sociology of Health and Illness* 26(6):775–96.

Jones, David. 2013. *Broken Hearts: The Tangled History of Cardiac Care.* Baltimore, MD: Johns Hopkins University Press.

Jones, Kenneth L., David W. Smith, Mary Ann Sedgwick Harvey, Bryan D. Hall, and Linda Quan. 1975. "Older Paternal Age and Fresh Gene Mutation: Data on Additional Disorders." *Journal of Pediatrics* 86(1):84–88.

Jordan, Brigitte. 1983. *Birth in Four Cultures.* Montreal: Eden Press.

Jordan, P., and H. Niermann. 1969. "Entwicklung und gegenwartiger Stand der Andrologie in Deutschland." *Andrologia* 1(1):2.

Jordanova, Ludmilla J. 1995. "Interrogating the Concept of Reproduction in the Eighteenth Century." In *Conceiving the New World Order: The Global Politics of Reproduction,* edited by Faye D. Ginsburg and Rayna Rapp, 369–86. Berkeley: University of California Press.

Kaati, G., L. O. Bygren, and S. Edvinsson. 2002. "Cardiovascular and Diabetes Mortality Determined by Nutrition during Parents' and Grandparents' Slow Growth Period." *European Journal of Human Genetics* 10(11):682–88.

Kampf, Antje. 2015. "Times of Danger: Embryos, Sperm and Precarious

Reproduction ca. 1870s–1910s." *History and Philosophy of the Life Sciences* 37(1):68–86.

Katz Rothman, Barbara. 1986. *The Tentative Pregnancy: Prenatal Diagnosis and the Future of Motherhood*. New York: Viking.

Keettel, W. C., R. G. Bunge, J. T. Bradbury, and W. O. Nelson. 1956. "Report of Pregnancies in Infertile Couples." *JAMA* 160(2):102–5.

Kempner, Joanna, Jon F. Merz, and Charles L. Bosk. 2011. "Forbidden Knowledge: Public Controversy and the Production of Nonknowledge." *Sociological Forum* 26(3):475–500.

Kevles, Daniel J. 1995. *In the Name of Eugenics: Genetics and the Uses of Human Heredity*. Cambridge, MA: Harvard University Press.

Keyes, Edward Lawrence. November 20, 1882. Edward Keyes to Claudius Mastin. Manuscript archives, Doy Leale McCall Rare Book and Manuscript Library, University of South Alabama.

——. 1980. *Memoirs: What I Have Seen and Done in Four and Seventy Years, 1843–1917*. Abridged by E. L. Keyes III. St. Louis: publisher not identified.

Keyes, Edward Lawrence, and Edward Lawrence Keyes Jr. 1906. *The Surgical Diseases of the Genito-urinary Organs*. New York and London: D. Appleton.

Keyes, Edward Lawrence, Jr. 1928. "Master Surgeons of America: Edward Lawrence Keyes." *Surgery, Gynecology, and Obstetrics* 46:3.

Keyes, Edward Lawrence, III. 1977. "Edward Lawrence Keyes (1843–1924)." *Urology* 9(4):484–91.

Kiselica, Mark S. 2008. *When Boys Become Parents: Adolescent Fatherhood in America*. New Brunswick, NJ: Rutgers University Press.

Kleinhaus, K., M. Perrin, Y. Friedlander, and O. Paltiel. 2006. "Paternal Age and Spontaneous Abortion." *Obstetrics and Gynecology* 108(2):369–77.

Kligman, Gail. 1998. *The Politics of Duplicity: Controlling Reproduction in Ceaus̨escu's Romania*. Berkeley: University of California Press.

Kline, Wendy. 2001. *Building a Better Race: Gender, Sexuality, and Eugenics from the Turn of the Century to the Baby Boom*. Berkeley: University of California Press.

——. 2010. *Bodies of Knowledge: Sexuality, Reproduction, and Women's Health in the Second Wave*. Chicago: University of Chicago Press.

Kluchin, Rebecca M. 2009. *Fit to Be Tied: Sterilization and Reproductive Rights in America, 1950–1980*. New Brunswick, NJ: Rutgers University Press.

Knopik, V. S., T. Jacob, J. R. Haber, L. P. Swenson, and D. N. Howell. 2009. "Paternal Alcoholism and Offspring ADHD Problems: A Children of Twins Design." *Twin Research and Human Genetics* 12(1):53–62.

Kolata, Gina. 1996a. "Measuring Men Up, Sperm by Sperm." *New York Times,* May 5, 1996. www.nytimes.com/1996/05/05/weekinreview/ideas-trends-howmen-measure-up-sperm-for-sperm.html.

——. 1996b. "Sperm Counts: Some Experts See a Fall, Others Poor Data." *New York Times,* March 19, 1996. www.nytimes.com/1996/03/19/science/spermcounts-some-experts-see-a-fall-others-poor-data.html.

——. 1999. "Experts Unsure of Effects of a Type of Contaminant." *New York Times,* August 4, 1999. www.nytimes.com/1999/08/04/us/experts-unsure-ofeffects-of-a-type-of-contaminant.html Kong, A., M. L. Frigge, G. Masson, S. Besenbacher, P. Sulem, G. Magnusson, S. A. Gudjonsson, A. Sigurdsson, A. Jonasdottir, A. Jonasdottir, W. S. Wong, G. Sigurdsson, G. B. Walters, S. Steinberg, H. Helgason, G. Thorleifsson, D. F. Gudbjartsson, A. Helgason, O. T. Magnusson, U. Thorsteinsdottir, and K. Stefansson. 2012. "Rate of De Novo Mutations and the Importance of Father's Age to Disease Risk." *Nature* 488(7412):471–75.

Kotelchuck, M., and M. Lu. 2017. "Father's Role in Preconception Health." *Maternal and Child Health Journal* 21(11):2025–39.

Kowal, Emma, Joanna Radin, and Jenny Reardon. 2013. "Indigenous Body Parts, Mutating Temporalities, and the Half-Lives of Postcolonial Technoscience." *Social Studies of Science* 43(4):465–83.

Krause, Walter, and Gerhard Schreiber. 2018. "Warum Andrologie in der Dermatologie." *Der Hautarzt* 69(12):972–76.

Krieger, Nancy. 2001. "Theories for Social Epidemiology in the 21st Century: An Ecosocial Perspective." *International Journal of Epidemiology* 30(4):668–77.

——. 2003. "Genders, Sexes, and Health: What Are The Connections—and Why Does It Matter?" *International Journal of Epidemiology* 32(4):652–57.

La Vignera, S., R. A. Condorelli, G. Balercia, E. Vicari, and A. E. Calogero. 2013. "Does Alcohol Have Any Effect on Male Reproductive Function? A Review of Literature." *Asian Journal of Andrology* 15(2):221–25.

Lallemand, Claude-Francois. 1853. *A Practical Treatise on the Causes, Symptoms, and Treatment of Spermatorrhoea.* Edited by Henry J. McDougall. Philadelphia: Blanchard and Lea.

Lamb, Dolores. 2009. "Memorial: Emil Steinberger, MD, FACE, 1928–2008." *Journal of Andrology* 30(3):349–50.

Lambert, Sarah M., Puneet Masson, and Harry Fisch. 2006. "The Male Biological Clock." *World Journal of Urology* 24(6):611–17.

Lamoreaux, Janelle. In progress. "Infertile Futures: Epigenetic Environments in a Toxic China." Unpublished manuscript.

Lampe, Nik M., Shannon K. Carter, and J. E. Sumerau. 2019. "Continuity and Change in Gender Frames: The Case of Transgender Reproduction." *Gender& Society* 33(6):865-87.

"Lancet: London: Saturday, August 25, 1888." 1888. *Lancet* 132(3391):378–82.

"Lancet: London: Saturday, October 27, 1888." 1888. *Lancet* 132(3400):825–29.

Landsman, Gail. 2008. *Reconstructing Motherhood and Disability in the Age of "Perfect" Babies.* New York: Routledge.

Laqueur, Thomas. 1990. *Making Sex: Body and Gender from the Greeks to Freud.* Cambridge, MA: Harvard University Press.

Largent, Mark A. 2008. *Breeding Contempt: The History of Coerced Sterilization in the United States.* New Brunswick, NJ: Rutgers University Press.

LaRossa, Ralph. 1997. *The Modernization of Fatherhood: A Social and Political History.* Chicago: University of Chicago Press.

Laslett, Barbara, and Joanna Brenner. 1989. "Gender and Social Reproduction: Historical Perspectives." *Annual Review of Sociology* 15:381–404.

Laubenthal, J., O. Zlobinskaya, K. Poterlowicz, A. Baumgartner, M. R. Gdula, E. Fthenou, M. Keramarou, S. J. Hepworth, J. C. Kleijnans, F. J. van Schooten, G. Brunborg, R. W. Godschalk, T. E. Schmid, and D. Anderson. 2012. "Cigarette Smoke-Induced Transgenerational Alterations in Genome Stability in Cord Blood of Human F1 Offspring." *FASEB Journal* 26(10):3946–56.

Lawrence, Christopher, and George Weisz, eds. 1998. *Greater Than the Parts: Holism in Biomedicine, 1920–1950.* New York: Oxford University Press.

Leavitt, Judith Walzer. 1986. *Brought to Bed: Childbearing in America, 1750 to 1950.* New York: Oxford University Press. 2010. *Make Room for Daddy: The Journey from Waiting Room to Birthing Room.* Chapel Hill: University of North Carolina Press.

Lee, Arthur Bolles. 1890. *The Microtomist's Vade-Mecum: A Handbook of the Methods of Microscopic Anatomy.* London: Churchill.

Lee, Kyoung-Mu, Mary H. Ward, Sohee Han, Hyo Seop Ahn, Hyoung Jin Kang,

Hyung Soo Choi, Hee Young Shin, Hong-Hoe Koo, Jong-Jin Seo, Ji-Eun Choi, Yoon-Ok Ahn, and Daehee Kang. 2009. "Paternal Smoking, Genetic Polymorphisms in CYP1A1 and Childhood Leukemia Risk." *Leukemia Research* 33(2):250–58.

Leinster, Sam. 2014. "Training Medical Practitioners: Which Comes First, the Generalist or the Specialist?" *Journal of the Royal Society of Medicine* 107(3):99–102.

Levine, H., N. Jorgensen, A. Martino-Andrade, J. Mendiola, D. Weksler-Derri, I. Mindlis, R. Pinotti, and S. H. Swan. 2017. "Temporal Trends in Sperm Count: A Systematic Review and Meta-regression Analysis." *Human Reproduction Update* 23(6):646–59.

Lewin, Tamar. 1988. "Companies Ignore Men's Health Risk." *New York Times,* December 15, 1988. www.nytimes.com/1988/12/15/us/companies-ignore-mens-health-risk.html.

—. 2001. "Ideas & Trends: Reproductive Gerontology; Ask Not for Whom the Clock Ticks." Week in Review, *New York Times,* April 15, 2001. www.nytimes.com/2001/04/15/weekinreview/ideas-trends-reproductive gerontology-ask-not-for-whom-the-clock-ticks.html.

Link, Bruce G., and Jo C. Phelan. 1995. "Social Conditions As Fundamental Causes of Disease." *Journal of Health and Social Behavior* 35:80–94.

—. 2001. "Conceptualizing Stigma." *Annual Review of Sociology* 27:363–85.

Linschooten, J. O., N. Verhofstad, K. Gutzkow, A. K. Olsen, C. Yauk, Y. Oligschlager, G. Brunborg, F. J. van Schooten, and R. W. Godschalk. 2013. "Paternal Lifestyle as a Potential Source of Germline Mutations Transmitted to Offspring." *FASEB Journal* 27(7):2873–79.

Lipton, Eric, and Danielle Ivory. 2017. "Under Trump, E.P.A. Has Slowed Actions Against Polluters, and Put Limits on Enforcement Officers." *New York Times,* December 10, 2017. www.nytimes.com/2017/12/10/us/politics/pollution-epa-regulations.html.

Little, M. P., D. T. Goodhead, B. A. Bridges, and S. D. Bouffler. 2013. "Evidence Relevant to Untargeted and Transgenerational Effects in the Offspring of Irradiated Parents." *Mutation Research* 753(1):50–67.

Lock, Margaret, Julia Freeman, Gillian Chilibeck, Briony Beveridge, and Miriam Padolsky. 2007. "Susceptibility Genes and the Question of Embodied Identity." *Medical Anthropology Quarterly* 21(3):256–76.

Loe, Meika. 2004. *The Rise of Viagra: How the Little Blue Pill Changed Sex in America.* New York: New York University Press. Long, J. M. 1885. "Course of Study for the District School." In *New High School Question Book,* edited by W. H. F. Henry, 390. New York: Hinds, Noble &Eldredge.

Lopata, Helena Z., and Barrie Thorne. 1978. "On the Term 'Sex Roles.' " *Signs* 3(3):718–21.

Lukaszyk, Andrzej. 2009. "Professor Emil Steinberger (1928–2008)." *Reproductive Biology* 9(1):5.

Luker, Kristen. 1984. *Abortion and the Politics of Motherhood.* Berkeley: University of California Press.

Luna, Zakiya, and Kristin Luker. 2013. "Reproductive Justice." *Annual Review of Law and Social Science* 9:327–52.

Lupton, Deborah. 1995. *The Imperative of Health: Public Health and the Regulated Body.* London: Sage Publications.

Macfadden, Bernarr. 1900. *The Virile Powers of Superb Manhood: How Developed, How Lost, How Regained.* New York: Physical Culture Publishing.

MacKendrick, Norah. 2018. *Better Safe Than Sorry: How Consumers Navigate Exposure to Everyday Toxics.* Oakland: University of California Press.

Magnusson, L. L., J. P. Bonde, J. Olsen, L. Moller, K. Bingefors, and H. Wennborg. 2004. "Paternal Laboratory Work and Congenital Malformations." *Journal of Occupational and Environmental Medicine* 46(8):761–67.

Mahoney, James. 2000. "Path Dependence in Historical Sociology." *Theory and Society* 29(4):507–48.

Malaspina, Dolores. 2001. "Advancing Paternal Age and the Risk of Schizophrenia." *JAMA* 286(8):904.

"Male Diseases." 1913. *British Medical Journal* 1(2726):670–71.

Mamo, Laura, and Jennifer R. Fishman. 2001. "Potency in All the Right Places: Viagra as a Technology of the Gendered Body." *Body and Society* 7(4):13–25.

March of Dimes Archives, Administrative Records, March of Dimes headquarters, White Plains, NY.

Mancini, Roberto E., Eugenia Rosemberg, Martin Cullen, Juan C. Lavieri, Oscar Vilar, Cesar Bergada, and Juan A. Andrada. 1965. "Cryptorchid and Scrotal Human Testes. I. Cytological, Cytochemical and Quantitative Studies." *Journal of Clinical Endocrinology & Metabolism* 25(7):927–42.

Marcus, Ruth. 1990. "Fetal Protection Policies: Prudence or Bias?" *Washington*

Post, October 8, 1990.

Marincola, Elizabeth. 2009. "Don Fawcett (1917–2009): Unlocking Nature's Closely Guarded Secrets." *PLoS Biology* 7(8):e1000183. Mark, Ernest G. 1911. "Discussion of President's Address." In *Tenth Annual Meeting of the Urological Association,* edited by Charles Greene Cumston. Chicago: Riverdale Press.

Markens, Susan, Carole Browner, and Nancy Press. 1997. "Feeding the Fetus: On Interrogating the Notion of Maternal-Fetal Conflict." *Feminist Studies* 23(2):351–72.

Marks, Lara. 2001. *Sexual Chemistry: A History of the Contraceptive Pill.* New Haven, CT: Yale University Press.

Marsh, Margaret. 1988. "Suburban Men and Masculine Domesticity, 1870–1915." *American Quarterly* 40(2):165–86.

Marsh, Margaret, and Wanda Ronner. 1999. *The Empty Cradle: Infertility in America from Colonial Times to the Present.* Baltimore: Johns Hopkins University Press.

Marsiglio, William. 1998. *Procreative Man.* New York: New York University Press.

Marsiglio, William, and Sally Hutchinson. 2002. *Sex, Men, and Babies: Stories of Awareness and Responsibility.* New York: New York University Press.

Marsiglio, William, Sally Hutchinson, and Mark Cohan. 2001. "Young Men's Procreative Identity: Becoming Aware, Being Aware, and Being Responsible." *Journal of Marriage and Family* 63(1):123–35.

Martin, Emily. 1991. "The Egg and the Sperm: How Science Has Constructed a Romance Based on Stereotypical Male-Female Roles." *Signs* 16(3):485–501.

——. 1992. *The Woman in the Body: A Cultural Analysis of Reproduction.* Boston: Beacon.

Martin, R. H., and A. W. Rademaker. 1987. "The Effect of Age on the Frequency of Sperm Chromosomal Abnormalities in Normal Men." *American Journal of Human Genetics* 41(3):484–92.

Mauss, Marcel. 1973. "Techniques of the Body." *Economy and Society* 2(1):70–88.

May, Elaine Tyler. 2010. *America and the Pill: A History of Promise, Peril and Liberation.* Basic Books.

May, Gary. 2013. *Bending Toward Justice: The Voting Rights Act and the Transformation of American Democracy.* Durham, NC: Duke University Press.

Mayo Clinic Staff. 2012. "Healthy Sperm: Improving your Fertility." Accessed March 29, 2015. www.mayoclinic.org/healthy-living/getting-pregnant/indepth/

fertility/art-20047584?p=1.

——. 2014. "Getting Pregnant." Accessed March 29, 2015. www.mayoclinic.org/
healthy-living/getting-pregnant/basics/fertility/hlv-20049462?p=1.

McElheny, Victor K. 2012. *Drawing the Map of Life: Inside the Human Genome
Project.* London: Hachette UK.

McGrath, Charles. 2002. "Father Time." The Way We Live Now. *New York Times
Magazine,* June 16, 2002. www.nytimes.com/2002/06/16/magazine/the-
waywe-live-now-6-16-02-father-time.html.

McLaren, Angus. 2008. *Impotence: A Cultural History.* Chicago: University of
Chicago Press.

"Medical News." 1890a. *British Medical Journal* 1(1537):1407–9.

"Medical News." 1890b. *British Medical Journal* 1(1539):1520–22.

Meistrich, M. L., and I. T. Huhtaniemi. 2012. "'ANDROLOGY'—The New
Journal of the American Society of Andrology and the European Academy of
Andrology." *International Journal of Andrology* 35(2):107–8.

"Memoranda." 1887. *American Lancet* 11:1.

Messing, Karen, and Piroska Ostlin. 2006. "Gender Equality, Work and Health: A
Review of the Evidence." Geneva: World Health Organization Press.

Messner, Michael. 1992. *Power at Play: Sports and the Problem of Masculinity.*
Boston: Beacon Press.

——. 1997. *Politics of Masculinities: Men in Movements.* Thousand Oaks, CA: Sage
Publications.

Milam, Erika L. 2010. *Looking for a Few Good Males: Female Choice in
Evolutionary Biology.* Baltimore: Johns Hopkins University Press.

Milam, Erika L., and Robert A. Nye, eds. 2015. *Scientific Masculinities.* Chicago:
University of Chicago Press.

Miles, Donna. 1997. "VA Center Examines Service Members Reproductive Health."
Press release, US Department of Defense. Accessed March 30, 2015. www.
defense.gov/news/newsarticle.aspx?id=41049.

Mills, Charles. 2007. "White Ignorance." In *Race and Epistemologies of Ignorance,*
edited by Nancy Tuana and Shannon Sullivan, 11–38. Albany: State University
of New York Press.

Milne, Elizabeth, Kathryn R. Greenop, Rodney J. Scott, Helen D. Bailey, John
Attia, Luciano Dalla-Pozza, Nicholas H. de Klerk, and Bruce K. Armstrong.
2012. "Parental Prenatal Smoking and Risk of Childhood Acute Lymphoblastic

Leukemia." *American Journal of Epidemiology* 175(1):43–53.

"Minutes." 1888. *Transactions of the Congress of American Physicians and Surgeons: First Triennial Session, Held at Washington DC.* New Haven, CT: Congress of American Physicians and Surgeons.

Mitchell, E. W., D. M. Levis, and C. E. Prue. 2012. "Preconception Health: Awareness, Planning, and Communication among a Sample of US Men and Women." *Maternal and Child Health Journal* 16(1):31–9.

Moench, Gerard. 1930. "Evaluation of the Motility of the Spermatozoa." *JAMA* 94:478–80.

Mohr, Sebastian. 2018. *Being a Sperm Donor: Masculinity, Sexuality, and Biosociality in Denmark.* New York: Berghahn.

Moline, J. M., A. L. Golden, N. Bar-Chama, E. Smith, M. E. Rauch, R. E. Chapin, S. D. Perreault, S. M. Schrader, W. A. Suk, and P. J. Landrigan. 2000.

"Exposure to Hazardous Substances and Male Reproductive Health: A Research Framework." *Environmental Health Perspectives* 108(9):803–13.

Moore, Lisa Jean. 2007. *Sperm Counts: Overcome by Man's Most Precious Fluid.* New York: New York University Press.

Morgen, Sandra. 2002. *Into Our Own Hands: The Women's Health Movement in the United States, 1969–1990.* New Brunswick, NJ: Rutgers University Press.

Morrow, Prince Albert. 1886. "Editorial." *Journal of Cutaneous and Venereal Diseases* 4:1., ed. 1893. *A System of Genito-urinary Diseases, Syphilology, andDermatology.* New York: Appleton. Moscucci, Ornella. 1990. *The Science of Woman: Gynecology and Gender in England, 1800–1929.* Cambridge: Cambridge University Press.

Mulvey, Laura. 1999. "Visual Pleasure and Narrative Cinema." In *Film Theory and Criticism: Introductory Readings,* edited by Leo Braudy and Marshall Cohen, 833–44. New York: Oxford University Press.

Murdoch, J. L., B. A. Walker, and V. A. McKusick. 1972. "Parental Age Effects on the Occurrence of New Mutations for the Marfan Syndrome." *Annals of Human Genetics* 35(3):331–36.

Murkoff, Heidi. 2015. "Folic Acid and Male Fertility." *Ask Heidi.* Everyday Health. Accessed March 29, 2015. www.whattoexpect.com/gettingpregnant/ask-heidi/folic-acid-and-male-fertility.aspx.

Murphy, Michelle. 2012. *Seizing the Means of Reproduction: Entanglements of Feminism, Health, and Technoscience.* Durham, NC: Duke University Press.

——. 2017. *The Economization of Life.* Durham, NC: Duke University Press.

Murray, L., P. McCarron, K. Bailie, R. Middleton, G. Davey Smith, S. Dempsey, A. McCarthy, and A. Gavin. 2002. "Association of Early Life Factors and Acute Lymphoblastic Leukaemia in Childhood: Historical Cohort Study." *British Journal of Cancer* 86:356-61.

Nagourney, Eric. 1999. "In Search of a Way to Bolster the Sperm." *New York Times,* June 8, 1999: F7. www.nytimes.com/1999/06/08/health/in-searchof-a-way-to-bolster-the-sperm.html.

National Institute of Child Health and Human Development. 2013a. "Men's Reproductive Health: Overview." Accessed March 28, 2015. www.nichd.nih.gov/health/topics/menshealth/Pages/default.aspx.

——. 2013b. "What Are the Causes of Male Infertility?" Accessed March 28, 2015. www.nichd.nih.gov/health/topics/infertility/conditioninfo/Pages/causes-male.aspx.

——. 2016. "How Common Is Male Infertility, and What Are Its Causes?" Men's Reproductive Health. www.nichd.nih.gov/health/topics/menshealth/conditioninfo/infertility.

Naumann, Moritz Ernst Adolph. 1837. *Handbuch der Medicinischen Klinik.* Berlin: Rucker und Puchler.

Navon, Daniel. 2019. *Mobilizing Mutations: Human Genetics in the Age of Patient Advocacy.* Chicago: University of Chicago Press.

Nelson, Warren O. 1964. "Current Approaches to the Biological Control of Fertility." In *The Population Crisis and the Use of World Resources,* edited by Stuart Mudd. The Hague: W. Junk.

Nettleton, Pamela. 2015. "Brave Sperm and Demure Eggs: Fallopian Gender Politics on YouTube." *Feminist Formations* 27:25–45.

Ng, S. F., R. C. Lin, D. R. Laybutt, R. Barres, J. A. Owens, and M. J. Morris. 2010. "Chronic High-Fat Diet in Fathers Programs Beta-Cell Dysfunction in Female Rat Offspring." *Nature* 467(7318):963–66.

Niblett, Stephen Berry. 1863. *On the Functional Derangements of the Reproductive Organs.* 2nd ed. London: Tallant.

Niemi, Mikko. 1987. "Andrology as a Specialty: Its Origin." *Journal of Andrology* 8(4):201–02.

NIH. 2015. "Aging Changes in the Male Reproductive System." Medline Plus. https://medlineplus.gov/ency/article/004017.htm.

NIOSH. 1996. "The Effects of Workplace Hazards on Male Reproductive Health." Cincinnati, OH: Department of Health and Human Services.

Obituary: Edward Lawrence Keyes, MD." February 6, 1924. *Medical Journal and Record,* p. 163.

"Obituary: Thomas Blizard Curling." 1888. *British Medical Journal* 1(1419):563–64.

O'Brien, Anthony Paul, John Hurley, Paul Linsley, Karen Anne McNeil, Richard Fletcher, and John Robert Aitken. 2018. "Men's Preconception Health: A Primary Health-Care Viewpoint." *American Journal of Men's Health* 12(5):1575–81.

Office of Technology Assessment, U.S. Congress. 1988. *Artificial Insemination: Practice in the United States: Summary of a 1987 Survey—Background Paper.* Washington, DC: U.S. Government Printing Office. www.princeton.edu/~ota/disk2/1988/8804/8804.PDF.

Oreskes, Naomi, and Erik M. Conway. 2011. *Merchants of Doubt: How a Handful of Scientists Obscured the Truth on Issues from Tobacco Smoke to Global Warming.* London: Bloomsbury.

Oriel, J. D. 1989. "Eminent Venereologists. 3. Philippe Ricord." *Genitourinary Medicine* 65(6):388–93.

Ortiz, Ana Teresa, and Laura Briggs. 2003. "The Culture of Poverty, Crack Babies, and Welfare Cheats: The Making of the 'Healthy White Baby Crisis.'" *Social Text* 21(3):19.

Oswald, Zachary Edmonds. 2013. "'Off with His': Analyzing the Sex Disparity in Chemical Castration Sentences." *Michigan Journal of Gender & Law* 19(2):471–503.

Oudshoorn, Nelly. 1994. *Beyond the Natural Body: An Archeology of Sex Hormones.* New York: Routledge.

—. 2003. *The Male Pill: A Biography of a Technology in the Making.* Durham, NC: Duke University Press.

Pacey, Allan A. 2013. "Are Sperm Counts Declining? Or Did We Just Change Our Spectacles?" *Asian Journal of Andrology* 15(2):187–90.

Padfield, Maureen, and Ian Procter. 1996. "The Effect of Interviewer's Gender on the Interviewing Process: A Comparative Enquiry." *Sociology* 30(2):355–66.

Paltrow, L. M., and J. Flavin. 2013. "Arrests of and Forced Interventions on Pregnant Women in the United States, 1973–2005: Implications for Women's

Legal Status and Public Health." *Journal of Health Politics, Policy and Law* 38(2):299–343.

Pampel, Fred. 2011. "Cohort Changes in the Socio-demographic Determinants of Gender Egalitarianism." *Social Forces* 89(3):961–82.

Parents.com. 2015. "10 Ways He Can Have Better Baby-Making Sperm." Accessed March 29, 2015. www.parents.com/parents/templates/slideshow/print/member/printableSlideShowAll.jsp?page=1&slideid=/templatedata/parents/slideshow/data/1305560734243.xml.

Parker, L., M. S. Pearce, H. O. Dickinson, M. Aitkin, and A. W. Craft. 1999. "Stillbirths among Offspring of Male Radiation Workers at Sellafield Nuclear Reprocessing Plant." *Lancet* 354(9188):1407–14.

Parsons, Gail. 1977. "Equal Treatment for All: American Medical Remedies for Male Sexual Problems: 1850–1900." *Journal of the History of Medicine and Allied Sciences* 32(1):55–71.

Pascoe, C. J., and Tristan Bridges, eds. 2015. *Exploring Masculinities: Identity, Inequality, Continuity and Change.* New York: Oxford University Press.

Patterson, James T. 2001. *Brown v. Board of Education: A Civil Rights Milestone and Its Troubled Legacy.* New York: Oxford University Press.

Paul, C., and B. Robaire. 2013. "Ageing of the Male Germ Line." *Nature Reviews—Urology* 10(4):227–34.

Pechenick, Eitan Adam, Christopher M. Danforth, and Peter Sheridan Dodds. 2015. "Characterizing the Google Books Corpus: Strong Limits to Inferences of Socio-Cultural and Linguistic Evolution." *PLoS One* 10(10):e0137041.

Pembrey, M., R. Saffery, and L. O. Bygren. 2014. "Human Transgenerational Responses to Early-Life Experience: Potential Impact on Development, Health and Biomedical Research." *Journal of Medical Genetics* 51(9):563–72.

Penny Light, Tracy. 2012. "'Healthy' Men Make Good Fathers: Masculine Health and the Family in 1950s America." In *Inventing the Modern American Family: Family Values and Social Change in 20th Century United States,* edited by Isabel Heinemann. Frankfurt: Campus Verlag.

Penrose, L. S. 1955. "Parental Age and Mutation." *Lancet* 269:312–13. Petersen, Richard A., and N. Anand. 2004. "The Production of Culture Perspective." *Annual Review of Sociology* 30(1):311–34.

Pew Research Center. 2015. "The American Family Today." Social and Demographic Trends, December 17, 2015. www.pewsocialtrends.

org/2015/12/17/1-the-american-family-today/.

Pfeffer, Naomi. 1993. *The Stork and the Syringe: A Political History of Reproductive Medicine.* Cambridge, UK: Polity Press.

Phelan, Jo C., Bruce G. Link, and Parisa Tehranifar. 2010. "Social Conditions as Fundamental Causes of Health Inequalities: Theory, Evidence, and Policy Implications." *Journal of Health and Social Behavior* 51(1, suppl):S28–S40.

Population Council. 1978. "The Population Council: A Chronicle of the First Twenty-Five Years, 1952–1977." New York: Population Council.

Porter, Roy. 2004. *Quacks: Fakers and Charlatans in Medicine.* Stroud: Tempus.

Porter, Theodore. 2018. *Genetics in the Madhouse: The Unknown History of Human Heredity.* Princeton, NJ: Princeton University Press.

Posner, Carl. 1884. "Medicin: Paul Furbringer, Die Krankheiten der Harn- und Geschlechtsorgane fur Aerzte und Studierende dargestellt." *Deutsche Literaturzeitung* 50:1839–40.

Pound, Pandora, and Michael B. Bracken. 2014. "Is Animal Research Sufficiently Evidence Based to Be a Cornerstone of Biomedical Research?" *British Medical Journal* 348:g3387.

Prins, Gail S., and William Bremner. 2004. "The 25th Volume: President's Message: Andrology in the 20th Century: A Commentary on Our Progress during the Past 25 Years." *Journal of Andrology* 25(4):435–40.

Proctor, Robert, and Londa Schiebinger. 2008. *Agnotology: The Making and Unmaking of Ignorance.* Stanford, CA: Stanford University Press.

Putney, Clifford. 2001. *Muscular Christianity: Manhood and Sports in Protestant America, 1880–1920.* Cambridge, MA: Harvard University Press.

Rabin, Roni. 2005. "Is the Clock Ticking for Men, Too?" *New York Newsday,* January 9, 2005.

——. 2009. "Older Fathers Linked to Lower I.Q. Scores." *New York Times,* March 9, 2009. www.nytimes.com/2009/03/10/health/10dads.html.

Raeburn, Paul. 2014a. "Dads' Biological Clocks: The Risks are Huge, or Are They?" *Huffington Post,* August 5, 2014.

——. 2014b. *Do Fathers Matter? What Science Is Telling Us about the Parent We've Overlooked.* New York: Farrar, Straus and Giroux.

Ragone, Helena. 1994. *Surrogate Motherhood: Conception in the Heart.* Boulder, CO: Westview Press.

Ramasamy, R., K. Chiba, P. Butler, and D. J. Lamb. 2015. "Male Biological

父產科：孩子的健康不能只靠卵子！男性生殖醫學重磅登場

Clock: A Critical Analysis of Advanced Paternal Age." *Fertility and Sterility* 103(6):1402–6.

Ramlau-Hansen, Cecilia Host, Ane Marie Thulstrup, Lone Storgaard, Gunnar Toft, Jorn Olsen, and Jens Peter Bonde. 2007. "Is Prenatal Exposure to Tobacco Smoking a Cause of Poor Semen Quality? A Follow-up Study." *American Journal of Epidemiology* 165(12):1372–79.

Rando, O. J. 2012. "Daddy Issues: Paternal Effects on Phenotype." *Cell* 151(4):702–8.

Rapp, Rayna. 1999. *Testing Women, Testing the Fetus: The Social Impact of Amniocentesis in America.* New York: Routledge.

Reagan, Leslie J. 1998. *When Abortion Was a Crime: Women, Medicine, and Law in the United States, 1867–1973.* Berkeley: University of California Press.

——. 2016. "'My Daughter Was Genetically Drafted with Me': US-Vietnam War Veterans, Disabilities and Gender." *Gender & History* 28(3):833–53.

Reed, Kate. 2009. "'It's Them Faulty Genes Again': Women, Men and the Gendered Nature of Genetic Responsibility in Prenatal Blood Screening." *Sociology of Health & Illness* 31(3):343–59.

Reed, Richard. 2005. *Birthing Fathers: The Transformation of Men in American Rites of Birth.* New Brunswick, NJ: Rutgers University Press.

Reich, Jennifer. 2016. *Calling the Shots: Why Parents Reject Vaccines.* New York: New York University Press.

Reichenberg, A., R. Gross, M. Weiser, M. Bresnahan, J. Silverman, S. Harlap, J. Rabinowitz, C. Shulman, D. Malaspina, G. Lubin, H. Y. Knobler, M. Davidson, and E. Susser. 2006. "Advancing Paternal Age and Autism." *Archives of General Psychiatry* 63(9):1026–32.

Reumann, Miriam G. 2005. *American Sexual Character: Sex, Gender, and National Identity in the Kinsey Reports.* Berkeley: University of California Press.

Reverby, Susan. 2009. *Examining Tuskegee: The Infamous Syphilis Study and Its Legacy.* Chapel Hill: University of North Carolina Press.

"Reviews." 1924. *British Medical Journal* 1(3296):385–87.

Richardson, Sarah S. 2013. *Sex Itself: The Search for Male and Female in the Human Genome.* Chicago: University of Chicago Press.

——. Forthcoming. *The Maternal Imprint.* Chicago: University of Chicago Press.

Richardson, Sarah S., C. R. Daniels, M. W. Gillman, J. Golden, R. Kukla, C. Kuzawa, and J. Rich-Edwards. 2014. "Society: Don't Blame the Mothers."

Nature 512(7513):131–32.

Richardson, Sarah S., and Hallam Stevens. 2015. "Beyond the Genome." In *Postgenomics: Perspectives on Biology after the Genome,* edited by Sarah S. Richardson and Hallam Stevens. Durham, NC: Duke University Press.

Richeson, Marques P. 2009. "Sex, Drugs, and . . . Race-to-Castrate: A Black Box Warning of Chemical Castration's Potential Racial Side Effects." *Harvard Blackletter Law Journal* 25:38.

Riessman, Catherine. 1983. "Women and Medicalization: A New Perspective." *Social Policy* 14(1):3–18.

Roberts, Dorothy E. 1997. *Killing the Black Body: Race, Reproduction and the Meaning of Liberty.* New York: Pantheon.

——. 2011. *Fatal Invention: How Science, Politics, and Big Business Re-create Race in the Twenty-First Century.* New York: New Press.

Rogers, Naomi. 1998. *An Alternative Path: The Making and Remaking of Hahnemann Medical College and Hospital of Philadelphia.* New Brunswick, NJ: Rutgers University Press.

Rosemberg, Eugenia. 1975. Eugenia Rosemberg to Emil Steinberger. February 24, 1975. American Society of Andrology Records, 1975–ongoing, MS 410. Iowa State University Library Special Collections and University Archives.

——. 1986. "American Society of Andrology: Its Beginnings." *Journal of Andrology* 7(1):72–75.

Rosemberg, Eugenia, Sandy C. Marks, Jr., Philip Jay Howard, Jr., and Lewis P. James. 1974. "Serum Levels of Follicle Stimulating and Luteinizing Hormones Before and After Vasectomy in Men." *Journal of Urology* 111(5):626–29.

Rosemberg, Eugenia, and C. Alvin Paulsen, eds. 1970. *The Human Testis.* New York: Plenum Press.

Rosen, George. 1942. "Changing Attitudes of the Medical Profession to Specialization." *Bulletin of the History of Medicine* 12:343-54.

——. 1944. *The Specialization of Medicine, with Particular Reference to Ophthalmology.* New York: Froben Press.

Rosenfeld, Dana, and Christopher Faircloth, eds. 2006. *Medicalized Masculinities.* Philadelphia: Temple University Press.

Rosenstock, Irwin M., Victor J. Strecher, and Marshall H. Becker. 1988. "Social-Learning Theory and the Health Belief Model." *Health Education Quarterly* 15(2):175–83.

Rosenthal, Meredith B., Alan Zaslavsky, and Joseph P. Newhouse. 2005. "The Geographic Distribution of Physicians Revisited." *Health Services Research* 40(6, part 1):1931–52.

Ross, Loretta, and Rickie Solinger. 2017. *Reproductive Justice: An Introduction.* Berkeley: University of California Press.

Rotundo, E. Anthony. 1993. *American Manhood: Transformations in Masculinity from the Revolution to the Modern Era.* New York: Basic Books.

Rubes, J., X. Lowe, D. Moore 2nd, S. Perreault, V. Slott, D. Evenson, S. G. Selevan, and A. J. Wyrobek. 1998. "Smoking Cigarettes Is Associated with Increased Sperm Disomy in Teenage Men." *Fertility and Sterility* 70(4):715–23.

Rubin, Gayle. 1975. "The Traffic in Women." In *Toward an Anthropology of Women,* edited by Rayna Reiter. New York: Monthly Review Press.

—. 1993. "Thinking Sex: Notes for a Radical Theory of the Politics of Sexuality." In *The Lesbian and Gay Studies Reader,* edited by Henry Abelove et al. London: Routledge.

Ruzek, Sheryl Burt. 1978. *The Women's Health Movement: Feminist Alternatives to Medical Control.* New York: Praeger.

Sachs, J. J. 1838. *Jahrbuch fur die Leistungen der gesammten Heilkunde im Jahre 1837.* Leipzig: W. Engelmann.

Saguy, Abigail C., and Rene Almeling. 2008. "Fat in the Fire? Science, the News Media, and the 'Obesity Epidemic.'" *Sociological Forum* 23(1):53–83.

Sahni, Nikhil R., Maurice Dalton, David M. Cutler, John D. Birkmeyer, and Amitabh Chandra. 2016. "Surgeon Specialization and Operative Mortality in United States: Retrospective Analysis." *British Medical Journal* 354:i3571.

Sale, Kirkpatrick. 1993. *The Green Revolution: The American Environmental Movement, 1962–1992.* New York: Hill and Wang. Sartorius, G. A., and E. Nieschlag. 2010. "Paternal Age and Reproduction." *Human Reproduction Update* 16(1):65–79.

Savitz, David A., Nancy L. Sonnenfeld, and Andrew F. Olshan. 1994. "Review of Epidemiologic Studies of Paternal Occupational Exposure and Spontaneous Abortion." *American Journal of Industrial Medicine* 25(3):361–83.

Schaffenburg, C. A., A. T. Gregoire, and J. L. Gueriguian. 1981. "Guidelines for the Clinical Testing of Male Contraceptive Drugs." *Journal of Andrology* 2(4):225-28.

Schagdarsurengin, U., and K. Steger. 2016. "Epigenetics in Male Reproduction:

Effect of Paternal Diet on Sperm Quality and Offspring Health." *Nature Reviews Urology* 13(10):584–95.

Schelling, Thomas. 1978. *Micromotives and Macrobehavior.* New York: W. W. Norton.

Scheper-Hughes, Nancy, and Margaret Lock. 1987. "The Mindful Body: A Prolegomenon to Future Work in Medical Anthropology." *Medical Anthropology Quarterly* 1(1):6–41.

Schiebinger, Londa. 1993. *Nature's Body: Gender in the Making of Modern Science.* Boston: Beacon Press.

Schilt, Kristen, and Danya Lagos. 2017. "The Development of Transgender Studies in Sociology." *Annual Review of Sociology* 43(1):425–43.

Schirren, Carl. 1969. "Die Andrologie als neues Spezialgebiet der Medizin." *Andrologia* 1(4):2.

Shim, Janet K. 2014. *Heart-Sick: The Politics of Risk, Inequality, and Heart Disease.* New York: New York University Press.

Shirani, Fiona, Karen Henwood, and Carrie Coltart. 2012. "Meeting the Challenges of Intensive Parenting Culture: Gender, Risk Management and the Moral Parent." *Sociology* 46(1):25–40.

Showalter, Elaine. 1997. *Hystories: Hysterical Epidemics and Modern Culture.* New York: Columbia University Press.

Shulevitz, Judith. 2012. "Why Fathers Really Matter." Sunday Review. *New York Times,* September 8, 2012. www.nytimes.com/2012/09/09/opinion/sunday/why-fathers-really-matter.html.

Sicherman, Barbara. 1977. "The Uses of a Diagnosis: Doctors, Patients, and Neurasthenia." *Journal of the History of Medicine and Allied Sciences* 32(1):33–54.

Siebke, Harald. 1951. "Gynecological and Andrological Diagnosis of Sterility." *Zentralblatt fur Gynakologie* 73(5a):633-37.

Sinding, S. W. 2000. "The Great Population Debates: How Relevant Are They for the 21st Century?" *American Journal of Public Health* 90(12):1841–45.

"Sins of the Fathers." February 23, 1991. *Economist* 318:109.

Sipos, Attila, Finn Rasmussen, Glynn Harrison, Per Tynelius, Glyn Lewis, David A. Leon, and David Gunnell. 2004. "Paternal Age and Schizophrenia: A Population Based Cohort Study." *British Medical Journal* 329:1070.

Smith, Benjamin E., ed. 1909. *Century Dictionary and Cyclopedia: Supplement.*

New York: Century.

smith, s. e. 2019. "Women Are Not the Only Ones Who Get Abortions." *Rewire. News,* March 1, 2019. rewire.news/article/2019/03/01/women-are-not-theonly-ones-who-get-abortions/.

Soares, S. R., and M. A. Melo. 2008. "Cigarette Smoking and Reproductive Function." *Current Opinion in Obstetrics and Gynecology* 20(3):281–91.

"Society Transactions: American Association of Genito-Urinary Surgeons." 1887. *Journal of Cutaneous and Genito-Urinary Diseases* 5:15.

Soloski, Alexis. 2013. "'The Great Imitator': Staging Syphilis in *A Doll House* and *Ghosts.*" *Modern Drama* 56(3):287–305.

Somerville, Siobhan B. 2000. *Queering the Color Line: Race and the Invention of Homosexuality in American Culture.* Durham, NC: Duke University Press.

"Specialism in General and Genito-Urinary Surgery in Particular." 1912. *Lancet* 180(4641):1.

Springer, K. W., J. Mager Stellman, and R. M. Jordan-Young. 2012. "Beyond a Catalogue of Differences: A Theoretical Frame and Good Practice Guidelines for Researching Sex/Gender in Human Health." *Social Science & Medicine* 74(11):1817–24.

Stanton, Elizabeth Cady, Susan B. Anthony, and Matilda J. Gage. 1973 [1881]. "Seneca Falls Convention: Selections from History of Woman Suffrage." In *The Feminist Papers,* edited by Alice S. Rossi. New York: Bantam Books.

Starr, Paul. 1982. *The Social Transformation of American Medicine.* New York: Basic Books.

Stein, Melissa N. 2015. *Measuring Manhood: Race and the Science of Masculinity, 1830–1934.* Minneapolis: University of Minnesota Press.

Steinberger, Emil. 1975. Emil Steinberger to Eugenia Rosemberg. March 12, 1975. American Society of Andrology Records, 1975–ongoing, MS 410. Iowa.

State University Library Special Collections and University Archives.

—. 1978. "The American Society of Andrology: Its Past, Present and Future." *Andrologia* 10(1):56–58.

—. 1982. "The Past, the Present and the Future of Andrology." *International Journal of Andrology* 5(s5):210–16.

—. 2007. *The Promised Land: Woes of an Immigrant.* Bloomington, IN: AuthorHouse.

—. 2010. *Golden Age and Its Implosion.* Bloomington, IN: AuthorHouse.

Stellman, Jeanne Mager, and Joan E. Bertin. 1990. "Science's Anti-Female Bias." *New York Times,* June 4, 1990. www.nytimes.com/1990/06/04/opinion/sciences-antifemale-bias.html.

Stern, Alexandra Minna. 2005. *Eugenic Nation: Faults and Frontiers of Better Breeding in Modern America.* Berkeley: University of California Press.

Stevens, Lindsay. Forthcoming. *Planned? Medicine, Inequality, and Pregnancy in the United States.* Oakland: University of California Press.

Stevens, Rosemary. 1966. *Medical Practice in Modern England: The Impact of Specialization and State Medicine.* New Haven, CT: Yale University Press.

Stevens, William K. 1977. "Sterility Linked to Pesticide Spurs Fear on Chemical Use." *New York Times,* September 11, 1977: 1. www.nytimes.com/1977/09/11/archives/sterility-linked-to-pesticide-spurs-fear-on-chemical-use-sterility.html.

Strathern, Marilyn. 1992. *Reproducing the Future: Anthropology, Kinship and the New Reproductive Technologies.* New York: Routledge.

Swanson, Kara W. 2012. "The Birth of the Sperm Bank." *Annals of Iowa* 71:241-76.

——. 2014. *Banking on the Body: The Market in Blood, Milk, and Sperm in Modern America.* Cambridge, MA: Harvard University Press.

Tawn, E. J., G. B. Curwen, G. S. Rees, and P. Jonas. 2015. "Germline Minisatellite Mutations in Workers Occupationally Exposed to Radiation at the Sellafield Nuclear Facility." *Journal of Radiological Protection* 35(1):21–36.

Teitelbaum, Michael S. 1992. "The Population Threat." *Foreign Affairs* 71(5):63–78.

Thacker, P. D. 2004. "Biological Clock Ticks for Men, Too." *JAMA* 291(14):1683–85.

Thelen, Kathleen. 2000. "Timing and Temporality in the Analysis of Institutional Evolution and Change." *Studies in American Political Development* 14(1):101–8.

Thomas, Joseph. 1875. *A Comprehensive Medical Dictionary: Containing the Pronunciation, Etymology, and Signification of the Terms Made Use of in Medicine and the Kindred Sciences.* Philadelphia: Lippincott.

Thompson, Charis. 2005. *Making Parents: The Ontological Choreography of Reproductive Technologies.* Cambridge, MA: MIT Press.

Thompson, Matthew J., Dana Christian Lynge, Eric H. Larson, Pantipa Tachawachira, and L. Gary Hart. 2005. "Characterizing the General Surgery Workforce in Rural America." *Archives of Surgery* 140(1):74–79.

Thorne, Barrie. 1993. *Gender Play: Girls and Boys in School*. New Brunswick, NJ: Rutgers University Press.

Tiefer, Leonore. 1994. "The Medicalization of Impotence: Normalizing Phallocentrism." *Gender & Society* 8(3):363–77.

Tomes, Nancy. 1998. *The Gospel of Germs: Men, Women, and the Microbe in American Life*. Cambridge, MA: Harvard University Press.

Toriello, H. V., and J. M. Meck. 2008. "Statement on Guidance for Genetic Counseling in Advanced Paternal Age." *Genetics in Medicine* 10(6): 457–60.

Townsend, Nicholas. 2002. *The Package Deal: Marriage, Work, and Fatherhood in Men's Lives*. Philadelphia: Temple University Press.

Transactions of the Congress of American Physicians and Surgeons: First Triennial Session, Held at Washington D.C. 1889. New Haven, CT: Congress of American Physicians and Surgeons.

Transactions of the Congress of American Physicians and Surgeons: Second Triennial Session, Held at Washington D.C. 1892. New Haven, CT: Congress of American Physicians and Surgeons.

Tsai, Tony Yu-Chen, Yoon Sup Choi, Wenzhe Ma, Joseph R. Pomerening, Chao Tang, and James E. Ferrell. 2008. "Robust, Tunable Biological Oscillations from Interlinked Positive and Negative Feedback Loops." *Science* 321(5885):126–29.

Tuana, Nancy. 2004. "Coming to Understand: Orgasm and the Epistemology of Ignorance." *Hypatia* 19(1):194–232.

United Automobile Workers v. Johnson Controls, Inc. 1991. 499 U.S. 187 (1991).

"University of New York Faculty of Medicine." 1855. *American Journal of the Medical Sciences* 30:7.

U.S. Department of Defense. 1994. "Birth Outcome Studies: Studies Completed." Accessed March 30, 2015. www.defense.gov/news/fact_sheets/f941205_brthstds.html.

Urhoj, S. K., L. N. Jespersen, M. Nissen, L. H. Mortensen, and A. M. Nybo Andersen. 2014. "Advanced Paternal Age and Mortality of Offspring under 5 Years of Age: A Register-Based Cohort Study." *Human Reproduction* 29(2):343–50.

Valdez, Natali. 2018. "The Redistribution of Reproductive Responsibility: On the Epigenetics of 'Environment' in Prenatal Interventions." *Medical Anthropology Quarterly* 32(3):425–42.

Van Buren, W. H., and E. L. Keyes. 1874. *A Practical Treatise on the Surgical Diseases of the Genito-urinary Organs including Syphilis: Designed as a Manual for Students and Practitioners.* New York: D. Appleton. van der Zee, B., G. de Wert, E. A. Steegers, and I. D. de Beaufort. 2013. "Ethical Aspects of Paternal Preconception Lifestyle Modification." *American Journal of Obstetrics and Gynecology* 209(1):11–6.

Vassoler, F. M., E. M. Byrnes, and R. C. Pierce. 2014. "The Impact of Exposure to Addictive Drugs on Future Generations: Physiological and Behavioral Effects." *Neuropharmacology* 76, part B:269–75.

Vienne, Florence. 2006. "Der Mann als medizinisches Wissensobjekt: Ein blinder Fleck in der Wissenschaftsgeschichte." *N.T.M.* 14:222–30.

——. 2018. "Eggs and Sperm as Germ Cells." In *Reproduction: Antiquity to the Present Day,* edited by Nick Hopwood, Rebecca Flemming, and Lauren Kassell. Cambridge, UK: Cambridge University Press.

Waggoner, Miranda. 2017. *The Zero Trimester: Pre-Pregnancy Care and the Politics of Reproductive Risk.* Oakland: University of California Press.

Wagner, Wolfgang, Fran Elejabarrieta, and Ingrid Lahnsteiner. 1995. "How the Sperm Dominates the Ovum—Objectification by Metaphor in the Social Representation of Conception." *European Journal of Social Psychology* 25(6):671–88.

Wahlberg, Ayo. 2018. *Good Quality: The Routinization of Sperm Banking in China.* Oakland: University of California Press.

Wailoo, Keith. 2001. *Dying in the City of the Blues: Sickle Cell Anemia and the Politics of Race and Health.* Chapel Hill: University of North Carolina Press.

Waldenburg, D. L. 1979. "VI. Verhandlungen arztlicher Gesellschaften: Hufeland'sche Gesellschaft in Berlin." *Berliner Klinische Wochenschrift* 16(33):502–3.

Walker, Kenneth M. 1923. *Diseases of the Male Organs of Generation.* London: H. Frowde and Hodder & Stoughton.

Warner, J. N., and K. A. Frey. 2013. "The Well-Man Visit: Addressing a Man's Health to Optimize Pregnancy Outcomes." *Journal of the American Board of Family Medicine* 26(2):196–202.

Warner, John Harley. 1997. *The Therapeutic Perspective: Medical Practice, Knowledge, and Identity in America, 1820–1885.* Princeton, NJ: Princeton University Press.

——. 2003. *Against the Spirit of the System: The French Impulse in Nineteenth-Century American Medicine*. Baltimore, MD: Johns Hopkins University Press.

Watkins, Elizabeth Siegel. 2001. *On the Pill: A Social History of Oral Contraceptives*. Baltimore, MD: Johns Hopkins University Press.

Watson, Irving Allison. 1896. *Physicians and Surgeons of America (Illustrated): A Collection of Biographical Sketches of the Regular Medical Profession*. Concord, NH: Republican Press Association.

Weber, Jennifer Beggs. 2012. "Becoming Teen Fathers: Stories of Teen Pregnancy, Responsibility, and Masculinity." *Gender & Society* 26(6):900–21.

WebMD. 2014. "Sperm FAQ." Reviewed by Trina Pagano, MD. Accessed March 29, 2015. www.webmd.com/infertility-and-reproduction/guide/sperm-andsemen-faq.

Weinberg, Wilhelm. 1912. "Zur Vererbung des Zwergwuchses." *Archiv für Rassen- und Gesellschafts-Biologie* 9:710–17.

Weiss, Robert. 1994. *Learning from Strangers: The Art and Method of Qualitative Interview Studies*. New York: Free Press.

Weisz, George. 2006. *Divide and Conquer: A Comparative History of Medical Specialization*. New York: Oxford University Press.

Welch, L. C., K. E. Lutfey, E. Gerstenberger, and M. Grace. 2012. "Gendered Uncertainty and Variation in Physicians' Decisions for Coronary Heart Disease: The Double-Edged Sword of 'Atypical Symptoms.'" *Journal of Health and Social Behavior* 53(3):313–28.

Wentzell, Emily A. 2013. *Maturing Masculinities: Aging, Chronic Illness, and Viagra in Mexico*. Durham, NC: Duke University Press.

What To Expect. 2015. "Fertility Foods for Men and Women." Infographic. Accessed March 29, 2015. www.whattoexpect.com/tools/photolist/fertilityfoods-for-men-and-women-infographic.

WHO. 1980. *WHO Laboratory Manual for the Examination of Human Semen and Semen-Cervical Mucus Interaction*. Singapore: Press Concern.

WHO and United Nations Environment Programme. 2013. *State of the Science of Endocrine Disrupting Chemicals—2012*. Geneva: WHO Press.

Whooley, Owen. 2013. *Knowledge in the Time of Cholera: The Struggle Over American Medicine in the Nineteenth Century*. Chicago: University of Chicago Press.

Whorton, James C. 2002. *Nature Cures: The History of Alternative Medicine in*

America. New York: Oxford University Press.

Wishard, William M. 1925. "Memorial to Edward L Keyes." *Transactions of the American Association of Genitourinary Surgeons* 18:515–17.

Wollstonecraft, Mary. 1967 [1792]. *A Vindication of the Rights of Woman.* New York: W. W. Norton.

"W. O. Nelson, Expert on Birth Control, 58." 1964. *New York Times,* October 20, 1964: 32. www.nytimes.com/1964/10/20/w-o-nelson-expert-on-birthcontrol-58.html.

Wood, Christine Virginia. 2015. "Knowledge Ecologies, 'Supple' Objects, and Different Priorities across Women's and Gender Studies Programs and Departments in the United States, 1970–2010." *Journal of the History of the Behavioral Sciences* 51(4):387–408.

Worboys, Michael. 2004. "Unsexing Gonorrhoea: Bacteriologists, Gynaecologists, and Suffragists in Britain, 1860–1920." *Social History of Medicine* 17(1):41–59.

Yanagisako, Sylvia, and Jane Collier. 1990. "The Mode of Reproduction in Anthropology." In *Theoretical Perspectives on Sexual Difference,* edited by Deborah Rhode. New Haven, CT: Yale University Press.

Yang, Q., Q. Yang, S. W. Wen, A. Leader, and X. K. Chen. 2007. "Paternal Age and Birth Defects: How Strong Is the Association?" *Human Reproduction* 22(3):696–701.

Zhang, Chiyuan A., Yash S. Khandwala, Michael L. Eisenberg, and Ying Lu. 2017. "The Age of Fathers in the USA Is Rising: An Analysis of 168,867,480 Births from 1972 to 2015." *Human Reproduction* 32(10):2110–16.

Zorgniotti, A. W. 1976. "The Creation of the American Urologist, 1902–1912." *Bulletin of the New York Academy of Medicine* 52(3):283–92.

—. 1977. "Three Important Holograph Letters by Edward Lawrence Keyes concerning the Founding of the American Association of Genito-Urinary Surgeons (1886–1887)." *Transactions of the American Association of Genitourinary Surgeons* 68:91–95.